MANUEL
pour l'Examen
DE
VALIDATION DE STAGE
DES CANDIDATS
AU TITRE DE PHARMACIEN

(Décret du 31 Août 1878 et Règlement du 30 Décembre 1878)

PAR

H. JACOB

Pharmacien, ex-Interne des Hôpitaux de Paris

**ENTIÈREMENT REFONDU
CONFORMÉMENT AU CODEX DE 1908**

PAR

CAMILLE GUILLOT ✣

Pharmacien, ex-Interne des Hôpitaux de Paris
Chimiste Essayeur Diplômé de l'Hôtel des Monnaies

AVEC UNE PRÉFACE

DE

André LANGRAND

Président du Syndicat Général des Pharmaciens de France

TROISIÈME ÉDITION

Prix : 8 Francs

PARIS

EN VENTE

Société Générale des Pharmaciens de France

29, Rue des Francs-Bourgeois, 29

1909

MANUEL POUR L'EXAMEN

DE

VALIDATION DE STAGE

DES CANDIDATS

AU TITRE DE PHARMACIEN

MANUEL
pour l'Examen
DE
VALIDATION DE STAGE
DES CANDIDATS
AU TITRE DE PHARMACIEN
(Décret du 31 Août 1878 et Règlement du 30 Décembre 1878)

PAR

H. JACOB
Pharmacien, ex-Interne des Hôpitaux de Paris

**ENTIÈREMENT REFONDU
CONFORMÉMENT AU CODEX DE 1908**

PAR

CAMILLE GUILLOT ✤
Pharmacien, ex-Interne des Hôpitaux de Paris
Chimiste Essayeur Diplômé de l'Hôtel des Monnaies

AVEC UNE PRÉFACE

DE

André LANGRAND
Président du Syndicat Général des Pharmaciens de France

TROISIÈME ÉDITION
Prix : 8 Francs

PARIS
EN VENTE
Société Générale des Pharmaciens de France
29, Rue des Francs-Bourgeois, 29

1909

PRÉFACE DE LA PREMIÈRE ÉDITION

Nous croyons pouvoir affirmer que les stagiaires en Pharmacie ont toujours désiré, pour la préparation de leur *Examen de validation de stage*, un livre écrit spécialement à leur intention : un livre qui ne fût pas un *Traité complet* de Matière médicale, de Chimie ou de Pharmacie, mais simplement le *Commentaire des indications du Codex* pour chacune de ces trois parties.

Il ne manque pas d'excellents ouvrages de Pharmacie, remplis de science, dûs à la plume de maîtres éminents. Mais les élèves en cours de stage les ont rarement à leur disposition ; et, du reste, ils ne sauraient le plus souvent puiser avec discernement ce qui leur convient dans ces publications volumineuses, destinées surtout aux étudiants plus avancés, et dont l'intelligence complète ne leur sera possible que par la suite, quand eux-mêmes fréquenteront les cours de nos Écoles.

D'autre part, la *Reconnaissance* des *drogues simples* et des *médicaments composés* tient une place importante parmi les épreuves de l'examen. Or, aucun ouvrage n'a traité jusqu'ici cette question des reconnaissances pharmaceutiques telles qu'on les exige : c'est-à-dire *faites rapidement* à l'aide du *toucher*, de la *vue*, de l'*odorat* et du *goût* ; sans le secours de la loupe, ni du microscope, ni d'aucuns réactifs.

Cette assertion est tellement vraie que pour préparer cette partie du concours de l'Internat des Hôpitaux, les candidats n'apprennent que de la bouche de leurs aînés les moyens pratiques de distinguer sur-le-champ tel produit de tel autre ; moyens que ceux-ci tiennent de la tradition et dont l'indication n'est écrite nulle part.

Aussi nous avons travaillé tout particulièrement la partie consacrée aux Reconnaissances. Nous nous sommes efforcé de faire œuvre personnelle en étudiant les produits *par deux* ou *par trois, au seul point de vue des confusions possibles*, et en établissant la plupart de nos descriptions comparatives *d'après nature*, ainsi que les dessins de quelques figures que nous avons jugées utiles.

Quant au reste, nous avons beaucoup emprunté aux ouvrages classiques, et notamment à ceux de MM. BOURGOIN pour la *Pharmacie galénique* ; RICHE, ANDOUARD et JUNGFLEISCH, pour *la Chimie* ; PLANCHON et CAUVET pour les *Notes de Matière médicale*.

Ce dernier chapitre de Matière médicale est destiné à permettre aux candidats de répondre aux questions qu'on leur pose assez souvent sur les principales drogues d'origine exotique, bien que les termes du décret ne mentionnent pas cette catégorie de questions.

Bref, ce livre est composé : de l'ensemble des observations faites à différentes époques pour l'usage des élèves qu'il nous a été donné de préparer ; et des notes inscrites à leur intention en marge du Codex, au courant de la plume, sur le comptoir de service ou sur la table du laboratoire, au milieu des occupations et des soucis professionnels.

Un maître des plus distingués, M. le professeur E. BOURGOIN, que nous remercions ici bien sincèrement, nous a aidé de ses conseils et nous a engagé à publier ce petit travail qui, nous l'espérons, sera bien accueilli par les élèves.

Paris, le 15 Août 1894.

H. JACOB.

PRÉFACE DE LA DEUXIÈME ÉDITION

Le succès de la première édition nous a démontré l'utilité de ce petit livre.

Nos renseignements de 1894 sur tout ce qui concerne *la pratique de l'examen* ont été rajeunis par une nouvelle enquête Les détails propres à chaque École sont indiqués séparément, pour plus de facilité, en Appendice, à la fin du volume, dans de courtes notices sur les Écoles elles-mêmes, le séjour des villes et toutes les questions pouvant intéresser le futur étudiant.

Nous remercions ici collectivement tous nos correspondants, tant pour les matériaux qu'ils nous ont fournis que pour les aimables paroles qui les accompagnaient. Nous savons gré tout particulièrement à ceux qui ont bien voulu nous signaler quelques lacunes ou nous formuler des observations ou des opinions personnelles.

Nous nous sommes efforcé d'en tenir compte dans la mesure du possible, sans dépasser notre but. Nous avons résisté aux tendances qui nous sollicitaient vers l'extension de notre programme à d'autres matières et notamment à celle des concours d'internat. Ce travail doit rester *uniquement destiné aux stagiaires* : il eut perdu de sa précision si nous avions voulu être utile en surplus aux étudiants, aux candidats de l'Internat, aux pharmamaciens, voire aux médecins.

Cette *deuxième édition* diffère donc de la précédente, non pas tant par les additions que par le remaniement des matières.

Toutefois nous n'avons pas manqué de puiser dans le *Supplément au Codex de 1895* tout ce qui pouvait être utile aux candidats ; les *Pansements antiseptiques*, les *Solutés hypodermiques*, les *Poudres au centième*, les *Granules de substances très actives*, etc., etc.

Nous espérons que notre deuxième édition obtiendra des stagiaires la même faveur que son aînée.

Paris, le 7 août 1898.

H. JACOB.

NOTE RELATIVE A LA TROISIÈME ÉDITION

Notre première édition était à peine parue, lorsque, pour nous occuper d'industrie, nous avons cessé d'exercer la pharmacie.

Nous estimons que l'abstention complète, pendant douze années, de la pratique pharmaceutique nous a rendu incapable de faire une *troisième* édition : celle-ci devant être transformée pour être conforme au *futur Codex* dont l'apparition est signalée comme très prochaine.

En conséquence, nous confions le soin de ce travail à notre successeur et ami **M. Camille GUILLOT**, auquel nous cédons tous nos droits d'auteur.

Monsieur **GUILLOT** est amplement qualifié, de par sa valeur et ses titres scientifiques, pour mener à bien la refonte du *Manuel de stage*.

Nous sommes heureux de le recommander à la confiance des stagiaires.

Paris, le 25 octobre 1906.

H. JACOB.

PRÉFACE DE LA TROISIÈME ÉDITION

Ce m'est un agréable plaisir de présenter aux étudiants en pharmacie, mes futurs confrères, la nouvelle édition du *Manuel Jacob*, que vient de mettre en concordance avec le *Codex de 1908*, mon distingué confrère, M. *Camille Guillot*.

La réputation du *Manuel Jacob* n'est plus à faire. Dès son apparition il conquit la faveur des candidats à l'examen de validation de stage par sa clarté et sa concision, ainsi que par la méthode qui avait présidé à son élaboration.

Des conseils nombreux sur la manière de préparer et de subir chacune des épreuves ; des chapitres de notes simples et courtes sur la pharmacie galénique, la pharmacie chimique et la matière médicale ; des tables des simples, alphabétique, par familles, par catégories ; des chapitres sur la reconnaissance des simples et des composés permettant d'éviter toute confusion dans leur désignation, enfin des sujets de manipulations avec explications théoriques et pratiques très détaillées, toutes ces connaissances, représentant comme le disait très justement l'auteur: *Tout ce qu'il faut et rien que ce qu'il faut savoir* en vue de l'examen de validation de stage, se trouvaient condensées dans le *Manuel Jacob*, d'une façon particulièrement heureuse.

Refondu conformément au *Codex de 1908* par M. *Camille Guillot*, l'ouvrage a acquis une valeur nouvelle.

Tout d'abord on doit signaler que les transformations qui y ont été effectuées tiennent compte de la décision extrêmement importante que contient la préface du nouveau formulaire légal et qui dit: « *Le Codex doit être considéré comme étant constitué par l'ensemble de toutes ses éditions. En conséquence, il suffit qu'un médicament ait été inscrit dans l'une quelconque de ses éditions pour qu'il ait une existence légale.* »

Il s'ensuit de toute évidence que l'étudiant en pharmacie doit connaître non seulement les produits qui figurent au Codex de 1908, mais encore ceux dont l'usage impose encore l'emploi et qui, inscrits dans les pharmacopées françaises précédentes, ont disparu du nouveau formulaire légal.

Les produits supprimés dans le Codex de 1908 ont donc été maintenus encore et avec raison dans le *Manuel Jacob*, mais, pour avertir le candidat, leurs noms y sont *précédés d'un astérisque* (*).

Le nouveau Codex a subi une autre modification très importante. Pour un grand nombre de produits chimiques, en effet, le formulaire n'indique plus que les caractères et l'essai auquel ils doivent répondre ; le *mode de préparation a été supprimé*. Il en est ainsi pour l'Iodure de plomb par exemple. Or il est bien certain que la préparation de ce produit peut encore être demandée aux stagiaires. *M. Guillot* a donc cru devoir reproduire dans la nouvelle édition du *Manuel Jacob*, non seulement le mode de préparation des produits pour lesquels il est indiqué dans le nouveau Codex, mais encore celui des autres produits qu'indiquait le Codex de 1884. Pour différencier ces derniers des autres, leur nom est *précédé d'une croix* (+).

Un certain nombre de produits ou de préparations ont vu leur formule modifiée par le Codex, c'est cette nouvelle formule qui figure seule dans le manuel Jacob.

De notables améliorations ont été apportées aux Tableaux de Reconnaissances. Des chapitres nouveaux concernent les extraits (et en particulier les *Extraits fluides* inscrits pour la première fois dans la pharmacopée française) ; les saccharures granulés, les suppositoires ainsi que tous les produits nouvellement inscrits au formulaire officiel tels que le *catgut*, les *éponges stérilisées*, *l'huile grise*, les *médicaments opothérapiques* (extraits d'organes), les *sérums, vaccins*, etc. etc.

Une des parties les plus importantes de l'ouvrage a trait à la Matière médicale. Elle fait de ce livre un guide précieux non seulement pour les stagiaires, mais encore pour les Étudiants en cours de scolarité, ainsi que pour les candidats à l'internat en pharmacie des Hôpitaux.

L'auteur y a fait figurer la liste des plantes inscrites au Codex de 1884, ou introduites dans le Codex de 1908, en indiquant en regard de chacune d'elles le nom latin et le nom de la famille.

Enfin des améliorations et des soins particuliers ont été apportés au tirage de cette nouvelle édition, aussi bien en ce qui concerne la grandeur et le choix des caractères typographiques que la qualité du papier.

Le plan de l'ouvrage, des plus judicieux, ainsi qu'en témoigne le succès des éditions précédentes, a été soigneusement conservé.

La nouvelle édition du Manuel Jacob présente donc le maximum de renseignements et de matières d'enseignement que doit contenir un ouvrage destiné à former des stagiaires instruits.

Au moment où la question du stage est à l'ordre du jour des préoccupations du corps enseignant, où le temps de présence à l'officine doit peu à peu céder le pas devant la nécessité d'une scolarité plus prolongée, où la pratique même de la pharmacie est apprise à la hâte, un peu trop même, pendant un stage de plus en plus court par les candidats au diplôme de pharmacien, il importe qu'un ouvrage didactique, présentant en tableaux clairs et précis les connaissances exigées pour la validation du stage, soit entre les mains de tous ceux qui désirent devenir un jour d'excellents praticiens.

C'est en s'inspirant de cette pensée que les auteurs de ce livre l'ont écrit.

Puisse ce Manuel, en permettant à nos futurs confrères d'acquérir des connaissances pratiques étendues, contribuer à leur faire aimer notre belle profession.

Que nos jeunes étudiants ne l'oublient pas, le bon stagiaire fait le bon pharmacien.

Soit que dans l'avenir le stage précède comme aujourd'hui la scolarité, ce que pour ma part je souhaite, soit qu'il devienne post-scolaire, l'importance de l'art pharmaceutique n'en restera pas moins le même. Or cet art ne s'apprend qu'à l'officine, c'est-à-dire pendant le stage. Puisse ce livre aider nos futurs confrères à l'acquérir de la façon la plus complète, et faire d'eux de bons pharmaciens, des pharmaciens dignes de ce nom.

Paris, le 30 mars 1909.

André LANGRAND,

*Président du Syndicat Général
des Pharmaciens de France.*

AVANT-PROPOS

Après ce qui a été dit dans les préfaces qui précèdent il ne nous reste plus rien à ajouter pour présenter ce livre au lecteur.

Aussi nous bornerons-nous à souhaiter que cette 3e édition ait auprès des jeunes étudiants en pharmacie le même succès que les précédentes, et que ce Manuel puisse contribuer à faire passer brillamment l'examen de validation aux stagiaires.

Qu'il nous soit permis d'exprimer ici, à notre distingué confrère et ami, *Monsieur Jacob,* le témoignage de notre vive gratitude, pour toute sa bienveillance à notre égard, et pour le très grand honneur qu'il nous fit en nous confiant le remaniement de son livre.

A notre éminent confrère, *Monsieur Langrand,* Président de la Société générale des Pharmaciens de France, nous sommes heureux d'adresser nos plus sincères remerciements pour avoir bien voulu présenter cette 3e édition aux étudiants en pharmacie.

Ajoutons pour terminer que les conseils de *Messieurs les professeurs Perrot et Moureu* nous ont été d'un grand secours pour la réfection de cet ouvrage, nous les prions de croire à toute notre reconnaissance.

Paris, le 2 avril 1909.

CAMILLE GUILLOT.

INTRODUCTION-PROGRAMME

Règlement de 1878

relatif à l'examen de validation de stage (1)

Article premier. — L'examen de validation de stage exigé des candidats au grade de pharmacien, par l'article 2 du décret du 31 août 1878, se compose des épreuves suivantes :

1° Préparation d'un médicament composé galénique ou chimique inscrit au Codex ;

2° Une préparation magistrale ;

3° Détermination de trente plantes ou parties de plantes appartenant à la matière médicale, et de dix médicaments composés ;

4° Questions sur diverses opérations pharmaceutiques.

Il sera accordé quatre heures pour la première épreuve et une demi-heure pour chacune des trois autres.

« L'élasticité du programme et le vague des termes du règlement ont amené et amèneront forcément des divergences nombreuses dans son interprétation et dans son exécution. » Ainsi s'exprimait M. Champigny au lendemain de l'Institution de l'examen de stage dans une critique très étudiée sur le principe de cette épreuve et sur son fonctionnement (2).

Les deux enquêtes que nous avons faites en 1898 et en

(1) A l'honneur du corps pharmaceutique pratiquant, nous devons rappeler que le décret d'août 1878 instituant un examen de stage a été rendu sur l'initiative prise par lui-même.

(2) *Rép. de Pharmacie et de Chimie* (Janvier 1882).

1908 nous ont montré que ces divergences regrettables n'ont pas encore cessé d'exister. Nous signalerons les principales en faisant des vœux pour qu'un règlement ministériel vienne uniformiser cette institution excellente en principe, en supprimant ou en régularisant certaines dispositions, en rendant *générale et officielle* l'application de certaines modifications intelligentes apportées au programme par l'initiative de quelques Ecoles.

En cela nous sommes d'accord avec plusieurs professeurs de Pharmacie ou examinateurs qui ont bien voulu nous exprimer leurs idées personnelles.

Nous avons dressé une statistique basée sur nos enquêtes et sur l'ensemble de plus de trois cents observations recueillies auprès *d'étudiants* ou de *pharmaciens*. Nous sommes heureux de pouvoir en indiquer les résultats aux élèves, afin de les guider *officieusement* dans la préparation de leur examen et pour suppléer dans la mesure du possible à l'absence d'un véritable programme officiel. C'est ainsi que les sujets de *Reconnaissances* et de *Manipulations* dont nous donnons les listes sont accompagnés d'un nombre qui exprime la fréquence relative des demandes et que nous appelons leur « *coefficient de probabilité* ».

Examen

Manipulations. — Les deux épreuves ont lieu le plus souvent simultanément *en une seule séance* qui dure de 8 heures à midi, c'est-à-dire *4 heures seulement* (au lieu de 4 h. 1/2).

Les sujets fixés d'avance et inscrits sur des billets numérotés sont tirés au sort entre les candidats avant la séance. Chacun d'eux trouve ensuite dans le laboratoire, à une place déterminée portant le numéro correspondant, tout ce qui lui sera nécessaire pour ses deux manipulations.

Un des membres du jury surveille les candidats et s'assure que chacun opère *proprement, personnellement* et *selon l'art*, c'est-à-dire en suivant bien les enseignements qu'on trouvera dans le cours de cet ouvrage.

Dans *un tiers environ* des Écoles, on a institué une sorte d'épreuve supplémentaire qui consiste en une courte *réponse écrite* sur le sujet des deux manipulations, sans obligation de donner *les quantités à employer* de chacun des ingredients 1). Dans les autres écoles il n'en est pas question ; mais souvent, par contre, *on n'y laisse pas la libre disposition des livres pendant la séance*.

Dans *la moitié environ* des Écoles on interdit ainsi *tous les livres* et toutes notes manuscrites. Dans quelques-unes on ne permet que le *Codex*. Dans les autres enfin tous les livres *sont autorisés* pendant le travail du laboratoire (2.

En observant le Règlement *à la lettre* il faudrait toujours imposer un médicament *officinal* et un autre *magistral*. Or, la plupart des jurys prennent comme principe de donner : un sujet *chimique* et un sujet *galénique*, ce dernier pouvant être soit magistral, soit officinal indifféremment. Il arrive donc bien des fois que *les deux préparations sont officinales*.

Reconnaissances. — Tous les candidats de la même journée sont enfermés ensemble dans un local sans communication possible avec le dehors. On les appelle à tour de rôle dans la salle ou siège le jury.

La demi-heure prévue par le Règlement de 1878 n'est pas employée rigoureusement dans toutes les Ecoles. Quelques-unes estiment qu'il suffit de *10 minutes* ou de *20 minutes* ; d'autres au contraire laissent *40 minutes* aux candidats pour l'ensemble des quarante produits.

(1) On accorde ordinairement *de 10 à 15 minutes* pour cette rédaction (*V. Appendice* : Examen de stage à l'École de *Toulouse*).

(2) Les partisans de cette dernière tolérance font observer assez logiquement qu'on ne peut guère exiger à l'examen de *fin de stage* ce qu'on n'exige et ne *peut du reste exiger* au 3ᵉ examen de *fin d'études* dont la durée est de plusieurs jours.

Deux écoles présentent régulièrement *dix* plantes *fraîches* quand la saison le permet; cinq en donnent également toujours un nombre quelconque; sept en donnent seulement quelquefois : les autres n'en donnent, paraît-il, jamais.

Pour la reconnaissance des *simples* on exige tantôt les trois noms; tantôt le seul nom français, les autres étant facultatifs. Tel jury fait, tel autre ne fait pas le décompte des *nominations fausses*. L'un attribue des *notes*, l'autre donne des *points* diversement comptés avec un *minimum éliminatoire* variable.

D'une façon générale il faut, pour être admis, reconnaître *au moins la moitié* des produits; cette règle est absolue pour les médicaments *composés*

Quand les trois noms botaniques d'une plante ou partie de plante ou drogue, sont exigés, le premier compte pour *2 points* et chacun des deux autres pour *1/2 point*; quand le jury opère le décompte des dénominations *fausses* il peut arriver qu'on n'obtienne que très peu de points (ou zéro, ou même un nombre *négatif*, tout en ayant bien reconnu une partie des substances. Il est donc toujours *prudent de s'abstenir* en cas d'hésitation. On ne doit *jamais s'attarder* sur un produit qu'on ne peut reconnaître immédiatement; mais on fait bien de le *sortir du rang* afin de penser à y revenir si le temps le permet. On commence par *voir*, *palper* et *sentir* les produits; *on ne les goûte qu'en dernier lieu*.

Il faut se contenter d'indiquer les trois noms en s'abstenant de mots inutiles tels que : « Cette plante appartient à la famille de... etc. On dit simplement : « *Gentiane, Gentiana lutea, Gentianacées* » et on passe au produit suivant.

Oral. — Sauf de rares exceptions, les questions d'oral sont toujours très simples et à la portée des candidats. Très souvent la première et la plus importante des interrogations porte sur la *pratique* et la *théorie* des deux manipulations *exécutées le matin* ; cela surtout dans les Ecoles où la réponse écrite sur ce sujet n'est pas exigée avant la séance.

Outre les *opérations* pharmaceutiques, beaucoup d'examinateurs demandent aussi quelques notions de Matière médicale.

Nous signalons, à la fin de cette Introduction, *quelques-unes seulement* des questions d'oral parmi celles qui nous ont été indiquées ; de façon à donner simplement aux candidats une idée générale de la nature des interrogations.

Le candidat à qui l'on demande préalablement *s'il a exécuté* pendant son stage telle ou telle préparation, fait bien de répondre la vérité, même lorsque c'est *non* ; car il s'exposerait à être jugé plus sévèrement s'il ne savait ensuite exposer les détails d'une opération qu'il prétendrait avoir réellement faite.

Beaucoup d'élèves se demandent s'ils sont tenus de savoir par cœur *les doses du Codex*? Il faut bien s'entendre sur ces mots :

Non, on ne peut être tenu de savoir exactement les *quantités inscrites au Codex* de chacune des substances à employer pour préparer un produit (surtout chimique). Mais dans bien des cas, il est bon de retenir *la proportion* qui existe entre ces quantités. La connaissance de ce *rapport* est même indispensable, s'il s'agit de *la teneur en principes actifs* d'un médicament *galénique*. Ainsi il n'est pas permis d'ignorer par exemple : *le poids* de quinquina qu'on doit employer *par litre* de vin ; le *tant pour cent* d'opium qui entre dans la poudre de Dover ; la *dose par cuillerée* de principe actif du sp de chloral ou de codéine, etc.

Inscription

L'inscription pour l'examen de stage doit être demandée dans le courant du mois qui précède la session, c'est-à-dire :

1° Dans le courant de mars ;

2º Du 10 juin au 10 juillet environ ;

3º Dans le courant d'octobre.

Le registre est généralement clos *cinq jours au moins* avant la date d'ouverture de la session (1).

Les sessions d'examens ont lieu pendant les mois de juillet et de novembre, dans les Ecoles supérieures de pharmacie (2) et dans les Facultés mixtes de médecine et de pharmacie (3).

Dans les Ecoles de plein exercice (4) et dans les Ecoles préparatoires (5) elles ont lieu pendant les sessions d'avril et d'octobre.

Il est formellement interdit de se présenter devant deux Ecoles pendant une même session.

Pièces à produire

Les candidats doivent adresser ou déposer, en temps voulu, au Secrétariat de l'Ecole, leur demande d'inscription accompagnée des pièces suivantes:

1º Acte de naissance (sur timbre et légalisé) ;

2º S'ils sont mineurs, le consentement du père ou tuteur (sur timbre et légalisé) ;

3º L'un quelconque des diplômes de bachelier complet ;

4º Certificat de bonne vie et mœurs (sur timbre) (6) ;

5º Tous les extraits des registres d'inscription de stage établissant qu'au moment de l'examen l'élève a

(1) En pratique, la *durée* d'ouverture du registre d'inscriptions est *variable* suivant les écoles. Il est donc indispensable de se renseigner préalablement auprès de MM. les Secrétaires.

(2) Paris, Montpellier, Nancy.

(3) Bordeaux, Lille, Lyon, Toulouse.

(4) Alger, Marseille, Nantes.

(5) Amiens, Angers. Besançon, Caen, Clermont, Dijon, Grenoble, Limoges. Poitiers, Reims, Rennes, Rouen, Tours.

(6) Cette pièce est délivrée dans les villes par le commissaire de police ; dans les communes, par le maire qui la fait légaliser par le juge de paix du canton.

accompli régulièrement ses trois (1) années de stage, — que ses inscriptions ont bien été renouvelées chaque année en juillet, — et que les sorties des officines ont été constatées conformément aux règlements ;

Pièce justifiant des dispenses qui ont pu être accordées.

6° Livret militaire, certificat de réforme ou d'ajournement, *pour les candidats ayant satisfait à la loi sur le recrutement de l'armée ou qui auraient été exemptés ou ajournés.*

Cons'gnation des droits d'examen

Les droits d'examen sont fixés à 25 fr. 25.

Dans quelques Ecoles cette somme peut être versée entre les mains du secrétaire. Dans la plupart, elle ne peut être ainsi payée directement. Les candidats reçoivent, quarante-huit heures après le dépôt de leurs pièces, un *Bulletin de versement* avec lequel ils vont verser les droits, soit aux caisses du *Receveur particulier des finances*, soit aux caisses du *Trésorier-payeur général*, soit enfin aux caisses des *Percepteurs de droits universitaires* institués dans les villes possédant une Faculté.

Le récépissé qu'ils en retirent doit être adressé *sans retard* au secrétariat de l'Ecole.

---

(1) Une dispense de stage de deux mois en juillet et de quatre mois au plus en novembre peut être accordée par le Ministre sur l'exposé d'un motif sérieux, tel que : âge avancé du candidat ; retard ou interruption du stage pour cause de santé, de service militaire, etc.

La demande doit être faite au Ministre sur papier au timbre de 0,60 et légalisée. Cette demande est adressée avec les preuves et certificats qui peuvent militer en faveur de la dispense, soit au secrétariat de l'Ecole, soit directement au Ministère de l'Instruction publique.

Questionnaire

Le copahu est-il un *baume* ? — Baumes et térébenthines.

Avec quoi prépare-t-on la teinture éthérée de cantharides ?

Sirops antiscorbutiques, de tolu, de térébenthine, de
quinquina, d'écorces d'oranges amères, etc., etc.

Qu'entend-on par chlorure de chaux et chlorure de
soude ?

Différence entre les alcoolats, les alcoolatures et
les teintures. — Les alcools dits *supérieurs* sont-ils les
meilleurs ?

Différence entre le musc et le castoreum au point de
vue de l'origine.

Pourquoi fait-on encore venir l'opium des pays
étrangers ? — Nommez les principaux alcaloïdes de
l'opium. — *Sommaire* du titrage de la morphine.

Principes actifs de la rhubarbe, de l'oseille, de l'huile
de ricin, des feuilles de laurier-cerise, etc., etc.

Savons et emplâtres savonneux. — Résines et emplâtres résineux.

Ebullition, distillation, infusion, macération, décoction.

Blanc de baleine ; origine, extraction.

Quels sont les produits appelés *couperose ? vitriol ?*

Que veut dire calomel *à la vapeur ?*

Différence entre les pastilles et les tablettes. Mucilage ;
exceptions.

Alcool ; degré *réel* ; degré *apparent* ; alcoomètre.

La sangsue est-elle mâle ou femelle ? D'où vient-elle ?

Sucre ; cuite des sirops et densimètres.

Citer les différents oxydes de fer. — Safran de Mars.

Différence entre le Galipot et la Colophane.

Citer les produits de la famille des conifères.

Phosphates de chaux inscrits au Codex ; différences.

Différentes sortes d'extraits ; extraits alcooliques.

Dans quelle masse pilulaire intervient le vinaigre.

Qu'est-ce que le miel, la cire ? les cérats, les mellites ?

Analogie entre le turbith et le s n. de bismuth.

Pourquoi le s. de quinine est-il soluble dans l'eau de Rabel.

Pourquoi le biiodure de mercure est-il soluble en présence de l'iodure de potassium ? Préparation du protoiodure de mercure ?

Densimètre ; définition de l'alcool à 80°. Alcoomètre.

Pourquoi le sirop antiscorbutique noircit-il l'alambic ?

Comment obtient-on les crayons *noirs* de nitrate d'argent ?

Combien y-a-t-il de sortes de sulfate de quinine ?

La noix muscade est-elle un fruit ou une semence ?

L'éther sulfurique est-il un véritable éther ?

Qu'entend-on par corps gras ?

Pommades par dissolution. Baume Tranquille.

Différence entre les pilules de Blaud et de Vallet.

Différence entre le caustique de Vienne et la Pâte de Canquoin.

Dans quel médicament *interne* met-on de l'oxyde de zinc.

Citez des produits altérables à la lumière.

Pourquoi la pommade au KJ jaunit-elle ?

Indiquez les caractères physiques d'une bonne vaseline.

Quels sirops doit-on préparer avec du sirop simple à froid ?

Différence entre les teintures et les alcoolatures.

Alcoomètre et densimètre.

Préparation du baume opodeldoch, du sirop de violettes.
— Etc.. etc.

N. B. — Ce questionnaire aurait pu être allongé indéfiniment sans grand profit, puisque cet ouvrage lui-même ne comporte que les *faits les plus saillants* ; et que les *analogies*, les *différences*, les *anomalies* et les *exceptions* sont signalées partout à l'attention du lecteur, par des renvois et des notes, ou par l'impression en *italiques* des mots les plus importants.

MATIÈRE MÉDICALE

CHAPITRE I

LISTE ALPHABÉTIQUE

DES DROGUES OFFICINALES

Observations. — Cette liste contient les produits de la Matière médicale inscrits au Codex de 1884 et de 1908.

1° Tous les noms qui sont précédés d'un *astérisque* (*) ne figurent pas dans la pharmacopée de 1908.

2° Les étudiants ne doivent pas ignorer que le Codex est considéré comme constitué par l'ensemble de toutes ses éditions, et qu'en conséquence il suffit qu'un médicament ait été inscrit dans l'une quelconque de ces éditions pour avoir une existence légale.

3° Dans la pharmacopée de 1908 ne figurent que les plantes employées dans les préparations inscrites dans cette pharmacopée.

4° Lorsque le Codex indique pour un même produit plusieurs noms latins de classifications différentes, nous avons choisi de préférence celui que l'usage a pour ainsi dire consacré dans les épreuves du Concours de l'Internat ; c'est-à-dire entre tous le plus simple, le plus facile à retenir, ou celui qui, dans certains cas, prête le moins à confusion par la consonnance.

5° Toutes les abréviations de noms d'auteurs sont supprimées ainsi que les *notes de matière médicale* qu'on retrouvera au chapitre III.

Ces deux dernières modifications ont réduit chaque article aux *quatre mots* réglementaires, *les seuls* qu'on soit tenu de prononcer à l'épreuve de reconnaissances (bien noter ceci). Dès lors, il a été possible d'adopter la disposition typographique *sur une seule ligne* ; disposition beaucoup plus nette et bien plus commode pour les exercices de mémoire.

A

Absinthe grande	*Artemisia Absinthium*	Composées
★ — maritime	» *maritima*	»
★ — petite	» *pontica*	»
★ Acajou à pomme	*Cassuvium pomiferum*	Térébinthacées
Ache des marais	*Apium graveolens*	Ombellifères
Aconit napel	*Aconitum Napellus*	Renonculacées
★ Aconit férox	*Aconitum ferox*	»
★ Acore ou calamus	*Acorus Calamus*	Aroïdées
Agaric blanc	*Polyporus officinalis*	Champignons
★ — de chêne	*Polyporus igniarius et foment.*	»
★ Aigremoine	*Agrimonia Eupatoria*	Rosacées
★ Ail	*Allium sativum*	Liliacées
★ Airelle	*Vaccinum Myrtillus*	Éricacées

Alkékenge	*Physalis Alkekengi*	Solanées
Aloès du Cap	*Aloe spicata*	Liliacées
— des Barbades	» *vulgaris*	»
Amandier	*Amygdalus communis*	Rosacées
★ Ambroisie	*Chenopodium ambrosioides*	Chénopodées
★ Ammi	*Ammi copticum*	Ombellifères
Anémone pulsatile	*Anemone Pulsatilla*	Renonculacées
★ — sylvie	» *nemorosa*	»
★ Aneth	*Anethum graveolens*	Ombellifères
Angélique	*Angelica Archangelica*	»
★ Angusture vraie	*Galipea cusparia*	Rutacées
Anis-badiane	*Ilicium verum*	Magnoliacées
Anis vert	*Pimpinella Anisum*	Ombellifères
★ Ansérine vermifuge	*Chenopodium anthelminth.*	Chénopodées
★ Arbousier	*Arbutus Unedo*	Ericacées
Arbre de Saint-Ignace	*Strychnos Ignatii*	Loganiacées
★ Arec	*Areca Catechu*	Palmiers
★ Argentine	*Potentilla argentea*	Rosacées
★ Aristoloche serpentaire	*Aristolochia Serpentaria*	Aristochiées
Armoise	*Artemisia vulgaris*	Composées
Arnica	*Arnica montana*	»
★ Gouet ou Pied-de-veau	*Arum maculatum*	Aroïdées
Asclépiade	*Vincetoxicum officinale*	Asclépiadées
Ase fétide	*Ferula Asa-fœtida* et autres	Ombellifères
Asperge	*Asparagus officinalis*	Liliacées
★ Aunée	*Inula Helenium*	Composées
★ Avoine	*Avena sativa*	Graminées
★ Aya-pana	*Eupatorium triplinerve*	Composées

B

Balauste	*(Voir Grenadier)*	
★ Balsamite odorante	*Balsamita suaveolens*	Composées
★ Bardane	*Lappa major, minor et toment.*	»
Baume du Pérou	*Toluifera Pereira*	Légumineuses
Baume de Tolu	*Toluifera Balsamum*	Légumineuses
★ Basilic	*Ocimum Basilicum*	Labiées
Bdellium d'Afrique	*Balsamodendron africanum*	Térébinthacées

Belladone	*Atropa Belladona*	Solanées
Benjoin	*Styrax Benzoin*	Styracinées
★ Benoîte	*Geum urbanum*	Rosacées
Bétoine	*Betonica officinalis*	Labiées
Bistorte	*Polygonum Bistorta*	Polygonées
★ Bluet-barbeau	*Centaurea cyanus*	Composées
★ Boldo	*Pneumus Boldus*	Monimiacées
Bouillon blanc	*Verbascum Thapsus*	Scrofularinées
Bourdaine	*Rhamnus Frangula*	Ramnacées
Bourrache	*Borrago officinalis*	Borraginées
★ Bryone blanche	*Bryonia dioica*	Cucurbitacées
★ Buchu	*Barosma crenata et autres*	Rutacées
★ Bugle	*Ajuga reptans*	Labiées
★ Buglosse	*Anchusa officinalis*	Borraginées
★ Buis	*Buxus sempervirens*	Buxacées
Busserole	*Arctostaphylos Uva-ursi*	Ericacées

C

★ Cabaret	*Asarum europæum*	Aristolochiées
★ Cacaotier	*Theobroma Cacao*	Malvacées
Cachou	*Acacia Catechu*	Légumineuses
	Areca Catechu	Palmiers
★ Café	*Coffea arabica*	Rubiacées
★ Caille-lait blanc	*Galium mollugo*	Rubiacées
★ — jaune	» *luteum*	»
Calament	*Calamintha officinalis*	Labiées
★ Camomille d'Allem.	*Matricaria Chamomilla*	Composées
Camomille romaine	*Anthemis nobilis*	»
★ Campêche	*Hematoxylon campechianum*	Légumineuses
Camphrier du Japon	*Camphora officinarum*	Laurinées
★ Canne de Provence	*Arundo donax*	Graminées
Cannelle de Ceylan	*Cinnamomum zeylanicum*	Laurinées
★ — de Chine	» *Cassia*	»
★ — blanche	*Canella alba*	Magnoliacées
Caoutchouc	*Hevea brasiliensis*	Euphorbiacées
Capillaire du Canada	*Adiantum pedatum*	Fougères
★ — de Montpellier	» *capillus-veneris*	»

★ Cardamome	*Elettaria Cardamomum*	Zingiberacées
★ Caroubier	*Ceratonia siliqua*	Légumineuses
Carragaben	*Chondrus crispus*	Algues
★ Carthame	*Carthamus tinctorius*	Composées
★ Carvi	*Carum Carvi*	Ombellifères
Cascara sagrada	*Rhamnus Purshiana*	Rhamnées
★ Cascarille	*Croton Eluiheria*	Euphorbiacées
★ Casse	*Cassia fistula*	Légumineuses
★ Chanvre	*Cannabis sativa*	Cannabinées
Chêne rouvre	*Quercus robur*	
★ — de l'Atlas	» *ballota* et autres	} Amentacées
★ — d'Alep	» *infectoria*	
Chicorée sauvage	*Cichorium intybus*	Composées
Chiendent	*Agropyrum repens*	Graminées
★ Chou rouge	*Brassica oleracea capitata*	Crucifères
Cerisier	*Cerasus caproniana*	Rosacées
Cévadille	*Schœnocaulon officinale*	Liliacées
Cigüe officinale	*Conium maculatum*	Ombellifères
★ Citronelle	*Artemisia abrotanum*	Composées
Citronnier	*Citrus Limonum*	Aurantiées
Coca du Pérou	*Erythroxylon Coca*	Erythroxylées
Cochlearia	*Cochlearia officinalis*	Crucifères
Cognassier	*Cydonia vulgaris*	Rosacées
Cola	*Cola vera*	Sterculiacées
Colchique	*Colchicum autoïnnale*	Colchicacées
Colombo	*Chasmanthera palmata*	Ménispermées
Colophane	(Voir Pin maritime)	
Coloquinte	*Citrullus Colocynthis*	Cucurbitacées
Condurango	*Gonolobus Condurango*	Asclépiadacées
★ Consoude	*Symphitum Consolida*	Borraginées
Copahu	*Copaifera* divers	Légumineuses
★ Coque du Levant	*Anamirta Cocculus*	Ménispermées
Coquelicot	*Papaver rhœas*	Papaveracées
Coriandre	*Coriandrum sativum*	Ombellifères
Cotonnier	*Gossypium arboreum*	Malvacées
Courges potiron	*Cucurbita maxima*	Cucurbitacées
Cousso	*Hagenia Abyssinica*	Rosacées
Cresson de fontaine	*Nasturtium officinale*	Crucifères
★ Cresson de Para	*Spilanthes oleracea*	Composées
Créosote	(Voir Pin maritime)	
Croton	*Croton-Tiglium*	Euphorbiacées

Cubèbe	*Piper Cubeba*	Pipéracées
★ Cumin	*Cuminum cyminum*	Ombellifères
★ Curcas	*Jatropha Curcas*	Euphorbiacées
Curcuma	*Curcuma longa*	Zingiberacées
Cynoglosse	*Cynoglossum officinale*	Borraginées

D

Dammar kauri	*Dammara australis*	Conifères
★ Dattier	*Phœnix dactylifera*	Palmiers
Datura	*Datura Stramonium*	Solanées
Digitale	*Digitalis purpurea*	Scrofularinées
Dictame de Crète	*Origanum Dictamnus*	Labiées
★ Dita	*Alstonia scholaris*	Apocynées
Douce-amère	*Solanum Dulcamara*	Solanées
Drosera	*Drosera rotundifolia*	Droséracées

E

Églantier	*Rosa canina*	Rosacées
Elemi	*Icica Icicariba*	Térébinthacées
Elemi de Manille	*Canarium commune*	»
Encens	*Boswelia Carteri et autres*	»
Épine-vinette	*Berberis vulgaris*	Berbéridées
★ Épurge	*Euphorbia Lathyris*	Euphorbiacées
Ergot de seigle	*Claviceps purpurea*	Champignons
★ Erysimum	*Erysimum officinale*	Crucifères
Essence de Térébenthine	(voir Pin maritime)	
Eucalyptus	*Eucalyptus globulus*	Myrtacées
Euphorbe	*Euphorbia resinifera*	Euphorbiacées

F

Fenouil	*Fœniculum dulce*	Ombellifères
★ Fenugrec	*Trigonella fœnumgræcum*	Légumineuses
★ Fève du Calabar	*Physostigma venenosum*	»

Fève de Saint-Ignace	*Strychnos Ignatii*	Loganiacées
★ Fève tonka	*Coumarouna odorata*	Légumineuses
★ Figuier	*Ficus Carica*	Urticacées
Fougère mâle	*Aspidium filix-mas*	Fougères
★ Fraisier	*Fragaria vesca*	Rosacées
★ Frêne élevé	*Fraxinus excelsior*	Oléacées
★ — de Sicile	» *ornus*	»
Froment	*Triticum sativum*	Graminées
Fumeterre	*Fumaria officinalis*	Papavéracées
Fusain noir pourpré	*Evonymus atropurpureus*	Célastracées

G

Galbanum	*Ferula galbaniflua* et autres	Ombellifères
Galanga	*Alpinia officinarum*	Zingibéracées
★ Garance	*Rubia tinctorum*	Rubiacées
★ Garou	*Daphne gnidium*	Daphnacées
★ Gayac	*Guaiacum officinale*	Rutacées
★ Genêt	*Genista scoparia*	Légumineuses
Genévrier	*Juniperus communis*	Conifères
★ Génipi	*Artemisia glacialis*	Composés
Gentiane	*Gentiana lutea*	Gentianées
Germandrée	*Teucrium Chamœdrys*	Labiées
Gingembre	*Zingiber officinale*	Zingiberacées
Giroflier	*Eugenia caryophyllata*	Myrtacées
Gomme adragante	*Astragalus* divers	Légumineuses
Gomme du Sénégal	*Acacia* divers	»
Gom.-rés. ammoniaque	*Dorema ammoniacum*	Ombellifères
Goudron végétal	(Voir Pin maritime).	
★ Gratiole	*Gratiola officinalis*	Scrofulariées
Grenadier	*Punica granatum*	Myrtacées
Grindelia	*Grindelia robusta*	Composés
Guimauve	*Althæa officinalis*	Malvacées
Guttier de Siam	*Garcinia Hanbury*	Clusiacées

H

Hamamelis de Virginie	*Hamamelis virginica*	Hamamélidées
★ Hellebore blanc (vératre)	*Veratrum album*	Colchicacées
★ — noir	*Helleborus niger*	Renonculacées

★ Hièble	*Sambucus Ebulus*	Caprifoliacées
Houblon	*Humulus Lupulus*	Cannabinées
Hydrastis	*Hydrastis canadensis*	Renonculacées
Hysope	*Hyssopus officinalis*	Labiées
★ Hydrocotyle	*Hydrocotyle asiatica*	Ombellifères

I

Ipéca annelé	*Uragoga Ipecacuanha*	Rubiacées
★ Iris	*Iris florentina*	Iridées

J

Jaborandi	*Pilocarpus pennatifolius*	Rutacées
Jalap	*Ipomœa purga*	Convulvulacées
★ Jéquirity	*Abrus precatorius*	Légumineuses
★ Jujubier	*Zyziphus sativus*	Rhamnées
★ Jusquiame blanche	*Hyosciamus albus*	Solanées
— noire	» *niger*	»

K

★ Kino	*Pterocarpus marsupium*	Légumineuses
Kola ou Cola	*Cola vera*	Sterculiacées

L

★ Laitue vireuse	*Lactuca virosa*	Composées
Laurier cerise	*Prunus lauro-cerasus*	Rosacées
Laurier commun	*Laurus nobilis*	Laurinées
Lavande vraie	*Lavandula vera*	Labiées
★ — commune	» *spica*	»

★ Lentisque	*Pistacia Lentiscus*	Térébinthacées
Lichen d'Islande	*Cetraria islandica*	Lichens
★ — pulmonaire	*Lobaria pulmonaria*	»
Lierre terrestre	*Glechoma hederacea*	Labiées
★ Livèche	*Levisticum officinale*	Ombellifères
Lin	*Linum usitatissimum*	Linacées
Lobélie	*Lobelia inflata*	Lobéliacées
Lycopode	*Lycopodium clavatum*	Lycopodées

M

Macis	(Voir muscadier)	
Maïs	*Zea Mais*	Graminées
★ Manioc	*Manihot utilissima*	Euphorbiacées
Marjolaine	*Origanum Majorana*	Labiées
★ Marrube	*Marrubium vulgare*	»
★ Maté	*Ilex paraguayensis*	Ilicinées
★ Matico	*Piper angustifolium*	Pipéracées
★ Matricaire	*Matricaria Parthenium*	Composées
Mauve	*Malva sylvestris*	Malvacées
★ Médicinier sauvage	*Jatropha gossypifolia*	Euphorbiacées
★ Mélilot	*Melilotus officinalis*	Légumineuses
Mélisse	*Melissa officinalis*	Labiées
Menthe poivrée	*Mentha piperita*	»
Menyanthe	*Menyanthes trifoliata*	Gentianées
Mercuriale	*Mercurialis annua*	Euphorbiacées
★ Mezereon	*Daphne Mezeréon*	Daphnacées
★ Millefeuilles	*Achillea millefolium*	Composées
Millepertuis	*Hypericum perforatum*	Hypéricinées
Morelle	*Solanum nigrum*	Solanées
Mousse de Corse	*Alsidium Helminthocorton*	Algues
★ Mousse perlée	*Fucus crispus*	»
Moutarde blanche	*Sinapis alba*	Crucifères
— noire	*Brassica nigra*	»
Muguet	*Convallaria maialis*	Liliacées
Muscadier	*Myristica fragans*	Myristicées
Myrrhe	*Commiphora abyssinica*	Burséracées

N

Nerprun	*Rhamnus catharticus*	Rhamnées
Noix vomique	(Voir vomiquier)	
★ Noyer	*Juglans regia*	Juglandées

O

★ Œillet rouge	*Dianthus caryophillus*	Cariophyllées
★ Oignon	*Allium Cepa*	Liliacées
★ Opopanax	*Opopanax chironium*	Ombellifères
Oranger doux	*Citrus Aurantium*	Aurantiées
★ Oranger bigarade	— *Bigaradia*	»
★ Orcanette	*Anchusa tinctoria*	Borraginées
Orge	*Hordeum vulgare*	Graminées
Origan	*Origanum vulgare*	Labiées
★ Orme pyramidal	*Ulmus campestris*	Ulmacées
★ Ortie blanche	*Lamium album*	Labiées
★ Oseille	*Rumex acetosa*	Polygonées
★ Oxycèdre	*Juniperus Oxycedrus*	Conifères

P

Panama	*Quillaja Smegmadermos.*	Rosacées
★ Panicaut	*Eryngium campestre.*	Ombellifères
★ Pariétaire	*Parietaria officinalis*	Urticacées
Parmentière	*Solanum tuberosum*	Solanées
★ Patience	*Rumex obtusifolia*	Polygonées
Pavot blanc	*Papaver somniferum album.*	Papavéracées
★ Pêcher	*Prunus persica*	Rosacées
★ Pensée sauvage	*Viola tricolor arvensis*	Violariées
Persil	*Petroselinum sativum*	Ombellifères
Pervenche	*Vinca major et minor*	Apocynées
Petite centaurée	*Erythrœa Centaurium*	Gentianées
Petit-grain	(Voir Oranger bigarade	

Petit-houx	*Ruscus aculeatus*	Liliacées
★ Peuplier	*Populus nigra*	Salicinées
★ Phellandrie	*Phellandrium aquaticum*	Ombellifères
Pied-de-chat	*Gnaphalium dioicum*	Composées
★ Piment de Cayenne	*Capsicum frutescens*	Solanées
★　　　des jardins	— *annuum*	»
★ Pin mélèze	*Larix europœa*	Conifères
★　— maritime	— *maritima*	»
Sylvestre	— *sylvestris*	»
Pissenlit	*Taraxacum dens-leonis*	Composées
★ Pistachier	*Pistacia vera*	Térébinthacées
★ Pivoine	*Pœonia officinalis*	Renonculacées
★ Plantain	*Plantago major et autres*	Plantaginées
Podophylle	*Podophyllum peltatum*	Berbéridées
Poivre long	*Chavica officinarum*	Pipéracées
★ Poivre noir	*Piper nigrum*	»
Poix noire		
★ Poix blanche	(V. Pin maritime)	
Polygala de Virginie	*Polygala Senega*	Polygalées
★ Polypode de chêne	*Polypodium vulgare*	Fougères
★ Psyllium	*Plantago Psyllium*	Plantaginées
★ Pulmonaire officinale	*Pulmonaria officinalis*	Borraginées
Pyrètre d'Afrique	*Anacyclus Pyrethrum*	Composées
★　— du Caucase	*roseum*	»

Q

Quassia de la Jamaïque	*Picrœna excelsa*	Simarubacées
Quassie amère	*Quassia amara*	»
★ Quinquina gris loxa off.	*Cinchona officinalis*	Rubiacées
★　—　Huanuco	*peruviana*	»
jaune	— *calisaya*	»
rouge	— *succirubra*	»

R

Raifort de Bretagne	*Cochlearia Armoracia*	Crucifères
★ Raisins de Corinthe	*Vitis vinifera*	(V. Vigne)
★　— de Malaga	»	

Ratanhia	*Krameria triandra*	Légumineuses
Réglisse	*Glycyrrhiza glabra*	Légumineuses
★ Reine des prés	*Spiræ ulmaria*	Rosacées
★ Résine jaune	(Voir Pin maritime)	
Rhapontic	*Rheum rhaponticum*	Polygonées
Rhubarbe de Chine	— *officinale* (et autres)	»
Ricin	*Ricinus communis*	Euphorbiacées
Riz	*Oryza sativa*	Graminées
Romarin	*Rosmarinus officinalis*	Labiées
★ Ronce sauvage	*Rubus fruticosus*	Rosacées
Rose de Provins	*Rosa gallica*	»
— pâle	» *centifolia*	»
★ Rotang	*Calamus Draco*	Palmiers
Rue	*Ruta graveolens*	Rutacées

S

Sabine	*Juniperus Sabina*	Conifères
★ Sabline rouge	*Arenaria rubra*	Caryophyllées
Safran	*Crocus sativus*	Iridées
★ Salep	*Orchis mascula* et autres	Orchidées
Salsepareille du Mexique	*Smilax medica* et autres	Liliacées
★ Sang-dragon	(Voir Rotang)	
Santal citrin	*Santalum album*	Santalacées
★ — rouge	*Pterocarpus indicus*	Légumineuses
★ Santoline	*Santolina chamæcyparissus*	Composées
★ Sapin argenté	*Abies pectinata*	Conifères
★ — du Canada	» *balsamea*	»
★ — epicea	» *excelsa*	»
Saponatre	*Saponaria officinalis*	Caryophillées
Sarriette	*Satureia hortensis*	Labiées
★ Sassafras	*Sassafras officinalis*	Laurinées
Sauge officinale	*Salvia officinalis*	Labiées
★ Saule blanc	*Salix alba*	Salicinées
Scamonnée d'Alep	*Convolvulus Scammonia*	Convolvulacées
★ Sceau de Salomon	*Polygonatum vulgare*	Liliacées
Scille	*Scilla maritima*	»

Scolopendre	*Scolopendrium officinale*	Fougères
Scordium	*Teucrium Scordium*	Labiées
★ Scrofulaire	*Scrofularia nodosa*	Scrofularinées
Semen-contra	*Artemisia* divers	Composées
Séné de la Palthe	*Cassia acutifolia*	Légumineuses
— Thinevelly	» *lanceolata*	»
★ Seneçon	*Senecio vulgaris*	Composées
Serpolet	*Thymus Serpyllum*	Labiées
★ Simarouba	*Simaruba amara*	Rutacées
★ Spigélie anthelminth.	*Spigelia anthelmintica*	Loganiacées
★ Squine	*Smilax China*	Liliacées
Staphysaigre	*Delphinium Staphysagria*	Renonculacées
Strophantus	*Strophantus hispidus et Kombe*	Apocynacées
★ Styrax	*Styrax officinale*	Styracinées
Sureau	*Sambucus nigra*	Caprifoliacées

T

★ Tabac	*Nicotiana Tabacum*	Solanées
★ Tacamaque	*Icica* divers	Térébinthacées
★ Tamarinier	*Tamarindus indica*	Légumineuses
★ Tanaisie	*Tanacetum vulgare*	Composées
★ Tapioka	*Manihot utilissima*	Euphorbiacées
Térébenthine du Mélèze	*Larix decidua*	Conifères
— du Pin	*Pinus maritima*	Conifères
★ Thapsia	*Thapsia garganica*	Ombellifères
Thé de Chine	*Thea chinensis*	Ternstrœmiacées
Thym	*Thymus vulgaris*	Labiées
Tilleul	*Tilia sylvestris*	Tiliacées
Tormentille	*Potentilla Tormentilla*	Rosacées
Turbith	*Ipomœa Turpethum*	Convolvulacées
Tussilage	*Tussilago farfara*	Composées
★ Thuya-sandaraque	*Callitris quadrivalvis*	Conifères

V

Valériane	*Valeriana officinalis*	Valérianées
Vanille	*Vanilla planifolia*	Orchidées
Véronique officinale	*Veronica officinalis*	Scrofularinées

★ Verveine officinale	*Verbena officinalis*	Verbénacées
★ — odorante	*Lippia citriodora*	»
Viburnum	*Viburnum prunifolium*	Caprifoliacées
★ Vigne	*Vitis vinifera*	Ampélidées
Violette	*Viola odorata*	Violariées
Vomiquier	*Strychnos Nux-vomica*	Loganiacées
Winter	*Drymis Winteri*	Magnoliacées

Z

Zédoaire	*Curcuma Zedoaria*	Zingibéracées

PRODUITS ANIMAUX

Cire et Miel	Abeille : *Apis mellifica.* — Insectes (Hyménoptères).
Cérine	Cachalot : *Physeter macrocephalus.* — Cétacés.
★ Ambre gris	— et autres Cétacés (Concrétion intestinale).
Animal entier	Cantharide : *Lytta vesicatoria.* — Insectes (Coléoptères).
Castoreum	Castor : *Castor fiber.* — Rongeurs.
★ Extrémité des Andouillers	Cerf : *Cervus Elaphus.* Ruminants.
Musc	Chevrotain porte-musc : *Moschus moschiferus.* — Ruminants.
Femelles	Cochenille : *Coccus cacti.* — Insectes. Hémiptères.
★ Axe pierreux	Corail rouge : *Isis nobilis.* — Zoophytes.
★ Yeux (Concr. intestinale)	Ecrevisse : *Astacus fluviatilis.* — Crustacés.
Animal sec (sans mucus)	Eponge : *Spongia officinalis.* — Zoophytes.
Colle de poisson	Grand Esturgeon : *Acipenser vulgaris.* — Poissons.
Huile de foie	Morue franche : *Gadus morrhua.* — Poissons.
Axonge	Porc : *Sus scrofa.* — Pachydermes.
Animal entier	Sangsue : *Hirudo medicinalis.* — Annélides.
★ Coquille dorsale	Seche : *Sepia officinalis.* — Mollusques.

CHAPITRE II

LISTE PAR FAMILLES

Observation. — Pour les drogues appartenant à une même famille nous n'avons pas cru devoir adopter l'ordre alphabétique. Il était préférable en effet de rassembler les plantes *de même genre*, ou les produits *analogues* par leur composition (Ex. : *Gommes, Résines,* etc.) ou par leur origine commune. (Ex. : V. famille des *Conifères*).

Algues

Plante	Mousse perlée	*Fucus crispus*
Plante	Mousse de Corse	*Alsidium Helminthocorton*
Plante	Carragahen	*Chondrus crispus*

Amentacées

Écorce	Chêne	*Quercus robur*
Fruit (1)	Chêne de l'Atlas	» *ballota* et autres
Excroissance (2)	Chêne d'Alep	» *infectoria*

Ampelidées

	Vigne	*Vitis vinifera*
Fruit sec	1º RAISINS DE CORINTHE	*Uvœ corinthiacœ*
»	2º RAISINS DE MALAGA	*Uvœ malacenses*

1. Gland doux.
2. Galle.

Apocynées

Écorce	Dita	*Alstonia scholoris*
Feuilles	Pervenche	*Vinca major et minor*
Semence	Strophantus	*Strophantus hispidus*

Aroïdées

Rhizome	Acore ou Calamus	*Acorus Calamus*
Tubercule	Gouet ou Pied-de-veau	*Arum maculatum*

Aristolochiées

Rhizome	Aristoloche serpentaire	*Aristolochia Serpentaria*
Racine et feuilles	Cabaret	*Asarum europæum*

Asclépiadiées

Rhizome	Asclépiade	*Asclepias vincetoxicum*
Écorce	Condurango	*Gonolobus Condurango*

Aurantiées

Écorce du fruit	Citronnier	*Citrus Limonum*
Essence d'épicarpe	Oranger doux	» *Aurantium*
Feuilles et fleurs	Oranger Bigarade	» *Bigaradia*
Fruit vert	— (Petit-grain)	*id.*
Éc : du fruit	— (Éc. d'orange amère)	*id.*

Berbéridées

Rhizome	Podophylle	*Podophyllum peltatum*
Feuilles	Epine-vinette	*Berberis vulgaris*

Borraginées

Fleurs et Feuilles	Bourrache	*Borrago officicinalis*
Fleurs et Feuilles	Buglosse	*Anchusa officinalis*
Racine	Orcanette	— *tinctoria*
Racine	Consoude	*Symphytum consolida*
Éc : de la racine	Cynoglosse	*Cynoglossum officinale*
Feuilles	Pulmonaire officinale	*Pulmonaria officinalis*

Burséracées

Gomme résine	**Myrrhe**	*Commiphora abyssinica*

Buxacées

Écorce	**Buis**	*Buxus sempervirens*

Cannabinées

Semence (chénevis)	**Chanvre**	*Cannabis sativa*
Cônes et Lupulin	**Houblon**	*Humulus lupulus*

Caprifoliacées

Baie	**Hièble**	*Sambucus Ebulus*
Fleurs et Écorce	**Sureau**	» *nigra.*
Ec : de la tige	**Viburnum**	*Viburnum prunifolium*

Caryophyllées

Pét : sans onglets	**Œillet rouge**	*Dianthus caryoph.' rub.*
Plante	**Sabline rouge**	*Arenari rubra*
Rac. et Feuilles	**Saponaire**	*Saponaria officinalis*

Célastrinées

Écorce	**Fusain noir pourpré**	*Evonymus atropurpureus*

Champignons

Plante	**Agaric blanc**	*Polyporus largeis*
Plante	**Agaric de chêne Amadou**	» *fomentarius et igniarius*
Sclérote	**Ergot de Seigle**	*Claviceps purpurea*

Chénopodées

Plante	**Ansérine vermifuge**	*Chenopodium anthelm.*
Sommités	**Ambroisie**	» *ambrosioides*

Clusiacées

Gom.-Résine (Gutte)	**Guttier de Siam**	*Garcinia Hanbury.*

Colchicacées

| Bulbe et Sem. | Colchique | *Colchicum autumnale* |
| Racine | Hellebore blanc (Vératre) | *Veratrum album* |

Composées

Capitules	Arnica	*Arnica montana*
Fleurs	Carthame	*Carthamus tinctorius*
Rhizome	Aunée officinale	*Inula Helenium*
Racine	Bardane	*Lappa maj., min., tom.*
Capitules	Camomille romaine	*Anthemis nobilis*
Feuilles et Rac.	Chicorée sauvage	*Cichorium intybus*
Suc épaissi (1)	Laitue vireuse (et autres)	*Lactuca virosa et autres*
Capitules	Pied-de-Chat	*Gnaphalium dioicum*
Racine	Pyrèthre d'Afrique	*Anacyclus Pyrethrum*
Fleurs	Pyrèthre du Caucase	» *roseum*
Som. fleuries	Tanaisie	*Tanacetum vulgare*
Capitules	Tussilage	*Tussilago farfara*
Capitules	Semen-contrà	*Artemisia* divers
Feuilles	Armoise	— *vulgaris*
Feuilles	Absinthe grande	— *Absinthium*
Feuilles	Absinthe maritime	— *maritima*
Feuilles	Absinthe petite	— *pontifica*
Plante	Genipi	— *glacialis*
Som. fleuries	Citronelle	— *abrotanum*
Capitules	Cresson de Para	*Spilanthes oleracea*
Feuilles	Aya-pana	*Eupatorium triplinerve*
Pl. fleurie	Balsamite odorante	*Balsamita suaveolens*
Capitules	Bluet-barbeau	*Centaurea cyanus*
Som. fleuries	Matricaire	*Matricaria Parthenium*
Capitules	Camomille d'Allem.	— *Chamomilla*
Sommités	Millefeuille	*Achillea millefolium*
Plante fleurie	Santoline	*Santolina chamæcyparissus*
Plante fleurie	Séneçon	*Senecio vulgaris*
Som. fleuries	Grindelia	*Grindelia robusta*
Feuille	Pissenlit	*Taraxacum dens-leonis*

1. Lactucarium

Conifères

Résines Térébenthines 1° d'Alsace au citron	Sapin argenté	*Abies pectinata*
2° du Canada	Sapin du Canada	» *balsamea*
3° de Venise non siccative	Mélèze	*Larix europea.*
4° de Bordeaux téréb. com^{ne}	Pin	*Pinus maritima*
1° Sandaraque	Tuya-sandaraque	*Callitris quadrivalvis*
2° Poix de Bgne	Sapin épicea	*Abies excelsa*
3° Galipot	Pin	*Pinus pinaster*
Bourgeons	Pin (1) sylvestre	— *sylvestris*
Baies	Génévrier	*Juniperus communis*
Sommités	Sabine	— *Sabina*
Huile de cade	Oxycèdre	— *Oxycedrus*

Dérivés pyrogénés

	Colophane	
	Résine jaune	
	Poix blanche	Pin
	Poix noire	*Pinus pinaster*
	Goudron végétal	
	Créosote	
	Essence de Térébenthine	
Résine	Dammar Kauri	*Dammara australis*

Convolvulacées

Suc concret	Scammonée d'Alep	*Convolvulus Scammonia*
Tubercule	Jalap tubéreux	*Ipomœa purga*
Racine	Turbith	— *Turphethum*

Crucifères

Pl. fraîche	Cochléaria	*Cochlearia officinalis*
Rac. fraîche	Raifort de Bretagne	« *armoracia*
Pl. fraîche	Cresson de fontaine	*Nasturtium officinale*
Plantes	Erysimun	*Erysimum officinale*
Semences	Moutarde blanche	*Sinaspis alba*
Semences	Moutarde noire	*Brassica nigra*
Feuilles	Chou rouge.,	*Brassica oleracea capit.*

(1) Il est bien entendu qu'on ne doit pas dire : B. de Sapin.

Cucurbitacées

Semences (1)	Courge potiron	*Cucurbita maxima*
Fruit	Coloquinte	*Citrullus Colocynthis*
Racine	Bryone blanche	*Brionia dioica*

Daphnacées

| Écorce | Garou | *Daphne gnidium* |
| » | Mezereon | »   *Mezereon* |

Droséracées

| Plante | Drosera | *Drosera rotundifolia.* |

Ericacées

Baie	Airelle	*Vaccinum Myrtillus*
Feuilles	Arbousier	*Arbutus Unedo*
»	Busserole	*Arctostaphylos Uva-ursi*

Erythroxylées

| Feuilles | Coca du Pérou | *Erythroxylon Coca* |

Euphorbiacées

Écorce	Cascarille	*Croton Elutheria*
Semences	Croton	» *Tiglium*
Gom.-Résine	Euphorbe	*Euphorbia resinifera*
Semences	Epurge	» *lathyris*
Semences (2)	Curcas	*Jatropha Curcas*
»	Médicinier sauvage	« *gossypifolia*
»	Ricin	*Ricinus communis*
Plante	Mercuriale	*Mercurialis annua*
Fécule	Manioc *ou* Tapioca	*Manihot utilissima*
Latex	Caoutchouc	*Hevea brasiliensis*

1. Semences *froides.*
2. Pignon d'Inde.

Fougères

Fronde	Capilaire du Canada	*Adiantum pedatum*
»	— de Montpellier	*« capillus-veneris*
»	Scolopendre	*Scolopendrium officinale*
Rhizome	Fougère mâle	*Aspidium filix-mas*
»	Polypode de Chêne	*Polypodium vulgare*

Gentianées

Racine	Gentiane	*Gentiana lutea*
Feuilles	Menyanthe	*Menyanthes trifoliata*
Som. fleuries	Petite Centaurée	*Erythræa Centaurium*

Graminées

Amidon	Froment	*Triticum sativum*
Rhizome	Chiendent	*Agropirum repens*
Fruit décort. (1)	Avoine	*Avena sativa*
Rhizome	Canne de Provence	*Arundo donax*
Fruit décort. (2)	Orge	*Hordeum vulgare*
Fruit décort.	Riz	*Opyza sativa*
Stigmates	Maïs	*Zea Mais*

Hamamélidées

Ec. et Feuilles	Hamamélis	*Hamamelis virginica*

Hypéricinées

Som. fleuries	Millepertuis	*Hypericum perforatum*

Ilicinées

Feuilles	Maté	*Ilex paraguayensis*

Iridées

Rhizome	Iris	*Iris florentina et autres*
Stigmates	Safran	*Crocus sativus*

1. Gruau.
2. Mondé et perlé.

Juglandées

Feuilles	Noyer	*Juglans regia*

Labiées

Plante	Mélisse	*Melissa officinalis*
Sommités	Menthe poivrée	*Mentha piperita*
Sommités	Hysope	*Hyssopus officinalis*
»	Romarin	*Rosmarinus officinalis*
Plante	Sauge officinale	*Salvia officinalis*
»	Lierre terrestre	*Glechoma hederacea*
Fleurs	Ortie blanche	*Lamium album*
Pl. fleurie	Thym	*Thymus vulgaris*
»	Serpolet	» *Serpyllum*
Plante	Germandrée	*Teucrium Chamædrys*
»	Scordium	» *Scordium*
Fleurs	Lavande vraie	*Lavandula vera*
»	Lavande com. (Spic.)	» *spica*
Sommités	Origan	*Origanum Vulgare*
»	Marjolaine	» *Majorana*
Pl. fleurie	Dictame de Crète	» *dictamnus*
»	Basilic	*Ocimum Basilicum*
Feuilles	Bétoine	*Betonica officinalis*
»	Bugle	*Ajuga reptans*
Pl. fleurie	Calament	*Calamintha officinalis*
Plante	Marrube	*Marrubium vulgare*
Sommités	Sarriette	*Satureia hortensis*

Laurinées

F^{es}, Baie et H^{le}	Laurier commun	*Laurus nobilis*
Bois	Sassafras	*Sassafras officinalis*
Ec. mondée	Cannelle de Ceylan	*Laurus cinnamomum*
»	— de Chine	» *Cassia*
Camphre	Camphrier du Japon	» *camphora*

Légumineuses

Gommes	{ Gomme adragante	*Astragalus* divers
	(Gomme du Sénegal	*Acacia* divers
Extrait	Cachou	» *Catechu*

Oléo-résine	Copahu	*Copahifera* divers
Baumes	{ Baume de Tolu	*Tolnifera Balsamum*
	{ Baume du Pérou	» *Pereiræ*
Pulpe du Fruit	Tamarinier	*Tamarindus indica*
»	Casse officinale	*Cassia fistula*
Feuilles et Fruits	Séné de la Palthe	» *acutifolia*
Feuilles	— Tinevelly	» *lanceolata*
Bois	Campêche	*Hematoxylon campechianum*
Fruit	Caroubier	*Ceratonia siliqua*
Semences	Fenugrec	*Trigonella fœnum-græcum*
»	Fève du Calabar	*Physostigma venenosum*
»	Fève tonka	*Coumaronna adorata*
Som. fleuries	Mélilot	*Melilotus officinalis.*
Racine	Réglisse	*Glycyrrhiza glabra*
Fleurs	Genêt	*Genista scoparia*
Semences	Jéquiritry	*Abrus precatorius*
Bois	Santal rouge	*Pterocarpus indicus*
Suc	Kino	— *marsupium*
Racine	Ratanhia	*Krameria triandra*

Lichens

Plante	Lichen d'Islande	*Cetraria islandica*
»	— pulmonaire	*Lobaria pulmonaria*

Liliacées

Suc	Aloès du Cap	*Aloe spicata*
Suc	Aloès des Barbades	» *vulgaris*
Racine	Asperge	*Asparagus officinalis*
Semences	Cévadille	*Schenocaulon officinale*
Pl. et Fleurs	Muguet	*Convallaria maialis*
Squames du Bulbe	Scille	*cilla maritinia*
Racine	Salsepareille du Mex.	*Smilax medica* et autres
»	Squine	» *China*
Bulbe	Ail	*Allium sativum*
»	Oignon	» *Cepa*
Souche	Petit-Houx	*Ruscus aculeatus*
Rhizome	Sceau de Salomon	*Polygonatum vulgare*

Linacées

Semences	Lin	*Linum usitatissimum*

Lobéliacées

| Plante | Lobélie | *Lobelia inflata* |

Loganiacées

Semences (1)	Arbre de Saint-Ignace	*Strychnos Ignatii*
Semences (2)	Vomiquier —	» Nux-vomica
Plante	Spigélie anthelminth	*Spigelia anthelmintica*

Lycopodées

| Spores | Lycopode | *Lycopodium clavatum* |

Magnioliacées

Fruit	Anis badiane	*Illicium anisatum*
Écorce	Cannelle blanche	*Canella alba*
»	Winter	*Drymii Winteri*

Malvacées

Fleurs et Feuilles	Mauve	*Malva sylvestris*
Rac. Fl. et F^lles	Guimauve	*Althæa officinalis*
Semences	Cacaotier	*Theobroma Cacao*
Duvet de la sem.	Cotonnier	*Gossypium arboreum*

Ménispermées

| Racine | Colombo | *Chasmanthera palmata* |
| Fruit | Coque du Levant | *Anamirta Cocculus* |

Monimiacées

| Feuilles | Boldo | *Pneumus Boldus* |

1. Fèves de St-Ignace.
2. Noix vomiques.

Myristicées

| Semences | Noix Musc.
 Macis | } Muscadier | *Myristica fragrans* |

Myrtacées

Feuilles	Eucalyptus	*Eucalyptus globulus*
Boutons (1)	Giroflier	*Eugenia caryophillata*
Écorce de rac.	Grenadier	*Punica granatum*
Éc. du Fruit	id. (Écorce de Grenade)	»
Fleurs	id. (appelées Balaustes)	»

Oleacées

| Feuilles | Frêne élevé | *Fraxinus excelsior* |
| Suc concret (2) | — de Sicile | » *ornus* |

Ombellifères

Gommes-Résines	Asa-fetida	*Ferula Asa-fetida* et autres
	Galbanum	» *galbaniflua* et autres
	Gom.-rés. ammoniaque.	*Dorema ammoniacum*
	Opoponax	*Opopanax chironium*
Fruit	Ammi	*Ammi copticum*
»	Aneth	*Anethum graveolens*
»	Anis vert	*Pimpinella Anisum*
»	Carvi	*Carum Carvi*
Fruit	Coriandre	*Coriandrum sativum*
»	Cumin	*Cuminum cyminum*
»	Fenouil	*Fœniculum dulce*
»	Phellandrie	*Phellandrium aquaticum*
Fruit et feuilles	Cigüe officinale	*Conium maculatum*

1. Clous de girofle.
2. Manne.

Fruit et Racine	Angélique	*Angelica Archangelica*
Racine	Ache des Marais	*Apium graveolens*
»	Livèche (Ache des monts)	*Levisticum officinale*
»	Hydrocotyle	*Hydrocotyle asiatica*
»	Panicaut	*Eryngium campestre*
»	Persil	*Petroselinum sativum*
»	Thapsia	*Thapsia garganica*

Orchidées

| Fruit | Vanille | *Vanilla planifolia* |
| Tubercule | Salep | *Orchis mascula et autres* |

Palmiers

Fruit	Noix	d'Arec	*Areca Catechu*
Suc	Cachou		
Résine (1)	Rotang		*Calamus Draco*
Fruit	Dattier		*Phœnix dactylifera*

Papavéracées

Plante fleurie	Fumeterre	*Fumaria officinalis*
Pétales	Coquelicot	*Papaver rhœas*
Feuilles fraîches		
Capsules	Pavot blanc	*Papaver somniferum album*
Opium		

Pipéracées

Fruit	Cubèbe (Poivre à queue)	*Piper Cubeba*
Feuilles	Matico	» *angustifolium*
Fruit	Poivre noir	» *nigrum*
Fruit	Poivre long	*Chavica officinarum*

Plantaginées

| Plante | Plantain | *Plantago major et autres* |
| Semences | Psyllium | » *Psyllium* |

1. Sang dragon.

Polygalées

| Racine | Polygala de Virginie | *Polygala senega* |

Polygonées

Rhizome	Bistorte	*Polygonum Bistorta*
Feuilles fraîches	Oseille	*Rumex acetosa*
Racine	Patience	» *obtusifolia et autres*
»	Rhapontic	*Rheum rhaponticum*
»	Rhubarbe de Chine	» *officinale et autres*

Renonculacées

Rac. et Feuilles	Aconit napel	*Aconitum Napellus*
Racine	Hellébore noir	*Helleborus niger*
Racine et Fleurs	Pivoine	*Pæonia officinalis*
Semences	Staphysaigre	*Delphinium Staphysagria*
Feuilles et Fleurs	Anémone pulsatille	*Anemone Pulsatilla*
»	— sylvie	» *nemorosa*
Rhizome	Hydrastis	*Hydrastis canadensis*

Rhamnées

Fruit	Jujubier	*Zizyphus sativus*
Baies	Nerprun	*Rhamnus catharticus*
Écorce	Cascara Sagrada	» *Purshiana*
Écorce	Bourdaine	» *Frangula*

Rosacées

Semences (1)	Amandier	*Amygdalus communis*
Queues du Fruit	Cerisier	*Cerasus caproniana*
Semences	Cognassier	*Cydonia vulgaris*
Fleurs	Cousso	*Hagenia Abyssinica*
Rhizome	Fraisier	*Fragaria vesca*
Feuilles	Laurier-cerise	*Prunus Lauro-cerasus*
Fleurs	Pêcher	» *persica*

1. Douces et Amères

Feuilles	Ronce sauvage	*Rubus fruticosus*
Pétales	Rose de Provins	*Rosa gallica*
"	— pâle	*» centifolia*
Fruits (1)	Églantier	*» canina*
Fleurs	Reine des prés	*Spiræ ulmaria*
Plante	Aigremoine	*Agrimonia Eupatoria*
Racine	Benoîte	*Geum urbanum.*
Pl. fleurie	Argentine	*Potentilla argenta*
Rhizome	Tormentille	*» Tormentilla*
Bois	Panama	*Quillaja Smegmadermos*

Rubiacées

Semences	Café	*Coffea arabica*
Racine	Garance	*Rubia tinctorum*
»	Ipéca annelé	*Uragoga ipecacuanha*
Écorce	Quinquina jaune royal	*Cinchona calisaya*
»	gris loxa off.	*» officinalis*
»	— Huanuco	*» peruviana et autres*
»	— rouge	*» succirubra*
Som. fleuries	Caille-lait jaune	*Galium luteum*
»	— blanc	*» mollugo*

Rutacées

Écorce	Augusture vraie	*Galipea cusparia*
Feuilles .	Bucchu	*Barosma crenata et autres*
Bois et résine	Gayac	*Guajacum officinale*
Feuilles	Jaborandi	*Pilocarpus-pinnatifolius*
Sommités	Rue	*Ruta graveolens*
Écorce de racine	Simarouba	*Simaruba amara*

Salicinées

| Bourgeons | Peuplier | *Populus nigra* |
| Écorce | Saule blanc | *Salix alba* |

Santalacées

| Bois | Santal citrin | *Santalum album* |

1. Cynorrhodons.

Simarubacées

| Bois | Quassia de la Jamaïque | *Picræna excelsa* |
| Bois | Quassie amer | *Quassia amara* |

Scrofularinées

Fleurs et Feuilles	Bouillon blanc	*Verbascum thapsus*
Feuilles	Digitale	*Digitalis purpurea*
Som. fleuries	Gratiole	*Gratiola officinalis*
Racine	Scrofulaire	*Scrofularia nodosa*
Tige fleurie	Véroniqe officinale	*Veronica officinalis*

Solanées

Tige	Douce-amère	*Solanum Dulcamara*
Plante	Morelle	» *nigrum*
Fécule	Parmentière	» *tuberosum*
Feuilles	Datura	*Datura stramonium*
Semences	Jusquiame blanche	*Hyosciamus albus*
Sem. et Feuilles	Jusquiame noire	» *niger*
Rac.,Feuill.et Sem.	Belladone	*Atropa Belladona*
Baies	Alkékenge	*Physalis Alkekengi*
Feuilles	Tabac	*Nicotiana Tabacum*
Fruit	Piment de Cayenne	*Capsicum frutescens*
»	Piment des jardins	» *annuum*

Sterculiacées

| Semences | Cola | *Cola vera* |

Styracinées

| Baume solide | Benjoin de Siam | *Styrax Benzoin* |
| » liquide | Styrax | » *officinale* |

Térébinthacées

| Gommes-résines | Bdellium d'Afrique | *Balsamodendron africanum* |
| | Encens | *Boswelia Carteri et autres* |

Résines	Elemi	*Icica Icicariba*
	Tacamaque	*» tacamahaca*
	Lentisque (1)	*Pistacia Lentiscus*
Térébenthine	Térébinthe	*» terebinthus*
Fruit	Pistachier	*» vera*
Fruit (noix)	Acajou à pomme	*Cassuvium pomiferum*

Ternstrœmiacées

Feuilles	Thé de Chine	*Thea chinensis*

Tiliacées

Fleurs	Tilleul	*Tiliâ sylvestris*

Ulmacées

Éc. ratissée	Orme pyramidal	*Ulmus campestris*

Urticacées

Fruits	Figuier	*Ficus Carica*
Plante	Pariétaire	*Parietaria officinalis*

Valérianées

Racine	Valériane	*Valeriana officinalis*

Verbénacées

Plante	Verveine officinale	*Verbena officinalis*
Feuilles	— odorante	*Lippia citriodora*

Violariées

Plante et Fleurs	Pensée sauvage	*Viola tricolor arvensis*
Fleurs	Violette	*» odorata*

1. Mastic.

Zingibéracées

Rhizome.	Gingembre	Zingiber officinale
»	Galanga	Alpinia officinarum
»	Curcuma	Curcuma longa
»	Zédoaire	» Zedoaria
Fruit	Cardamome	Elettaria Cardamomum

CHAPITRE III

NOTES

DE

MATIÈRE MÉDICALE

I. — PRODUITS VÉGÉTAUX

Les Quinquinas

GÉOGRAPHIE. — Les Quinquinas sont produits par divers *Cinchona* des forêts de la Cordillière des Andes, sur la Côte occidentale de l'Amérique du Sud ; entre 10° de latitude Nord et 20° de latitude Sud ; entre 1.000 et 2.000 mètres d'altitude : vaste courbe à concavité tournée vers le bassin de l'Amazone, à convexité regardant l'Océan Pacifique.

La Nouvelle-Grenade produit le *Qu. Lancifolia* et le *Qu. Pitayo*, qui nous viennent par Carthagène.

La République de l'Equateur produit le *Qu. rouge* et le *Qu. Loxa* qui nous viennent par Gayaquil.

Le Pérou et la Bolivie produisent le *Huanuco* et le *Calisaya* qui nous viennent par Lima.

Enfin le port de Maracaïbo expédie plusieurs espèces de qualité inférieure.

Structure. — Dans une coupe faite sur un Quinquina, on distingue de dehors en dedans :

A. *Le Suber* formé de plusieurs rangées de cellules aplaties, pleines de matière colorante rouge, quelquefois d'aspect résinoïde (*cercle résineux*).

B. *L'Ecorce moyenne*, formée de parenchyme à chlorophylle où amidon et contenant çà et là quelques cellules pierreuses.

C. *Le Liber* formé de parenchyme semblable au précédent, dans lequel on voit des fibres libériennes, tantôt *isolées*, tantôt *groupées irrégulièrement* (caractéristique). Dans le Quinquina Calisaya et, en général, dans les bonnes espèces, ces fibres sont très fines, très courtes et peu adhérentes, de telle sorte que par froissement elles donnent une poussière d'aiguilles fines qui piquent la peau. Au contraire, dans les inférieures les fibres sont plus longues, plus grosses et adhérentes.

On comprend, sous le nom de *Périderme*, une zône plus ou moins épaisse des tissus externes, séparée par des lames de tissu serré. Ce périderme se détache et disparaît dans certaines sortes dites *sans périderme*. Or, tantôt cette portion disparue comprend les deux couches externes et même une partie du Liber, comme dans le *Calisaya* : et alors *les deux faces* de la drogue sont devenues *semblables*. Tantôt il reste l'écorce moyenne avec une portion du Suber ; de telle sorte que les produits offrent une face *interne fibreuse* et une face *externe celluleuse* : c'est le cas des Quinquinas *gris*.

Sortes commerciales. — Parmi les bonnes sortes commerciales il y en a six principales dont trois jaunes, une rouge et deux grises ;

1° *Quinquina jaune Calisaya*. — Celui qui nous

vient est toujours plat. Sa face externe ne diffère de
l'autre que par la présence de sillons digitaux ; la
trame est homogène sur toute la coupe transversale ;
les fibres sont courtes et peu unies.

* 2° *Quinquina jaune Lancifolia*. — Il est tendre et
friable ; la face externe subéreuse est tachetée çà et
là de périderme subsistant.

* 3° *Quinquina jaune Pitayo*. — Les écorces sont
dures et compactes, de couleur brune et très tanni-
ques : la face externe subéreuse est tachetée comme
dans la sorte précédente.

4° *Quinquina rouge Succirubra*. — La face externe est tantôt fendillée, tantôt marquée de nombreuses verrues. Au-dessous du suber est un cercle
résineux très marqué.

* 5° *Quinquina gris Loxa*. — Il est gris noirâtre et
roulé en cylindres très petits. Le périderme est recouvert de lichens grisâtres et *strié transversalement*.

* 6° *Quinquina gris Huanuco*. — Il se présente en
tubes roulés plus gros que ceux du Loxa, de couleur
grise argentée à reflets bleuâtres. Le périderme est
strié longitudinalement.

Le Codex de 1908 n'indique que deux espèces de
Quinquinas : Le *Quinquina jaune* (*Cinchona Calisaya*)
et le *Quinquina rouge* (*Cinchona succirubra*).

Quinquinas cultivés. — La manière de récolter
les Quinquinas sauvages consistant à abattre les arbres, ils sont vite devenus très rares. Aussi depuis
un certain nombre d'années, la plupart des espèces
ont été transportées par les Anglais dans les Indes.
Elles sont *cultivées* à Java, à Ceylan, au Bengale, sur
la côte de Malabar, où elles commencent à donner
de bons produits très riches en alcaloïdes. On récolte
seulement la couche *externe* de l'écorce qui est la
plus riche en alcaloïdes ; puis on recouvre de mousse

les parties dénudées. Deux ans après, on peut faire une nouvelle récolte.

Outre un tanin particulier (acide quinotannique), on trouve dans les Quinquinas une vingtaine au moins d'alcaloïdes dont les principaux sont : *la Quinine, la Quinicine, la Quinidine ; la Cinchonine, la Cinchonicine,* et *la Cinchonidine.*

VALEUR DES QUINQUINAS. — Le commerce livre quelquefois au lieu de Quinquinas des écorces d'arbres de genres voisins qui ne contiennent pas d'alcaloïdes, ou des Quinquinas très pauvres et même préalablement épuisés. Or, d'après le Codex de 1908 : Le *Quinquina jaune* doit contenir 25 grammes de sulfate de quinine basique desséché soit 21 ^{gr}, 84 de quinine anhydre ; le *Quinquina rouge* doit fournir 12^{gr}, 57 de sulfate basique desséché soit 10 ^{gr}, 92 de quinine anhydre. Et d'après le Codex de 1884 : le *Quinquina gris* doit donner 15 ^{gr}, par kilogramme d'alcaloïdes salifiables. Il importe donc absolument au pharmacien de contrôler la valeur des Quinquinas qu'il reçoit.

Pour savoir si l'on a affaire à du Quinquina *faux* ou *épuisé*, il suffit d'en chauffer quelque fragments dans un tube de verre. Il se produit *des gouttelettes goudronneuses rouges* si l'écorce contient des alcaloïdes ; et il ne se produit rien dans le cas contraire.

Mais pour être bien fixé sur la valeur réelle d'un quinquina, il faut absolument faire le dosage de *la quinine* qu'il contient. Parmi les nombreux procédés connus, le plus simple est celui de Berthelot. Le voici résumé en quelques mots :

TITRAGE DE LA QUININE. — On *épuise* la poudre de Quinquina par 15 fois environ son poids d'alcool à 80°. On *décolore* le liquide par un peu de chaux éteinte qu'on neutralise ensuite par l'acide sulfurique étendu. On *concentre* au bain-marie et on filtre *pour séparer les matières résineuses*. On *traite ensuite* le liquide par un mélange d'éther et d'ammoniaque. L'éther, *qui a dissous* la quinine, l'abandonne par évaporation. On peut la sécher et la peser en cet état ; mais il est plus exact de la *transformer* en *sulfate* qu'on fait cristalliser et que l'on dessèche ensuite à 100°.

Pavot blanc et Opium

Le Pavot blanc : *Papaver somniferum album*, fournit à la Pharmacie trois produits :

1° *Les Feuilles.* — Elles sont employées à l'état frais dans la préparation du Baume tranquille.

2° *La Capsule* (fruit) appelée communément *Tête de Pavot*. — Elle est ovoïde, quelquefois allongée, mais le plus souvent déprimée aux pôles, c'est-à-dire au pédoncule et au sommet. Elle est indéhiscente contrairement à celle du Pavot noir (Pavot œillette), qui laisse échapper ses graines par le sommet. L'action des capsules de pavot due à la morphine est très variable suivant l'époque de la récolte : elle diminue à mesure que la maturité avance ; aussi le Codex recommande-t-il de les cueillir *encore vertes*.

3° L'OPIUM. — C'est le Suc (ou latex) épaissi des capsules du Pavot blanc. On le récolte un peu avant maturité de la capsule, quand elle commence à jaunir ; c'est-à-dire quelques jours après la chute des pétales. Pour cela on incise les capsules superficiellement et horizontalement au moyen d'un couteau à une ou à plusieurs lames. Afin d'empêcher l'adhérence du suc, on frotte les lames avec de l'huile, du miel et même en certaines contrées avec la salive. Le lendemain on recueille les gouttelettes brunes qui s'écoulent et on les ramasse en petits pains, qu'on enveloppe dans une feuille de pavot. Ces petits pains sont ensuite écrasés au mortier par les marchands et agglutinés de diverses manières, en pains de forme et d'aspect différents, suivant les contrées.

Tout l'Opium nous vient de l'étranger, et principalement de *Smyrne*, d'*Alexandrie* (Thébaïde), de *Constantinople*, de la *Perse* et de l'*Inde*. Le Pavot blanc, cultivé avec succès en France et en Algérie pour la production de l'huile d'œillette, produirait un très bel opium très riche en alcaloïdes. Mais chez nous la main-d'œuvre pour le récolter est d'un prix tel, qu'il ne peut, *au point de vue commercial,* soutenir la concurrence avec les opiums de provenance étrangère.

Les sortes énumérées ci-dessus sont très différentes comme qualité. Le plus estimé est l'opium de Smyrne, adopté par le Codex comme *officinal.*

L'Opium de Smyrne nous arrive en petit pains, enveloppés de fruits de *Rumex* et formés de larmes agglutinées très visibles quand la subtance est molle. Il est plus ou moins sec, de saveur âcre et d'une odeur nauséeuse toute spéciale. Il est soluble par moitié environ dans l'eau, et cette solution est acide au tournesol (*acide méconique*).

L'Opium contient, outre l'*Acide méconique*, une quinzaine au moins d'alcaloïdes, dont les principaux sont : la *Morphine*, la *Codéine*, la *Narcéine*, la *Narcoline*, la *Thébaïne* et la *Papavérine*.

(L'*Apomorphine* n'existe pas dans l'Opium ; c'est un alcaloïde *artificiel*, qui dérive de la Morphine par déshydratation, c'est-à-dire par perte de H_2O)

D'après le Codex, l'Opium officinal ne doit pas contenir *plus de 10 p. 100 d'eau ;* il doit donner environ *42 p. 100 d'extrait mou ;* enfin, lorsqu'il a été séché à 100°, il doit contenir *au moins 10 p. 100 de Morphine.*

L'Opium du commerce étant souvent falsifié ou

mélangé de sortes inférieures, le pharmacien doit toujours s'assurer de la qualité, en pratiquant le dosage de la Morphine. Parmi les nombreux procédés indiqués, voici résumé en quelques mots le plus simple et l'un des meilleurs :

TITRAGE DE LA MORPHINE. — A un poids déterminé d'Opium séché et pulvérisé, on ajoute une certaine quantité de chaux éteinte. Après mélange au mortier, on ajoute un volume indiqué d'eau distillée. On laisse le tout dans un flacon émeri, on agite fréquemment pendant 2 heures, puis on filtre dans une éprouvette. On introduit une certaine quantité du liquide filtré, dans un vase à précipiter spécial qui peut être recouvert par un disque de verre rodé, on y ajoute de l'éther, on agite.

On ajoute du chlorure d'ammonium et on agite de nouveau avec une baguette de verre. Après 24 h. de repos, la morphine est déposée (le méconate de morphine qui existe dans l'opium est transformé en méconate d'ammonium et la morphine est mise en liberté). Ensuite, après avoir lavé la morphine à l'éther, puis à la benzine, pour la débarrasser des impuretés qui l'accompagnent, notamment de la narcotine, on la dessèche à + 100° et on la pèse.

La Rhubarbe

La Rhubarbe nous vient de *Chine* (morceaux cylindriques) et de *Moscovie* (Morceaux demi-cylindriques). C'est la racine de plantes du genre *Rheum* (*Polygonées*) : plantes herbacées, mais de très grande taille. Jusqu'à ces dernières années les botanistes ont attribué successivement la vraie Rhubarbe de Chine à un certain nombre d'espèces du genre *Rheum* : *R. palmatum*, *R. ondulotum*, *R. australe*, *R. compactum*, etc., etc. ; chaque auteur adoptant une espèce nouvelle et démontrant la fausseté des assertions précédentes.

Enfin, BAILLON semble avoir bien prouvé qu'elle est fournie par le *R. officinale*. Le Codex actuel a adopté cette opinion.

La vraie Rhubarbe, cylindrique ou demi-cylindrique, est de couleur jaune terne, d'odeur spéciale et de saveur amère. Elle *croque sous la dent* (oxalate de chaux) et colore la salive en jaune. Les morceaux sont percés d'un trou qui a servi à passer une corde pour les suspendre.

La coupe transversale montre des taches étoilées d'aspect très caractéristique, et la surface cylindrique est sillonnée de nombreuses lignes blanches se croisant en très fines mailles losangiques.

La Rhubarbe contient des *oxalates de chaux et de potasse*, de l'*acide chrysophanique* et de l'*Emodine* (matière colorante).

N. B. — La Racine de *Rhapontic* ou Rhubarbe indigène (Rheum Rhaponticum) ne doit jamais être employée au lieu de la vraie Rhubarbe, dont elle n'a pas du tout la valeur. A première vue son aspect général s'en rapproche quelquefois beaucoup, mais la surface n'offre pas de losanges ; la coupe montre des stries rayonnantes au lieu d'étoiles dispersées ; enfin *elle ne croque pas sous la dent*.

Les Sénés

Les feuilles de Séné qu'on trouve dans le commerce proviennent de nombreuses espèces du genre *Cassia* ; elles sont presque toujours plus ou moins mélangées de feuilles étrangères.

Le Codex admet deux sortes principales ;

1° *Le Séné de la Palthe* (près du Caire en Egypte) provenant de l'espèce *C. lenitiva* ou *Cassia acutifolia*. — Il nous arrive toujours additionné d'autres espèces et aussi d'un quart environ de feuilles d'Arguel (Apocynées). Il se présente en feuilles brisées contenant des débris de follicules et des bûchettes.

Malgré ces mélanges, le Séné de la Palthe est encore le plus estimé, à condition d'être soumis à un triage très attentif.

Suivant le plus ou moins de soin apporté à ce travail, le produit est désigné dans le commerce sous les noms de *Séné trois quarts* et de *Séné mondé.*

2° *Le Séné Tinnevelly* ou Séné de l'Inde. — Il est produit par le *C. lanceolata* ou *Cassia angustifolia* dont les feuilles sont beaucoup plus allongées que celles de la Palthe. Il nous arrive du pays d'origine en très belles feuilles non cassées et sans mélange ni débris. Mais parfois on le falsifie par addition de feuilles de Redoul qui sont vénéneuses. Il faut donc les y rechercher avec le plus grand soin. On reconnaît la feuille de Redoul à *ses deux nervures latérales* qui occupent toute la longueur en suivant les bords.

Les FRUITS DE SÉNÉ appelés communément *follicules* sont en somme des gousses plates. Les follicules sont plus ou moins estimés suivant l'espèce et la provenance.

Les meilleurs sont encore ceux de la Palthe : *grands, très larges et droits.* Ceux des autres espèces sont en général plus étroits, plus allongés et plus ou moins *arqués.*

D'après BOURGOIN, l'action purgative du Séné est due à *l'acide chrysophanique* et à la *Chrysophanine* (glucoside).

Les Cannelles

On emploie deux sortes de Cannelle venant de deux grands arbres du genre *Laurus* (Laurinées) ;

1° *La Cannelle de Ceylan* est fournie par le *L. Zeylanicum* originaire de l'île de Ceylan. Cet arbre a été transporté dans divers pays : aux Indes, à Cayenne, aux Antilles, etc., d'où nous viennent des produits plus ou moins estimés. La meilleure sorte commerciale est celle qui provient de Ceylan même. L'arbre donne deux récoltes par année, depuis l'âge de cinq ans jusqu'à l'âge de trente ans. On coupe les branches qui ont environ trois ans ; on détache l'écorce et on ratisse l'épiderme ; puis on enroule plusieurs morceaux l'un dans l'autre et on les fait sécher au soleil.

Cette Cannelle est très roulée, mince comme du papier, blonde, aromatique, de saveur un peu piquante et sucrée. Elle fournit environ 10 grammes d'essence par kilog. La Cannelle de Ceylan est la sorte officinale.

2° *La Cannelle de Chine* est fournie par *L. Cassia*. Les écorces sont beaucoup plus épaisses, roulées isolément et non imbriquées les unes dans les autres.

Cette espèce est beaucoup plus brune que l'autre et possède une odeur désagréable de punaise. Aussi est-elle beaucoup moins estimée que la Cannelle de Ceylan bien qu'elle fournisse beaucoup plus d'essence.

Outre l'*Essence*, les écorces de Cannelle contiennent de l'*acide cinnamique*.

Le Camphre

Le Camphre existe dans beaucoup de végétaux. Celui du commerce est retiré du *Camphrier du Japon* (*Camphora officinarum*) ; Camphre droit.

Pour l'extraire, on distille les racines, le tronc et les branches avec de l'eau dans une grande cucurbite en fer dont le chapiteau est garni de paille de riz sur laquelle le produit vient se condenser. On a ainsi le camphre *brut* qui est gris et impur. Arrivé en Europe, il est *raffiné* par sublimation. Pour cela on y ajoute un peu de chaux et on l'introduit dans de grands matras à col large et court, entièrement enfoncés dans un bain de sable. On chauffe d'abord doucement pour chasser l'humidité ; puis on pousse le feu et en même temps on dégarnit de sable la partie supérieure des matras où le camphre vient alors se condenser. Après refroidissement, on brise les matras pour en sortir les *pains* de camphre que l'on connait, ayant la forme du chapiteau de verre et une ouverture au centre.

Chimiquement, le camphre ($C^{10}H^{16}O$) peut être considéré comme un *aldéhyde* (Voir 2ᵉ partie) : l'aldéhyde *campholique*, dérivant de l'alcool campholique ou Bornéol. (Le Bornéol ou *camphre de Bornéo* est produit par un autre camphrier). Le camphre est soluble dans l'alcool et presque insoluble dans l'eau. Il forme des combinaisons liquides en s'unissant aux phénols, par exemple à la Résorcine et au Naphtol.

Essai : Doit brûler sans laisser de résidu fixe.

Donner une solution limpide dans la benzine (eau) et demeurer colorée après addition d'eau bromée (huile de camphre).

L'Ipéca

Il existe dans le commerce de nombreuses sortes d'Ipéca : *annelé, ondulé, strié*, de telle et telle provenance. La première seule est *officinale* et nous vient du Brésil.

L'Ipéca annelé du Brésil est produit par le *Cephælis Ipécacuanha* (Rubiacées). Cette racine est tortueuse, de couleur gris-noirâtre, de la grosseur d'une plume à écrire, amincie à la partie supérieure et longue de 10 à 40 centimètres. Elle se compose d'un cœur ligneux *inactif* et d'une écorce bouillonnée, annelée, dont les anneaux se détachent très facilement du cœur. Cette variété contient environ 15 p. 100 d'*Eméline* (alcaloïde) et fournit environ 20 p. 100 d'extrait mou.

Quand on soupçonne le mélange de qualités inférieures et surtout quand on ne prépare pas soi-même la poudre d'Ipéca, on doit faire le dosage de l'Emétine, comme l'indique le Codex de 1908.

La Salsepareille

La Salsepareille nous vient du Mexique, du Honduras, de la Jamaïque, du Brésil, etc.; mais la première de ces sortes est seule *officinale*.

La *Salsepareille du Mexique* est produite par le *Smilax médica* (Liliacées). Elle est composée de racines de un à deux mètres de longueur, flexibles, sans nœuds, et de même grosseur d'un bout à l'autre. Elle nous arrive en bottes de près de deux mètres formées de racines repliées garnies de leurs souches. Ces bottes sont elles-mêmes réunies en très grosses balles. La Salsepareille renferme une *Essence* et de la *Smilacine* (glucoside).

La Racine de Jalap

On distingue trois sortes commerciales : le *Jalap tubéreux* qui est le plus actif et *le seul officinal* ; le *Jalap digité* ; le *Jalap fusiforme*.

Le *Jalap tubéreux* est produit par l'*Exogonium purga* (Convolvulacées). Il nous vient du Mexique et se présente en tubercules soit entiers, soit coupés par moitiés ou par quarts. Ces tubercules sont très lourds, de couleur brune, à surface réticulée ou chagrinée, à cassure cornée. La partie corticale est très mince,

La partie ligneuse est grise au centre et plus foncée vers la circonférence où elle présente des zônes concentriques formées de cellules à résine.

Le Jalap contient 20 p. 100 de *Résine de Jalap* qui est son principe purgatif.

La résine de Jalap est composée de deux résines qui sont des glucosides. La *Jalapine*, soluble dans l'éther, et la *Convolvuline*, insoluble dans l'éther (pour l'extraction de la résine de Jalap, voir *Troisième partie*). Le Codex de 1908 indique un procédé de dosage de la résine.

La Racine de Turbith

La racine de *Turbith* est produite par l'*Ipomæa turpethum* (Convolvulacées). Elle nous vient de l'Inde et se présente en morceaux de la grosseur du doigt, presque toujours creux et souvent tordus. Elle est formée de faisceaux arrondis très rapprochés et criblés de pores ; d'où il suit que sa coupe transversale a tout à fait, sur le dessin, l'aspect d'une *section de cable électrique*.

Le Turbith est beaucoup moins actif que le Jalap. Il ne contient guère que 5 p. 100 de résine qu'on peut extraire par le même procédé. C'est un glucoside : la *Turpéthine* isomère de la Jalapine.

La Résine est dosée dans la racine de Turbith par le même procédé que dans la racine de Jalap.

La Scammonée

La Scammonée est le *suc résineux concret* du *Convolvulus Scammonia* (Convolvulacées). Pour l'obtenir on fait des incisions à la plante, un peu au-dessus du collet de la racine, et on recueille le suc dans des coquilles (*première goutte* et *deuxième goutte*, synonymes de *première* et *deuxième* qualité). Les deux principales sortes sont :

1° La *Scammonée d'Alep*, de couleur *gris-foncé* donnant une émulsion *blanche, laiteuse* quand on la frotte avec le doigt mouillé. La cassure noire montre des petites cavités : l'odeur est celle de la brioche fraîche.

2° La *Scammonée de Smyrne*, de couleur brune et donnant une émulsion de *teinte sale*.

Les Scammonées du commerce contiennent des proportions très variables de *Résine de Scammonée* : depuis 10 p. 100 jusqu'à 90 p. 100 suivant les échantillons : aussi est-il bien préférable de n'employer que la *Résine pure* ou *Résine blanche*. (Pour l'extraction, voir *Troisième partie*).

La résine de Scammonée contient de la *Scammonine* (glucoside) et de l'*acide butyrique*,

Essai : On décèle la présence des *Carbonates* avec l'acide chlorhydrique (effervescence) ; et l'*amidon*, la *dextrine* avec l'eau Iodée, coloration bleue ou violette, en opérant comme l'indique le Codex. Le Codex indique également comment il faut doser la résine.

L'Aloès

L'Aloès est un *suc* amer purgatif retiré des feuilles épaisses et charnues de plusieurs espèces du genre *Aloe* (Liliacées). Il est contenu dans des cellules prismatiques juxtaposées, formant *un arc* autour de la couche dite *chromogène*, qui entoure elle-même les faisceaux fibro-vasculaires. Le mode d'extraction est très différent suivant les pays ; et cela, plus peut-être que la variété des espèces, contribue à produire la différence d'aspect et de qualité des sortes commerciales.

Tantôt on reçoit sur des feuilles recouvrant le sol, le suc qui découle d'incisions faites aux feuilles d'aloès sur la plante même. Tantôt on pile les feuilles coupées pour en extraire le suc que l'on concentre après dépuration. Ailleurs on concentre l'eau dans laquelle on les a fait bouillir, plongées soit directement, soit enfermées dans des paniers d'osier. Enfin au Cap et aux Barbades, on évapore le suc qui s'est écoulé à froid et sans pression des feuilles coupées. Ces feuilles sont disposées verticalement pour l'écoulement du suc, soit dans des auges inclinées ou des tonneaux, soit même sur des peaux de gazelles étendues au fond d'un trou.

Les deux sortes suivantes sont admises par le Codex, mais avec préférence, sauf prescription contraire, pour la première qui est la moins active.

1° *Aloès du Cap*, produit par l'*A. Spicata* (Liliacées). — Il nous arrive dans des caisses. Il se présente en masses d'un brun foncé avec reflets verdâtres à la surface ; la cassure est conchoïdale *brillante* et la poudre *jaune-verdâtre*. Il est soluble environ par moitié dans l'eau et complètement dans l'alcool.

2° L'*Aloès des Barbades*, produit par l'*A. Vulgaris* (Liliacées). — Il nous arrive dans des calebasses. Il se présente en masses brun-chocolat ou plutôt couleur de foie (*aloès-hépatique*) ; la cassure est *terne* et cireuse et la poudre *jaune rougeâtre*. Il est soluble à 60 0|0 dans l'eau et complètement dans l'alcool.

Les Aloès sont constitués principalement par un glucoside : l'*Aloïne*, dont les propriétés physiques et surtout la forme cristalline varient d'une espèce à l'autre : d'où les dénominations de *Socaloïne*, *Barbaloïne*, *Nataloïne*.

D'après le Codex de 1908, l'Aloès du Cap ne doit pas donner plus de 1 à 1,50 pour cent de cendres, ni moins de 40 pour cent d'extrait aqueux.

Le Cachou

Le Cachou est *un extrait impur*, astringent, tiré du bois de l'*Acacia catechu* (Légumineuses) et aussi des Noix d'Arec : *Areca catechu* (Palmiers). Ce dernier, du reste assez rare, n'est pas admis par le Codex.

Le cachou de Pégu ou Cachou *officinal* est obtenu par décoction des copeaux du cœur de bois de l'Acacia Catechu. On évapore la décoction au tiers environ et on achève la concentration au soleil, sur des nattes. Il nous arrive du Bengale en grosses masses de 50 kilog. environ, formées par la réunion de petites masses incomplètement séchées et enveloppées chacune dans des feuilles. Il est de couleur brun-foncé, fragile à cassure conchoïdale brillante ; la saveur est amère, astringente, suivie d'un faible goût sucré. Dans le cachou assez récent, la partie centrale est molle et contient de très petits cristaux aciculaires de *catéchine*. Très souvent l'une des faces qui a reposé sur la natte présente l'aspect d'un damier à carrés de un centimètre environ de côté.

Le cachou est incomplètement soluble dans l'eau et dans l'alcool ; il contient de *l'acide catéchique* (ou *catéchine*) et un tanin spécial (acide *cachoulanique*).

Le Kino

Le Kino est un *suc desséché* astringent, produit par le *Pterocarpus marsupium* (Légumineuses). *Le Kino de l'Inde* est le seul officinal. Pour l'obtenir on fait des incisions dans l'écorce de l'arbre et on recueille le suc dans des caisses placées au pied. Il se présente en fragments noirs très petits, anguleux, brillants, transparents et inodores. Il se ramollit dans la bouche, s'attache aux dents et colore la salive en rouge. Il est presque complètement soluble dans l'eau froide et dans l'alcool. Il contient comme le cachou, de *l'acide catéchique* et un tanin spécial.

Ce produit ne figure pas dans le Codex de 1908.

Le Lactucarium

Le Lactucarium est le *suc latescent épaissi* retiré de la *Laitue vireuse : Lactuca virosa* (Composées). Il est contenu dans des vaisseaux laticifères anastomosés. On l'obtient en pratiquant à l'époque de la floraison des incisions transversales à la tige et en recueillant le suc qui s'écoule ; on le dessèche à l'air libre. Il se présente en petits pains bruns à cassure résineuse, de saveur amère et d'odeur désagréable. Les pains de lactucarium sont ordinairement recouverts d'une poussière blanche qui s'y forme rapidement et qui est de la mannite. Le Lactucarium contient un principe amer (*la Lactucine*), de *l'acide lactique*, une *résine* et de la *mannite*.

N. B. — Ne pas confondre le Lactucarium avec la *Thridace* qui est un *extrait* du suc de *l'écorce de Laitue* et qui contient par suite davantage de principes.

Le Lactucarium a été supprimé dans le Codex de 1908.

Le Thé

Le Thé est la feuille *travaillée* d'un arbrisseau qui croît en Chine : *le Thea chinensis (Ternstræmiacées)* et qui a dans ce pays une aussi grande importance que la vigne chez nous.

Les feuilles de thé sont oblongues, finement dentelées et parsemées de glandes à essence. On les récolte deux fois par an ; on les chauffe jusqu'à crispation et on les roule à la main, soit une à une, soit plusieurs ensemble, suivant la qualité. Puis on les étend à l'air, et après la dessication on les crible et on les enferme à l'abri de la lumière.

On distingue dans le commerce de nombreuses sortes qui toutes se rangent en deux groupes : les Thés *noirs* et les Thés *verts :*

1° *Thés noirs.* — Ils doivent leur couleur à la dessication lente qu'on leur a fait subir. Ils sont moins amers, moins astringents et donnent une infusion de teinte brun-orangé (*Pekao, Souchong, etc.*)

2° *Thés verts.* — Ils ont été moins desséchés et sont par suite moins aromatiques et plus excitants ; leur infusion est moins brune, plus dorée. Les variétés principales sont :

A. *Le Thé perlé*, formé de feuilles roulées en long et en travers ;

B. *Le Thé poudre à canon* en tout petits grains finement roulés, composés chacun d'un fragment de feuille coupée transversalement ;

C. *Le Thé impérial*, composé de bourgeons à peine épanouis.

Le Thé contient de la *Caféine* (alcaloïde), du Tanin et une Essence.

Le Cacao

Le Cacao est la semence contenue dans le fruit du *Cacaotier : Theobroma cacao* (Malvacées). Ce fruit, appelé *cabosse*, est gros comme un concombre et contient, au milieu d'une pulpe jaunâtre, une trentaine environ de semences.

Les semences de Cacao sont ovoïdes comprimées d'un jaune terreux, dont le tégument, facile à briser (*coques de Cacao*), contient une amande lisse de couleur fauve et de saveur amère.

Dans quelques pays, lorsqu'on a retiré les semences, on les fait sécher aussitôt ; dans d'autres, on les enfouit auparavant dans la terre pendant quelque temps. De là, deux principales sortes commerciales :

1° *Le Cacao Caraque, terré.* — Il nous vient de Caracas et de la Trinité. Privé de ses téguments, il sert à la fabrication du chocolat. *L'enveloppe se détache facilement.*

2° *Le Cacao Maragnan, non terré.* Il nous vient de la Martinique et de Para. Il est moins estimé pour le chocolat; mais on le préfère pour l'extraction du Beurre de Cacao, car il en contient davantage. *L'enveloppe est adhérente.*

Le Cacao renferme un alcaloïde : *la Caféine* et 50 p. 100 de Beurre.

Le Beurre de Cacao est composé d'*oléine*, de *palmitine* et d'une forte proportion de *Stéarine*. Il contient probablement d'autres corps gras spéciaux et même *des acides gras* en liberté. (Pour l'extraction du B. de Cacao, voir *Troisième partie*).

Le Cacao ne figure pas au Codex de 1908.

La Cola (ou Kola)

Les semences de Cola, improprement appelées « noix de Cola », sont contenues au nombre de 10 à 15 dans le fruit d'un grand arbre : le *Cola acuminata* (*Sterculiacées*). Elles nous viennent de l'Afrique Centrale où on les récolte deux fois par an, au printemps et à l'automne.

Elles sont expédiées des pays de production vers Tombouctou et de là à Dakar, Tripoli ou Alger. Ce voyage, qui dure plusieurs mois, est effectué dans des paniers garnis de feuilles que l'on mouille de temps en temps pour les conserver humides.

Les semences de Cola sont rougeâtres, dures et

cornées, dépourvues de périsperme, de saveur amère et astringente ; elles sont de grosseurs très inégales (de 2 à 4 centimètres). Une partie de leur surface est arrondie, l'autre composée de facettes irrégulières par suite de pression réciproque dans le fruit.

Les semences de Cola contiennent de la *Caféine* (alcaloïde), du Tanin, des matières grasses et gommo-résineuses.

Le dosage de la Caféine dans le Cola est analogue à celui que le Codex indique pour le thé.

La Manne

La Manne est un suc produit par le *Frêne de Sicile*, *Fraximus ornus* (Oléacées) qui croît en Sicile et en Calabre.

Elle exsude naturellement de l'écorce, mais en petite quantité et principalement des points piqués par un insecte, la Cigale des Frênes (*Cicada orni*). Pour obtenir la Manne en plus grande abondance, on fait chaque jour quelques incisions dans toute l'épaisseur de la portion corticale. Le suc qui s'écoule se concrète sur l'écorce même ou sur des bouts de paille disposés à cet effet. La Manne obtenue en été est plus dure, plus blanche, plus pure et en plus beaux morceaux : c'est la *Manne en larmes*. Celle qui est recueillie en automne est plus molle, colorée, impure, en tout petits morceaux mélangés de débris d'écorce : c'est la *Manne en sorte*. Sous le nom de *Manne grasse* on désigne une sorte très inférieure, gluante et altérée par la fermentation.

La Manne contient 50 p. 100 de *Mannite* (principe purgatif) de la *Saccharose*, de la *Glucose*, de la *Lévulose* et enfin de la *Dextrine*. Il est probable que ces matières se forment dans l'arbre aux dépens de l'amidon, puisqu'elles dérivent toutes chimiquement de cette substance.

Moutarde, Amandes et Laurier-Cerise

A. La Semence de MOUTARDE NOIRE : *Brassica nigra* (Crucifères) est constituée par une enveloppe brune ridée, contenant un gros embryon huileux sans albumen.

On ne l'emploie guère en Pharmacie qu'à l'état de *sinapismes en feuilles* et de *farine de Moutarde*. Cette farine est sujette à deux causes d'altération : d'abord la présence des mites du fromage (Tyroglyphus Siro) et en second lieu l'humidité : ce qui s'explique par sa composition.

La Moutarde noire contient environ 30 p. 100 d'huile fixe ; un ferment : la *Myrosine* ; enfin un sel organique : le *myronate de potasse*, capable de produire environ 50 centigrammes p. 100 d'*Essence de moutarde*, laquelle essence *n'existe pas toute formée* dans la graine.

En présence de l'eau et sous l'influence du ferment *Myrosine*, le myronate de potasse se décompose en *sulfate de potasse, glucose* et *Essence de moutarde* (1). Cette métamorphose a reçu le nom de *fermentation sinapisique*. Elle offre la plus grande analogie avec la fermentation amygdalique dont il va être question plus loin. Toutes d'eux n'ont lieu qu'en *présence de l'eau* et toutes deux sont empêchées par la *chaleur, l'alcool* et les *acides*.

N. B. — La moutarde *blanche (Sinapis alba)* contient de la myrosine, mais *pas de myronate de potasse,* et par suite elle ne fournit pas d'essence de moutarde.

---

1. Essence sulfurée qui est chimiquement un *sulfocyanate d'allile*. Les plantes de la famille des *Crucifères* contiennent toutes des essences *sulfurées.* L'Essence de Raifort, analogue à celle de moutarde, ne préexiste pas non plus dans la plante.

Plongée dans l'eau froide, cette graine se gonfle et se recouvre d'un mucilage abondant provenant de l'assise superficielle du tégument.

B. L'AMANDE, semence de l'Amandier : *Amygdalus communis* (Rosacées), se compose d'un épisperme foliacé renfermant deux gros cotylédons.

L'Amande *douce* contient, outre l'albumine végétale, environ 50 p. 100 d'huile fixe (*huile d'amandes douces*) et environ 25 p. 100 de *synaptase*, mais *pas d'amygdaline*.

L'Amande *amère* contient une plus grande quantité de synaptase que l'autre, mais elle ne donne que 25 p. 100 d'huile fixe. Cette huile est analogue à l'huile d'amandes douces, théoriquement et aussi dans la pratique, puisque les parfumeurs utilisent, pour en extraire de l'*huile d'amandes douces*, leurs tourteaux d'amandes amères.

Contrairement à l'autre variété, l'Amande amère renferme un glucoside : l'*Amygdaline* capable de produire 50 centigrammes p. 100 d'*Essence d'Amandes amères* ; laquelle essence *n'existe pas toute formée* dans l'amande.

Sous l'influence de la synaptase (qui est un ferment analogue à la diatase) et en présence de l'eau, l'*Amygdaline* se décompose en *acide cyanhydrique*, en *glucose* et en *Essence d'Amandes amères* (fermentation amygdalique). Cette essence, au point de vue chimique, est de l'Aldéhyde benzylique.

C. Les Feuilles du LAURIER-CERISE : *Prunus-Lauro-Cerasus* (Rosacées), dont la description a déjà été faite, contiennent les mêmes principes que l'Amande amère. Une fermentation tout à fait semblable donne naissance à l'Essence de Laurier-Cerise, qui est isomère de celle d'amandes amères.

Les Gommes

Les Gommes sont des substances incristallisables, qui *se gonflent* ou *se dissolvent* dans l'eau en lui donnant une consistance mucilagineuse. Chimiquement, les principes gommeux sont des hydrates de carbone ou *polysaccharides* (composés organiques, qu'on représente par la formule $[C^6H^{12}O^6]^n$, ce qui veut dire *multiple indéterminé* du glucose, dont la formule est $C^6H^{12}O^6$). D'après leurs propriétés physiques, on les divise en quatre variétés isomères :

A. *Arabine*, complètement soluble dans l'eau.

B. *Cérasine*, qui se gonfle dans l'eau froide et se dissout dans l'eau bouillante.

C. *Adragantine*, qui se gonfle aussi dans l'eau froide, sans se dissoudre dans l'eau bouillante.

D. *Bassorine*, qui est désagrégée par l'eau.

Pour expliquer ces différences, Frémy admet que dans les trois dernières, l'arabine est soit *partiellement* soit *totalement* unie à la chaux et à la potasse, pour former des *gummates alcalins* solubles et des *mélagummates* insolubles.

Les Gommes prennent naissance tantôt par transformation de la cellulose, tantôt par celle de l'amidon.

Les deux Gommes employées en pharmacie sont fournies par des arbres de la famille des Légumineuses.

1° Gomme du Sénégal, — Elle découle de divers *Acacias* (Légumineuses), par des fentes qui se produisent naturellement dans les couches extérieures de l'écorce. C'est de l'Arabine à peu près pure.

On distingue deux sortes commerciales :

A. Celle du *bas fleuve*, plus estimée, se présente

soit en larmes blanches fendillées à la surface, soit en gros morceaux rouges, ronds ou cylindriques.

B. Celle du *haut fleuve* se présente en marrons irréguliers, noirâtres, creusés d'une cavité ovoïde, contenant des résidus de bois rongé.

N. B. — La gomme *arabique vraie*, qui venait d'Abyssinie, et qui était inscrite au Codex de 1884, ne se trouve plus dans le commerce.

2° GOMME ADRAGANTE.—Elle est produite par divers *Astragalus* notamment l'*Astragalus Gummifer* (Légumineuses) d'Asie mineure et du Péloponèse. Elle se forme dans la moelle et les rayons médullaires aux dépens de la cellulose ; l'examen microscopique a démontré que cette transformation s'opère *de la périphérie au centre*. La Gomme adragante vient exsuder au dehors, soit *en rubans* par des fissures naturelles, soit *en plaques* par des incisions faites jusqu'à la moelle. Elle contient 75 p. 100 d'adragantine.

Les Résines

Les résines sont des corps durs et cassants, *solubles dans l'alcool*, mais *insolubles dans l'eau*.

La résine d'une plante est souvent constituée par un mélange de deux ou plusieurs résines inégalement solubles dans l'alcool ; souvent aussi elle y est accompagnée d'une petite quantité d'Essence.

N. B. — Lorsque l'Essence est assez abondante pour tenir la résine en dissolution à l'état fluide, le produit porte le nom d'*oléo-résine*. (Voir plus loin ce mot.)

Chimiquement la plupart des Résines sont des *Glucosides*. (On donne ce nom à un ensemble de composés organiques, résultant de l'union de la *Glucose*

$C^6H^{10}O^5$, soit à un acide, soit à un alcool ou un phénol ou un aldéhyde, et avec perte des éléments de l'eau). On attribue la formation des résines soit à l'*oxydation des essences*, soit aussi à la *transformation de la cellulose et de l'amidon*.

Elles se produisent le plus souvent dans l'écorce, mais quelquefois aussi dans le bois tout entier ou à la surface des fruits et des feuilles.

Les plantes à *résine proprement dite* ne se trouvent que dans les régions les plus chaudes. L'influence de la chaleur sur la production des résines est manifeste ; car certains végétaux résinifères transportés dans des pays plus froids peuvent s'y acclimater, mais ne produisent plus de résine.

Un certain nombre de Résines sortent de l'arbre soit *naturellement*, soit par des incisions faites dans ce but. Les autres sont extraites *artificiellement*, soit au moyen de l'alcool : R. de Scammonée, Jalap, Thapsia, Podophylle (V. *Troisième partie*), soit par distillation des oléo-résines : Colophane, Résine jaune, etc., (Voir plus loin : *Dérivés de la Théréb. de Bordeaux*).

Parmi les résines naturelles, on peut citer les huit suivantes dont deux sont de la famille des Térébinthacées, et quatre de la famille des Conifères ; quatre seulement sont inscrites au Codex de 1908, ce sont : la *R. Sandaraque*, la *Poix de Bourgogne*, la *R. de Gayac* et *la R. Dammar Kauri*.

1° RÉSINE TACAMAQUE, produite par le *Tacamaque, Icica Tacamaca* (Térébinthacées). — Elle se présente en masses irrégulières, jaunâtres, demi-transparentes à l'intérieur et ondulées de zones blanchâtres.

2° RÉSINE MASTIC, produite par le *Lentisque : Pistacia lentiscus* (Térébinthacées), arbrisseau des côtes de la Méditerranée. — Pour la récolter, on fait en juillet des incisions d'où sort le suc qui durcit en quelques heures. Le mastic se présente en petites larmes jaunes *qui se ramollissent sous la dent.* Il est formé de *deux* résines l'une soluble, l'autre insoluble dans l'alcool.

3° Résine Sandaraque produite par le *Callitris quadrivalis* (Conifères). Elle nous vient d'Afrique en petites larmes jaunes qui ressemblent beaucoup au Mastic ; elles sont toutefois un peu plus longues et *ne se ramollissent pas sous la dent.* La Sandaraque est complètement soluble dans l'alcool.

4° Poix de bourgogne du *Sapin épicéa : Picea excelsa* (Conifères). — Elle découle soit naturellement soit par incisions, et elle se dessèche au contact de l'air. Elle offre alors une couleur jaune et une agréable odeur de térébenthine. Elle est cassante et cependant elle prend à la longue la forme des vases qui la contiennent. Sa saveur n'est pas amère et elle ne se dissout *qu'en partie* dans l'alcool. Elle contient naturellement de 15 à 20 p. 100 d'eau.

Dans le commerce on lui substitue souvent la Poix blanche dont la saveur est très amère et qui se dissout *complètement* dans l'alcool.

5° Galipot du *pin maritime : Pinus maritima* (Conifères). — Cette résine résulte de la dessication spontanée de la résine qui a continué à couler sur les troncs de Pins après la récolte de térébenthine. Le Galipot se présente en morceaux mamelonnés, larmeux, jaunâtres, solubles dans l'eau. Il contient une petite quantité d'essence qui le différencie de la colophane et lui laisse une faible odeur de térébenthine.

6° Résine de Gayac : Elle est produite à la Jamaïque par le *Gayac : Guajacum officinale* (Rutacées) dont elle occupe toute la portion centrale du bois. Pour la recueillir on perce les troncs d'un canal suivant leur axe, on les chauffe et on reçoit dans des calebasses le produit qui s'écoule. Dans le commerce, elle se présente en *masses brunes* recouvertes d'une poussière verte, ou plus rarement en *larmes* ou en *grains*. Elle contient des acides *gaïacique*, *gaïaconique*, etc., auxquels elle doit la propriété de verdir à la lumière. Cette résine est du reste *verdie* par tous les réactifs *oxydants* et décolorée par les agents réducteurs.

7° R. SANG DRAGON. — Résine rouge produite par le *Rotang : Calamus draco* (Palmiers) des Indes orientales. Elle exsude naturellement en fines gouttelettes à la surface des fruits écailleux. Pour la recueillir, on secoue les fruits dans un sac et on la fait fondre pour l'amener en masses. Elle se présente le plus souvent en *boules* ou en *cylindres* enveloppés d'une feuille de Licuala et attachés avec une lanière de Rotang.

8° R. DAMMAR KAURI. — Cette résine est fournie par le *Dammara australis* (Conifères). On la trouve dans le commerce en morceaux pesant plusieurs kilogrammes, de couleur jaune pâle ou jaune verdâtre. La surface des morceaux est granuleuse, d'apparence terreuse ; l'intérieur est généralement transparent. Cette résine fond à la chaleur et se dissout entièrement dans l'alcool bouillant et dans l'essence de térébenthine. En pharmacie, elle est employée pour faire l'emplâtre caoutchouté simple.

N. B. — La *Colophane*, la *R. Jaune*, et la *Poix blanche* sont des *résines* qui dérivent *industriellement* de la Térébenthine de Bordeaux (Pin maritime) ; elles sont traitées dans ce chapitre *à la suite des Térébenthines*.

Pour les résines de *Scammonée, Jalap, Thapsia* et *Podophylle* dont l'extraction est *officinale, voir troisième partie*.

Les Gommes-Résines

Les Gommes-Résines sont des *mélanges naturels* de substances gommeuses et de substances résineuses en proportions très variables, mais où la résine *prédomine généralement*. Il résulte de cette composition que les Gommes-Résines ne sont entièrement solubles ni dans l'alcool fort ni dans l'eau, mais dans *l'alcool faible* à 50° ou 60°. Dans les végétaux, elles se trouvent généralement à l'état d'émulsion. Elles sont toujours accompagnées d'une certaine quantité d'Essence qui les rend très odorantes : d'où il suit qu'on doit les conserver enfermées et ne pas les sécher à l'étuve pour les pulvériser. Elles découlent quelquefois spontanément, mais le plus souvent on les obtient par des incisions et on les fait sécher au soleil. Toutes sont récoltées dans les régions très chaudes de l'hémisphère boréal qui s'étendent du Maroc au Cambodge.

Neuf gommes-résines sont inscrites au Codex dont trois de la famille des Térébinthacées et quatre de la famille des Ombellifères :

1° BDÉLLIUM D'AFRIQUE du *Balsamodendron africanum* (Téréb.) — Il se présente en larmes arrondies verdâtres, à cassure terne et cireuse, de saveur âcre et amère, il offre une certaine ressemblance avec la Myrrhe. (Voir le diagnostic, Ch. IV.)

2° MYRRHE du *Cammiphira abyssinica* (Téréb.). Elle exsude naturellement de l'arbre sous forme de suc jaune. On distingue deux sortes commerciales : la Myrrhe *onguiculée* qui porte des stries en forme de coup d'ongle, et la Myrrhe *en sorte* qui est le rebut de la première.

3° ENCENS *(Oliban)* du *Boswelia carterii* (Téréb.). — On l'obtient au moyen d'incisions : l'un est recueilli en *larmes*, l'autre coule jusqu'à terre et constitue une qualité inférieure dite en *marrons*. Autrefois on désignait la première qualité sous le nom d'encens mâle et la seconde sous le nom d'encens *femelle*.

4° EUPHORBE fournie par l'*Euphorbe : Euphorbia resinifera* (Euph.) qui pousse au Maroc. — Elle se présente en petites masses irrégulières brunes perforées d'un ou deux trous coniques contenant quelquefois encore les aiguillons de la plante. Elle contient à peine 10 p. 100 de gomme et par suite elle est presque entièrement soluble dans l'alcool fort. Sa poussière est fortement sternutatoire et dangereuse.

5° GUTTE produite par le *Guttier de Siam : Garcinia Hamburii* (Clusiacées). — Pour la récolter on fait des incisions dans l'arbre et on introduit sous l'écorce des morceaux de bambou qui sont remplis au bout de deux semaines. On chauffe légèrement ces morceaux de bambou et on en retire d'un seul bloc la *gutte en canons* qui se présente en morceaux cylindriques portant des stries longitudinales imprimées par le bambou.

La sorte *en masse* est devenue très rare.

La Gutte contient 1/4 de gomme soluble et 3/4 de résine âcre très drastique. Sa poudre est jaune clair, à odeur et saveur âcre, désagréable.

6° L'ASA-FŒTIDA, le GALBANUM, la GOM. RÉSINE AMMONIAQUE, et l'OPOPANAX sont des produits de la famille des Ombellifères. Ces quatre gommes-résines offrent entre elles beaucoup d'analogies.

Elles sont contenues dans toutes les parties de la plante et notamment, dans les bandelettes des fruits (V. plus loin : *Fruits d'Ombellif.*), elles y sont quelquefois assez abondantes pour couler en larmes. Toutes présentent dans le commerce deux qualités : *en larmes et en masses*. Elles sont toujours mélangées de débris d'écorce : aussi le Codex les fait-il purifier (Voir *Troisième partie*).

Au moment ou il s'écoule, le suc est blanchâtre ; l'intérieur des larmes conserve cette couleur, mais la couche extérieure brunit plus ou moins à l'air. Les gommes-résines d'Ombellifères se composent en moyenne de 1/4 de gomme et de 3/4 de résine. Elles s'émulsionnent facilement avec l'eau.

L'Opopanax ne figure pas dans le Codex de 1908.

Oléo-résines

Les Oléo-résines sont des résines rendues naturellement fluides par dissolution dans une essence assez abondante pour cela Cette présence d'une *plus grande quantité d'huile essentielle* est le seul caractère qui différencie en général les Oléo-résines des Résines. Du reste, la plupart des Oléo-résines sont susceptibles de durcir en vieillissant au contact de l'air et de passer ainsi naturellement à l'état de résine. Cette modification tient à une double cause : une partie de l'essence *s'évapore* ; l'autre partie *se résinifie* par oxydation (Ex. : Galipot, Poix de Bourgogne).

L'Elémi est une oléorésine extraite du *Canarium commune* (Térébenthacées). C'est une substance molle et maléable quand elle est récente, en vieillissant elle devient plus jaune, dure et même cassante. On la récolte en deux points diamétralement opposés : Amérique tropicale et Nouvelle-Guinée. Son odeur est aromatique, agréable, rappelant celle du Fenouil. Elle est constituée par une essence et *deux* résines, l'une amorphe et l'autre cristallisable.

Parmi les Oléo-résines, certaines contiennent de *l'acide benzoïque* ou de *l'acide cinnamique* : les chimistes et les botanistes sont d'accord pour leur donner le nom de *Baume*. L'appellation de *Térébenthines* est appliquée aux autres. Suivant cette distinction, il faut bien remarquer que le Copahu *n'est pas un Baume*, mais plutôt *une Térébenthine*. Il sera traité *à part*, à la suite des Baumes et avant les Térébenthines *proprement dites*.

LES BAUMES

1° BAUME DE TOLU fourni par le *Tolnifera Balsamum* (Légumineuses). Il coule naturellement de l'arbre à l'état semi-fluide; puis il prend une odeur plus suave, une consistance plus ferme et une couleur plus foncée. Avec le temps il devient tout à fait solide et friable; mais il se ramollit facilement sous la dent ou par la chaleur. Il est très soluble dans l'alcool. Il se compose d'un mélange de *deux résines*, d'une *Essence* et d'*acide cinnamique*. Autrefois le B. de Tolu nous venait uniquement de Colombie par le petit port de *Tolu*. Actuellement le Brésil en fournit beaucoup.

2° BAUME DU PÉROU fourni par le *Tolnifera Pereiræ* (Légumineuses). — Pour le recueillir on fait des incisions à l'arbre, on y met le feu, on recueille le baume en introduisant des chiffons dans les entailles; puis on fait bouillir ces chiffons dans l'eau et on clarifie le produit par fusion. Cette façon de procéder est contestée par certains auteurs; cependant la coloration noire très prononcée de la drogue semble bien indiquer un produit *pyrogéné*.

Ce Baume a l'apparence d'une mélasse noire d'odeur très agréable, presque entièrement soluble dans l'alcool. Il se compose d'une *substance huileuse* (la Cinnaméine), d'*acide cinnamique* et d'une *résine*. Cette résine donne par distillation de l'acide benzoïque et du toluène.

3° BENJOIN produit par le *Styrax Benzoin* (Styracinées). — On l'obtient par des incisions faites à l'arbre. On distingue deux bonnes sortes commerciales :

A. *Le Benjoin de Siam*, le plus estimé, qui se présente en masses de couleur ambrée contenant de nombreuses et grosses larmes blanches en forme d'amande (Benjoin Amygdaloïde). Il possède une très fine odeur de vanille. *Le Benjoin de Siam* est le seul officinal.

B. *Le Benjoin de Sumatra* de couleur brun-grisâtre a une forte odeur de Styrax.

Il existe des sortes inférieures qu'on doit rejeter ; elles sont presque dépourvues de larmes et mélangées de débris abondants.

Le Benjoin est un *baume desséché* ne renfermant pas plus de 5 p. 100 d'essence. Il contient, en outre, 15 p. 100 d'*acide benzoïque* et un mélange de *trois résines*. Il est entièrement soluble dans l'alcool.

LE COPAHU

Le Copahu produit par divers *Copaifera* (Légumineuses) découle de l'arbre, soit spontanément, soit par incisions. C'est une oléo-résine sans acides cinnamique ou benzoïque. C'est donc à tort qu'on l'appelle communément *Baume* de Copahu. Il présente la plus grande analogie avec les Térébenthines des Conifères. Il contient une *résine amorphe*, une *résine cristallisable* (acide copahuvique) et 50 p. 100 environ d'une *Essence* de formule $C^{10}H^{16}$ (comme l'Ess. de Térébenthine). Le Copahu est solidifié par un douxième de magnésie *hydratée* (et non par la magnésie anhydre) : cette propriété est due à la formation d'un *copahuvate de magnésie*.

LES TÉRÉBENTHINES

Les Térébenthines proprement dites appartiennent à la famille des Conifères, sauf celle de Chio, encore mentionnée au Codex de 1884, mais aujourd'hui presque introuvable. Elles se forment dans *le parenchyme cortical*, sauf celle de Venise, qui se trouve *au centre* du Mélèze, dans l'aubier.

Elles exsudent naturellement des arbres, mais par petites quantités. On provoque l'écoulement par des incisions : le produit, d'abord incolore et très fluide, s'épaissit et jaunit avec le temps. Toutes sont constituées par des résines dissoutes dans l'*Essence de Térébenthine* (hydrocarbure de formule $C^{10}H^{16}$). Les Térébenthines dévient la lumière polarisée plus ou moins et en sens divers, suivant leur origine : ce qui permet de les distinguer facilement.

A. — T. D'ALSACE, du *Sapin argenté* : *Abies pectinata* (Conifères). — Elle est peu colorée, d'odeur très suave, analogue à celle du citron (Téréb. *au citron* ou *citriodore*). Elle est très siccative (c'est-à-dire qu'elle se dessèche rapidement à l'air). Elle est solidifiable par 1/15 de magnésie (formation d'*abiétate* de magnésie). Elle contient environ 25 p. 100 d'*Essence*, une *résine neutre* et une *résine acide* (acide abiétique).

Malgré que la Térébenthine d'Alsace soit la *plus belle et la plus suave de toutes*, elle ne figure pas au Codex de 1908.

B. — T. DU CANADA, du Sapin du Canada : *Abies balsamea* (Conifères), — C'est une très belle Térébenthine, analogue à la précédente, très siccative et solidifiable. Elle ne figure pas non plus au nouveau Codex.

C. — T. DE VENISE, du Pin mélèze : *Larix decidua* (Conifères) appelée aussi Térébenthine *suisse*.

Cette Térébenthine diffère des autres sur plusieurs points :

1° Elle est contenue, non pas dans l'écorce de l'arbre, mais *au centre, dans l'aubier* : aussi pour l'obtenir, doit-on percer au printemps des trous profonds qu'on rebouche à l'automne. 2° Elle est *plus fluide* que les autres. 3° Elle *n'est pas solidifiée par la magnésie*. 4° Enfin, *elle n'est pas siccative* : c'est pourquoi le Codex l'introduit de préférence dans les onguents. Elle contient environ 40 p. 100 d'Essence.

Son odeur rappelle celle de la noix muscade.

D. — T. DE BORDEAUX, du Pin : *Pinus Pinaster* (Conifères). — Elle est épaisse et granuleuse, très siccative et solidifiable par 1/30 de magnésie (combinaison des résines acides avec la magnésie).

Elle contient 25 p. 100 d'*Essence*, une *résine neutre* et trois *résines acides* (acide pinique, sylvique et pimarique). C'est la plus commune des Térébenthines : elle n'est guère employée que dans l'industrie et surtout pour l'extraction de l'Essence de térébenthine. Dès qu'elle est recueillie on la passe à travers des filtres de paille.

E. — T. DE CHIO, du *Pistacia térébinthus* (Térébinthacées). Elle est presque solide, opaque, à odeur d'Elémi ou de Fenouil. Après avoir donné son nom générique aux produits analogues de la famille des Conifères, elle a aujourd'hui elle-même tout à fait disparu du commerce et ne figure pas au nouveau Codex.

Dérivés de la Térébenthine
de Bordeaux.

A. — COLOPHANE. — C'est le résidu de la distillation sèche de la Térébenthine de Bordeaux. Elle est friable, *transparente*, de couleur rouge-brun, à cassure conchoïdale. C'est en somme *une résine* obtenue industriellement et ne différant du Galipot que par l'absence complète d'Essence.

B. — RÉSINE JAUNE. — On l'obtient en brassant avec de l'eau le résidu en fusion de la distillation mentionnée ci-dessus. C'est donc *de la Colophane légèrement modifiée*. La résine jaune est *opaque*, à cassure humide, parsemée de petites cavités remplies d'eau.

C. — POIX BLANCHE. — Ce produit supprimé avec juste raison dans le Codex de 1908, n'est nulle part bien défini. Dorvault donne ce nom à la poix de Bourgogne, que d'autre part le Codex de 1884 qualifie de poix *jaune ?* D'après Andouard, on l'obtient en brassant avec de l'eau un mélange fondu de *galipot, de résine jaune* et de *térébenthine de Bordeaux.*

D. — POIX NOIRE. — C'est de la Térébenthine *altérée,* qu'on obtient en brûlant dans des fours, dont le sol est en forme d'entonnoir, les filtres de paille qui ont servi à passer la Térébenthine et aussi les débris de bois et les copeaux d'entailles. La poix noire se rassemble au fond du four : on la sépare du liquide noirâtre qui la surnage (*Huile de Poix*).

E. — GOUDRON VÉGÉTAL. — C'est un produit obtenu en brûlant comme ci-dessus le bois des vieux pins qui ne produisent plus de Térébenthine. On doit rejeter l'huile noire qui surnage le goudron. Cette huile noire est fréquemment vendue dans le commerce sous le nom d'*Huile de Cade* (Huile *de cade* fausse).

Notre Goudron de Bordeaux est semi-fluide, très homogène et non granuleux. Le Codex de 1884 l'admet de préférence à celui de Norwège.

La composition du Goudron est très complexe ; on y trouve notamment : Résine altérée, Benzine, Toluène, Phénol, Crésylol, Gaïacol, Acide acétique, Acétone, Créosote, etc., etc,

La réaction du Goudron végétal est *acide*, tandis que celle du Goudron de houille (Coaltar) est *alcaline*.

L'*Huile de Cade vraie* est une huile noire épaisse, obtenue comme le Goudron végétal, mais par combustion du bois de Cade ou Oxycèdre : *Juniperus oxycedrus* (Conifères).

F. — CRÉOSOTE. — La Créosote officinale est un liquide complexe, oléagineux, incolore, caustique, obtenu par distillations successives et ménagées du goudron *de bois* (Codex). Ainsi la Créosote *officinale*, pour usage interne, doit être retirée du goudron *de bois* et non pas du goudron *de houille* : voilà qui est bien clair. Mais de quel bois ? Doit-on l'extraire du goudron de Bordeaux, qui est le goudron admis par le Codex, ou bien doit-on donner la préférence au goudron de *bois de Hêtre*, d'où Reichembach la retira pour la première fois ? Ni le Codex, ni les auteurs ne sont affirmatifs sur ce point. Les produits offerts par le commerce (toujours sous le nom de Créosote *de Hêtre*) sont très variables comme composition. On y trouve principalement des *phénols* divers, du *gaïacol* et du *créosol*. La Créosote doit son nom à ses propriétés antiseptiques (Kreas sôzô : je conserve la chair).

ESSAI : *Dix gouttes* de créosote dissoute dans 10 cent. c. d'alcool à 90° donnent par addition de une goutte de perchlure de fer au vingtième, une très belle couleur *bleu-violet* qui passe au *vert*, puis au *vert sale* avec une nouvelle quantité de réactif.

G. — ESSENCE DE TÉRÉBENTHINE. — L'Essence de térébenthine du commerce est obtenue comme on

vient de le voir par distillation à feu nu de la térébenthine du Pin maritime. Ainsi obtenue elle contient
un peu de résine qui la rend visqueuse et colorée. On
la rectifie en la redistillant avec de l'eau : la petite
quantité d'eau qui passe à la distillation dans l'essence
est enlevée par agitation avec du chlorure de calcium.

L'Essence bien pure ne doit en s'évaporant laisser
aucune trace huileuse sur le papier ; elle doit être
neutre au tournesol.

Chimiquement, l'Essence de térébenthine est un
hydrocarbure $C^{10}H^{16}$ capable de former avec l'eau
plusieurs hydrates, dont l'un est la *Terpine*.

Le Safran

Le Safran : *Crocus sativus* (Iridées) est une plante
tubéreuse, originaire d'Orient, cultivée maintenant
en Europe et surtout en France. La partie employée
est *l'extrémité du style* et les *trois stigmates* (ou si l'on
veut : le stigmate *trifurqué*). Vu en masse, il présente de gros filets rouges aplatis parsemés de fils
jaunes plus minces. Les fils jaunes sont l'extrémité
du style et les gros fils rouges aplatis sont légèrement
coniques ; ils mesurent 1 millim. de diamètre à la
base et s'évasent vers le haut en un petit cornet de
3 millim. de largeur. Ces cornets sont fendus d'un
côté, et très irrégulièrement crénelés sur les bords
supérieurs.

Lorsqu'on déploie une des branches de stigmate
on voit par transparence une forte nervure qui occupe
le milieu de la lame principale et qui se subdivise en
plusieurs nervures secondaires au point de dilatation
du cornet.

Le Safran possède une odeur spéciale forte et
agréable. Il a un pouvoir colorant tel, que *un gramme*
peut donner une teinte jaune appréciable à *deux hec-*

lolilres d'eau Son odeur est due à une *Essence* et son pouvoir colorant à une matière rouge nommée *Safranine (ou polichroïle.)* Quelquefois il est coloré artificiellement ; voici comment on décèle la fraude : on agite 0,50 centigr. de safran desséché avec 10 cc. de benzine. Celle-ci ne se colore en jaune que si on est en présence de l'*acide picrique* ou *des colorants de la houille.* (Voir l'essai indiqué au Codex.)

On distingue un grand nombre de sortes commerciales d'autant plus estimées que l'odeur et la couleur sont plus prononcées et qu'il y a moins de filaments jaunes. Les trois principales sont les suivantes :

A. — Safran de Russie, d'un beau rouge pourpre et sans parties jaunes. C'est le plus estimé de tous, mais il s'en produit peu et on le consomme sur place.

B. — Safran du Gatinais, très beau, mais non mondé de styles jaunes. C'est presque le seul exploité en grand commercialement.

C. — Safran d'Espagne et d'Italie de qualité très variable. Trop souvent il est enduit de miel ou de matières grasses.

On falsifie le Safran de plusieurs manières, mais surtout par addition de fleurons de *Karthame* ou de demi-fleurons de *Souci* coupés en lanières et desséchés. (Voir chapitre IV.)

Le Houblon

Le Cône du Houblon : *Humulus lupulus* (Cannabinées) est l'inflorescence femelle, constituée par un ensemble d'écailles ou bractées dont chacune recouvre deux fleurs femelles placées à son aisselle.

Le Lupulin est une poussière jaune qui recouvre

les écailles du cône de Houblon et qui lui donne ses propriétés. Le Lupulin contient deux tiers de *résine* une *essence verte*, de l'acide valérianique et une matière très amère : *la Lupuline*.

La Vanille

La Vanille est le fruit d'une plante grimpante et parasite du Mexique : *Vanilla planifolia* (Orchidées). Ce fruit de la forme d'une silique est noir et ridé, long de 20 centimètres environ. Il contient une pulpe brune qui renferme dans sa masse une quantité prodigieuse de *semences* minuscules. Coupé transversalement le fruit laisse exsuder par pression un suc visqueux renfermant de gros cristaux d'oxalate de calcium. On récolte la vanille au printemps, un peu avant complète maturité et on l'enduit d'une couche d'huile d'acajou ou d'huile de ricin pour lui conserver sa souplesse.

La bonne Vanille est recouverte d'une grande quantité de petites aiguilles blanches très fines (*givre*). Le givre de vanille est constitué par de la *Vanilline* (ether monométhylique de l'aldéhyde protocaléchique), $C^8H^8O^3$. On produit maintenant la vanilline industriellement.

L'Ergot de Seigle

L'ergot de seigle employé en pharmacie n'est pas, comme on l'a dit autrefois, un grain de seigle altéré. Ce n'est pas non plus, à proprement parler, le champignon *Claviceps purpurea*. C'est seulement l'état intermédiaire, *le deuxième des trois états de développement* de ce champignon.

La SPHACÉLIE est le premier état. C'est un feutrage blanc et tendre qui se développe en parasite à la surface et aux dépens d'un jeune ovaire de seigle dont il finit par prendre complètement la place.

L'Ergot (ou Sclérote) est le deuxième état. Il résulte de la transformation *progressive de bas en haut* de la Sphacélie ci-dessus.

Le Champignon est le troisième état. L'Ergot placé dans la terre humide donne naissance à plusieurs champignons *Claviceps* formés chacun d'un pédicule surmonté d'un chapeau sphérique.

L'Ergot se développe surtout sur les seigles des terrains humides ou sujets aux brouillards, ou lorsque le printemps est très pluvieux. Il s'attaque aussi aux autres graminées. On doit le récolter dans le courant de juillet. Les vers l'attaquent rapidement. On peut le conserver dans des flacons bien secs avec un peu de mercure. Mais il vaut mieux (comme l'indique le Codex) le conserver dans des flacons bien secs, dans lesquels on verse de temps en temps quelques gouttes de chloroforme. Il faut, en outre, examiner les grains souvent et rejeter ceux qui sont altérés. *La provision doit être renouvelée chaque année*, et enfin la poudre ne doit jamais être préparée qu'*au moment du besoin*.

L'Ergot contient un alcaloïde : l'*Ergotinine*, une *matière résineuse* toxique, et 30 p. 100 *d'huile fixe* également toxique. Il renferme, en outre, un grand nombre de substances dont la plupart sont encore peu connues (acides, bases, principes sucrés, matières colorantes). *Il ne contient pas d'amidon.*

Le Lycopode

Le Lycopode : *Lycopodium clavatum* (Lycopodées), émet des sortes d'épis géminés qui sont formés de deux sortes de capsules : les unes, petites et contenant de très petites spores (*microspores*) ; les autres, grosses et contenant des spores plus grosses (*macrospores*). Il semble prouvé que les petites capsules sont les organes mâles de la plante et les grosses les organes femelles.

Quoi qu'il en soit, le Lycopode des pharmacies *est constitué par les microspores* ou petites spores.

Il s'enflamme aisément et il n'est pas mouillé par l'eau. Cette dernière propriété permet de l'isoler facilement des poudres étrangères qu'on y aurait mélangées : celles-ci sont solubles ou bien elles tombent au fond, tandis que le Lycopode surnage.

La Fougère Mâle

Le Rhizome de Fougère mâle : *Aspidium filix-mas* (Fougères) est gros comme le pouce, noueux et écailleux, noir au dehors et blanc en dedans, de saveur très astringente.

Son action est due à la présence d'une *Résine* et d'une *Essence* (oléo-résine). Il est plus actif à l'état frais que desséché. La partie la plus vieille du rhizome doit être rejetée comme très peu active.

N. B. — Il faut bien noter que la dénomination de fougère *mâle* n'indique pas du tout chez cette plante l'existence de pieds mâles et de pieds femelles, ainsi que nous l'avons entendu répondre. La Fougère *mâle* et la Fougère *femelle* sont deux noms de fougères de genre *différent* (Aspidium et Athyrium).

Le Rhizome de Fougère femelle : *Athyrium Filix femina*, était jadis employé au même usage que l'autre.

La Muscade

Le fruit du Muscadier : *Myristica fragrans* (Myristicées), est une *drupe* de la grosseur d'une pêche. Il se compose d'un brou bi-valve contenant une semence ovoïde. Cette semence est elle-même composée d'une coquille très mince contenant une *amande* qui constitue la muscade officinale. Il est donc bien entendu que la Muscade des pharmacies est une *amande*, c'est-à-dire la semence ou noix *privée de sa coquille*.

La Muscade est ovoïde, de teinte gris-rougeâtre, couverte de sillons anastomosés ; la masse intérieure est grise, veinée de brun. Elle est très facilement piquée des vers ; dans le commerce, on rebouche souvent les trous avec une pâte faite de poudre et de beurre de Muscade.

La Muscade contient une *Essence* et une *huile fixe* concrète (V. *Beurre* de Muscade).

Le Macis est une arillode constituée par un assemblage de petites lanières jaunes. Il est placé dans le fruit *entre le brou et la coquille*. Aux Moluques, avant de le sécher, on fait macérer le Macis dans l'eau salée.

La Galle de Chêne

La Galle de Chêne (improprement appelée *noix de Galle*), est une excroissance produite sur les bourgeons de Chêne d'Alep (ou Chêne des teinturiers) : *Quercus infectoria* (Amentacées) par la piqûre du *Cynips gallæ-tinctoriæ* (Insectes). C'est la femelle du Cynips qui fait cette piqûre dans le bourgeon avec une sorte de *tarière anale* pour y déposer un œuf : la présence et le développement de cet œuf amènent la production de l'excroissance appelée Galle, aux dépens du bourgeon. On doit récolter la Galle *avant que le jeune insecte en soit sorti* ; car après, elle est percée et bien moins riche en tanin. Le Cynips produit ainsi des Galles sur beaucoup d'espèces de *Quercus*. La Galle d'Alep, produite sur le chêne d'Alep, *est la seule officinale*.

La **Galle d'Alep** est une petite sphère de la grosseur d'une cerise, compacte, dure et pesante ; elle présente à sa surface qui est jaune verdâtre des aspérités dues à la modification de la pointe des écailles du bourgeon.

Les bonnes Galles doivent contenir au moins 50 p. 100 de *Tanin*. Pour s'en assurer, on doit en pratiquer le dosage qui est très simple.

Dans une infusion d'un poids donné de Galles, on verse une solution titrée d'*Émétique* jusqu'à cessation de précipité (1 g. 40 *d'émétique*, précipite 2 grammes de tanin).

Le Ratanhia

Parmi les nombreuses sortes de Ratanhia, trois sortes sont admises par le Codex *avec préférence* pour celui du Pérou.

A. Ratanhia du Pérou : *Krameria triandra* (Polygalées). — Cette racine est en moyenne de la grosseur du petit doigt, à écorce *rugueuse* rouge-brune, astringente, très épaisse. L'écorce est fortement adhérente à un bois blanc rose très peu astringent. Les propriétés du Ratanhia résident donc *dans son écorce*, qui renferme environ 40 p. 100 d'un *tanin* spécial (Voir ci-après).

B. Ratanhia savanille ou de la Nouvelle Grenade (*Krameria Ixina*). Il se présente en morceaux plus longs à écorce moins épaisse, moins adhérente, *lisse* et marquée de petites fentes transversales.

C. Le Ratanhia du Brésil ou du Para (*Krameria argentea*). Racines se présentant en longs fragments d'une épaisseur régulière, écorce plus épaisse que dans les espèces précédentes, égale le diamètre du bois, teinte sombre.

Les Tanins

Outre la Galle de Chêne et le Ratanhia, beaucoup de plantes employées en pharmacie, doivent leur action au tanin. Or, les tanins des végétaux *n'ont pas tous les mêmes propriétés*. On les a classés de deux manières en prenant pour base leur origine ou leurs réactions.

A. CLASSIFICATION D'ORIGINE. — On appelle tanin *pathologique* celui de la Galle, dont la production est anormale, maladive : son action est plus irritante et il est *impropre au tannage des cuirs*.

On appelle tanin *physiologique* celui de tous les autres végétaux, parce qu'il s'y produit normalement, naturellement. Son action est plus douce comme médicament : il rend les peaux impustrescibles et par suite est *propre au tannage*.

B. CLASSIFICATION DE RÉACTIONS. — Quand on traite la solution d'un tanin végétal par *les sels ferriques*, il se produit *une coloration variable* suivant les espèces végétales :

1° *Noir-bleu* (couleur d'encre) : Galle, Écorce de Chêne.

2° *Noir-sale* (ou noir-gris) : Ratanhia, Rose de Provins.

3° *Noir-verdâtre* (vert-olive) : Quina, Cachou, Kino, Rhubarbe, Café.

N. B. — On appelle sels *ferriques* ou sels de fer au *maximum*, ou encore *persels* de fer, ceux dont la base est du *sesquioxyde* de fer Fe^2O^3.

---

§ 2. — CHOIX, RÉCOLTE, CONSERVATION

des substances végétales indigènes

REMARQUES GÉNÉRALES. — *La culture* améliore le plus souvent la qualité des plantes. On a observé toutefois qu'elle ne modifie pas les propriétés des Solanées vireuses.

Le climat influe beaucoup sur la végétation et sur l'élaboration des principes actifs. Ainsi, par exemple, les Labiées des pays chauds produisent des essences *moins suaves mais plus abondantes* que dans le nord.

Le terrain doit être approprié à la nature des végétaux. Les Borraginées préfèrent les terrains *nitrés* ; l'Aconit et la Valériane sont plus actives *en montagne* qu'en vallée ; les Solanées et les Crucifères croissent mieux et sont plus actives dans les terres *azotées*, au voisinage des habitations : enfin les Ombellifères aromatiques se plaisent dans les terrains *secs* et peuvent *devenir vénéneuses* dans les terrains humides.

Choix et Récolte

Les végétaux doivent être récoltés dans des conditions *d'âge*, de *saison* et de *développement* telles que *la partie employée* possède au plus haut degré les qualités recherchées.

1º PLANTES ENTIÈRES et FEUILLES. — On les récolte *un peu avant la floraison*, c'est-à-dire quand les sucs dont elles sont gorgées n'ont pas encore été accaparés par les organes de la reproduction.

Les feuilles de Laurier-cerise doivent être cueillies *pendant l'été.*

Les feuilles de Digitale doivent être prises pendant la *deuxième année* de végétation : en effet, pendant la première année, elles sont très aqueuses et contiennent surtout de la *Digitaléine,* tandis que pendant la deuxième elles sont riches en *Digitaline cristallisée.*

2° FLEURS ET SOMMITÉS FLEURIES. — On les récolte lorsqu'elles sont *en pleine floraison.*

Par exception, les Roses rouges doivent être cueillies *avant l'épanouissement,* quand le bouton commence à s'ouvrir : elles sont alors plus riches en *tanin* et en *matière colorante.*

La Rose rouge, la Violette et l'Œillet doivent être privés de leur calice.

N. B. — Les plantes, feuilles, fleurs et sommités fleuries doivent être récoltées par un temps *sec* et après que le soleil a pu dissiper la rosée de la nuit.

3° FRUITS. — On les récolte à *maturité.*

Les capsules de Pavot doivent être cueillies encore vertes.

4° SEMENCES. — On les récolte lors de la maturité du péricarpe des fruits charnus, ou à l'époque de la déhiscence des fruits capsulaires.

5° RACINES des pl. ANNUELLES. — Avant l'époque de la floraison.

6° RACINES des pl. BISANNUELLES. — En automne ou en hiver, à la fin de la première année de végétation.

7° RHIZOMES des pl. HERBACÉES VIVACES. — En automne ou en hiver, mais seulement à la fin de leur *deuxième ou troisième* année de végétation : plus tôt, les rhizomes sont peu développés : plus tard, ils sont trop ligneux et souvent altérés.

8° RACINES des végétaux LIGNEUX. — En automne, après la chute des feuilles.

N. B. — Avant de sécher les Racines et Rhizomes, il faut les laver, les égoutter, les priver du collet et des parties cariées ; enfin les fendre ou les couper en tronçons si le volume l'exige.

9° BULBES. — En automne, après que la plante a fleuri et fructifié.

Le bulbe de Scille doit être coupé en *lanières* avant la dessication. On n'emploie que les squames *intermédiaires* : les externes sont minces et inactives ; les centrales sont trop mucilagineuses.

10° BOURGEONS. — Au printemps, avant l'épanouissement.

11° ÉCORCE. — Au printemps ou en automne, c'est-à-dire *avant* les feuilles ou *après* leur chute. On prend les écorces pas trop jeunes et pas trop vieilles, sur les arbres adultes.

Conservation

Il est toujours préférable d'employer les plantes à *l'état frais*, quand on le peut, cette condition est même indispensable pour les *Renonculacées*, les *Crucifères*, les feuilles de *Laurier-cerise*. En effet, la dessication altère plus ou moins les matières colorantes, enlève une partie des essences, coagule et rend insolubles les principes albuminoïdes, etc.

Mais quand on veut *conserver* les plantes, la première condition est de les *dessécher*. On les garde ensuite autant que possible à l'abri de l'*air* et de *la lumière*. En effet : *l'eau* de végétation (ou celle prove-

nant de l'humidité) amène la fermentation, la putré-
faction et favorise le développement des moisissures;
l'air agit par son oxygène, sa vapeur d'eau et les
micro-organismes qu'il transporte : *la lumière* enfin
altère les matières colorantes et sans doute aussi
beaucoup de principes immédiats.

DESSICATION. — Elle doit être opérée dans un séchoir ou dans une étuve, *aussi rapidement que possible,
mais sans dépasser la température de 50°.*

Le séchoir est un grenier *bien aéré* et *exposé au midi*
pour qu'il soit chauffé par le soleil. On y étale les
plantes sur des claies, sur des tamis ou entre des
feuilles de papier, en prenant soin de *les retourner
très souvent.* Elles doivent être dans une demi-obscu-
rité ou tout au mois à l'abri des *rayons directs* du
soleil.

L'étuve est en principe une chambre de capacité
variable munie de claies superposées, et chauffée
soit extérieurement, soit intérieurement par des tuyaux
circulant dans la partie basse et dans le sens horizontal. Cette chambre est pourvue d'une ouverture
inférieure pour l'arrivée de l'air froid et sec et d'une
ouverture *supérieure pour l'échappement* de l'air chaud
saturé d'humidité.

L'étuve est nécessaire pour les parties *ligneuses* ou
très succulentes, telles que : Racines, Bulbes et Fruits
charnus. Pour toutes les autres parties de plantes, et
surtout pour les Fleurs et Sommités, le Séchoir est
toujours préférable.

Par la dessication, les végétaux perdent *en moyenne*
75 p. 100, c'est-à-dire les *trois quarts* de leur poids.
En d'autres termes 4 kilogs de plantes fraîches fournissent en moyenne 1 kilog de produit sec. Cette proportion varie beaucoup suivant *les parties employées*
et aussi pour une même partie, suivant l'âge, le terrain, et l'époque de la récolte : Ainsi les Racines, Bois,

Écorces et Bourgeons ne perdent qu'environ 65 p. 100 c'est-à-dire *les deux tiers* seulement de leur poids ; tandis que les Feuilles et les Fleurs perdent en moyenne 80 p. 100 et plus, c'est-à-dire au moins *les 4/5* de leur poids.

AIR ET LUMIÈRE. — Pour garder les plantes à l'abri de ces deux agents on les enferme soit dans des bocaux en grès, faïence, porcelaine ou verre *noir* (1) fermés par des bouchons cirés ou goudronnés ; soit dans des estagnons en fer blanc ; soit enfin dans des boîtes ou des tonneaux peints à l'extérieur et garnis intérieurement de papier antiseptique (2).

Le procédé *américain* pour la conservation des plantes sèches est excellent, bien que fort simple. C'est celui qui consiste à comprimer fortement les produits au moyen d'une presse. Ex. : Lobélie, Capillaire, Houblon, etc.

Quelques racines, écorces, bois et fruits sont facilement attaqués par les vers ou les insectes. On y remédie en les faisant repasser à l'étuve ou mieux en plaçant un peu de mercure au fond des vases.

Certaines fleurs très hygrométriques telles que le Bouillon blanc, l'Ortie blanche, le Tussilage doivent être enfermées *hermétiquement*.

Quelle que soit l'efficacité des moyens employés et des précautions prises, on ne peut conserver indéfiniment les végétaux. Sauf de très rares exceptions, le pharmacien doit prendre pour règle : *de renouveler chaque année toutes ses provisions végétales*.

---

(1) Le verre *bleu* doit être absolument rejeté pour la conservation des plantes, ainsi du reste que pour celle des produits chimiques : au lieu d'empêcher l'action de la lumière, le verre bleu la favorise en laissant passer précisément les *rayons chimiques* du soleil.

(2) Papier dont la pâte a été additionnée d'un antiseptique tel que l'aloès ou l'alun.

N. B. — Il faut indiquer ici, pour mémoire, le curieux procédé de conservation de *Berjot et Réveil* difficilement applicable aux approvisionnements pharmaceutiques, mais très utile pour l'établissement des collections de botanique ou de matière médicale :

Il consiste à dessécher dans une étuve à 45° les produits complètement *ensablés* dans du sable très fin qu'on a graissé avec un mélange de blanc de baleine et d'acide stéarique. Les plantes, brossées avec un fin blaireau après l'enlèvement du sable, ont fort bien conservé leur forme, leur couleur, et même leurs plus fragiles organes. On les garde dans des bocaux hermétiquement clos et contenant un peu de chaux vive.

§ 3. — PRODUITS ANIMAUX

La Cantharide

La Cantharide : *Lytta vesicatoria*, est un Insecte (Coléoptère hétéromère de la famille des méloïdes) de 2 centimètres de longueur à peine, d'un beau vert doré brillant et à longues élytres flexibles.

On récolte les Cantharides dans le midi de la France, en Sicile et en Espagne, mais *surtout en Russie*. Elles apparaissent en essaims au printemps et vivent sur les *Troënes*, les *Lilas* et les *Frênes* (1) dont elles mangent les feuilles. La récolte se fait le matin avant le lever du soleil : on secoue l'arbre et on reçoit les Cantharides sur des draps disposés à terre. On les tue en les exposant aux vapeurs de vinaigre ou mieux d'essence de térébenthine. On les conserve dans des flacons bien bouchés contenant un peu de camphre et de carbonate d'ammoniaque.

Le Codex recommande de rejeter les Cantharides vieillies, jaunâtres et brisées. Elles doivent être *nouvelles, entières* et *bien vertes* ; enfin elles doivent fournir à l'essai *au moins 0 g. 50 p. 100* de *Cantharidine* (V. p. 92). Cet essai se résume en deux mots de la façon suivante :

Epuiser par la Benzine et distiller la solution obtenue ; laver le résidu à l'éther de pétrole, pour enlever les matières grasses ; faire cristalliser la cantharidine et peser les cristaux séchés.

1. Ces trois plantes sont de la famille des *Oléacées*.

La Cochenille

La Cochenille : *Coccus cacti* (Insecte Hemiptère) est originaire du Mexique, où elle vit sur les Nopals. Elle y produit à l'état sauvage des sortes inférieures ; mais on l'a acclimatée et cultivée ailleurs, notamment en Algérie, afin d'obtenir un meilleur produit.

Les habitants vont dans les bois pour y chercher les femelles avant l'époque de leur ponte. Il les disposent dix par dix dans de petits nids en bourre de coco qu'ils fixent aux épines de cactus qui entourent leurs maisons. Après avoir pondu, l'insecte meurt et son corps se dessèche en une coque qui protège les œufs. Lorsque ceux-ci sont éclos, ils se répandent sur les feuilles de cactus dont ils se nourrissent et ils subissent leurs métamorphoses. Finalement, les jeunes femelles deviennent immobiles ; les jeunes mâles acquièrent des ailes, fécondent les femelles et meurent. C'est alors qu'on récolte les femelles restées seules sur les arbres en les faisant tomber avec un pinceau. On les tue soit en les séchant immédiatement au four, soit en les passant d'abord à l'eau bouillante. C'est à cette différence de traitement qu'on attribue surtout la différence des sortes commerciales : Cochenille *noire* et Cochenille *grise.*

Le principe colorant de la Cochenille est le *Carmin.*

LA KERMÈS ANIMAL, qui n'est pas inscrit au Codex, est un insecte tout à fait analogue à la Cochenille. On l'emploie encore pour la teinture, mais il n'est plus guère usité en pharmacie.

La Sangsue

La Sangsue médicinale : *Hirudo médicinalis* (Annélides), est de forme allongée. Le dos est convexe et le ventre plat. Le corps est atténué aux deux extrémités ; il peut se tirer longuement ou se contracter en forme d'olive ; il est composé de *95 anneaux saillants*. En avant, se trouvent trois anneaux incomplets dont l'ensemble constitue la *lèvre supérieure*. Cette lèvre est creusée inférieurement d'une cavité ovale qui forme la *ventouse buccale*. Au fond de cette ventouse existe la bouche qui se présente sous la forme de trois plis disposés en Y. Au fond de chaque pli se trouve une mâchoire formée d'un tout petit os convexe denticulé comme une scie. Les trois os réunis au centre par leur manche se meuvent en se rapprochant pour former une incision en forme d'Y.

Lorsque la sangsue veut mordre, elle se fixe d'abord par sa ventouse anale, puis elle palpe avec la langue supérieure pour choisir l'endroit qui lui plaît. Elle applique alors sa ventouse buccale sur la peau ; puis, par un mouvement de succion elle retire la portion centrale, en laissant les bords appliqués. La surface circonscrite, obligée de suivre ce mouvement, se gonfle en un mamelon où le sang afflue. L'animal pratique alors son incision à trois branches, puis, par des mouvements ondulatoires, il fait passer le sang dans son œsophage et successivement dans les *onze compartiments de son estomac*. Une sangsue peut prendre de 8 à 10 grammes de sang et mettre jusqu'à un an pour le digérer.

La sangsue est *à la fois mâle et femelle* ; mais sans qu'un seul animal soit capable de se reproduire sans le secours d'un autre. L'orifice de l'appareil femelle se trouve au 30me anneau : celui de l'appareil mâle (qui se compose de 6 paires de testicules) est au 25me anneau. L'accouplement se fait tête-bêche et dure au moins trois heures. Après la fécondation, la sangsue s'enfonce dans la terre où elle reste pendant toute la durée de la gestation, qui est d'environ 40 jours. Pendant ce temps, elle a secrété une subslance gluante et s'est entourée d'une sorte de coton. Après y avoir déposé *ses œufs* au nombre d'une quinzaine, elle en sort à reculons. Les œufs se développent dans le coton en l'espace de 40 jours environ : il s'est donc écoulé 80 jours depuis l'accouplement jusqu'au développement des jeunes.

On classe les variétés de sangsues au point de vue de leur coloration ou de leur taille : *vaches, grosses, moyennes, petites* et *filets*; les deux tailles extrêmes ne *doivent par être employées*. Le plus grand nombre des sangsues vient de Bohême. On les cultive aussi dans le département des Landes : à cet effet on en dépose, au printemps, dans les marais qu'on dessèche en été pour permettre aux annélides de déposer leurs cocons. On les nourrit avec des caillots de sang, ou bien avec de vieux chevaux qu'on fait entrer vivants dans les marais.

Pour conserver les sangsues, il faut les changer d'eau très souvent. Le vase qui les contient ne doit pas être rempli d'eau ni fermé hermétiquement; on peut y placer de la mousse, du sable ou de l'argile blanche : la sangsue aime à s'y enfoncer.

On reconnaît qu'une sangsue a déjà servi en la comprimant entre deux doigts et en la faisant ainsi glisser de la ventouse anale à la ventouse buccale.

Avant d'appliquer les sangsues, il faut bien laver la place; mais se garder d'y mettre du lait ou du sucre. On les maintient en place jusqu'à morsure au moyen d'un verre ou d'un linge, ou avec un tube de verre si c'est dans la bouche. On les laisse tomber naturellement et on panse les petites plaies avec de l'amidon et des compresses. S'il est nécessaire de prolonger la saignée, on le fait en appliquant des cataplasmes.

Le Castoreum

Le Castoreum est un produit fourni par le Castor ; *Castor fiber* (Rongeurs). On en distingue deux sortes : le Castoreum d'Amérique ou du Canada et le Castoreum de Russie ou de Sibérie. Il est secrété par une paire de grosses glandes piriformes dans lesquelles il s'accumule. Ces glandes sont contenues dans l'abdomen de l'animal et elles vont s'ouvrir dans le fourreau préputial ou, plus exactement, dans une sorte de cloaque qui est commun à l'anus et aux organes génitourinaires.

Ces glandes existent *chez le mâle et chez la femelle ;* on ne les obtient qu'après avoir tué l'animal.

Sur le vivant, le Castoreum est fluide ; mais dans le commerce, il est desséché, brun-rougeàtre, à cassure résineuse et entremêlé de membranes blanchàtres. Le Castoreum nous vient du Canada et de Sibérie, encore contenu dans les poches qui l'ont secrété. Ces poches sont ridées et aplaties comme des figues ; elles se tiennent deux à deux par le sommet ; enfin, elles sont toujours de *grosseur inégale.*

Le Castoreum est très soluble dans l'alcool, mais il est insoluble dans l'eau. Il contient une Résine, une Essence, du carbonate d'ammoniaque, etc.

Le Musc

Le Musc est un produit fourni par le Chevrotain porte-musc : *Moschus moschiferus* (Ruminants). Il est secrété par une sorte de vessie dans laquelle il s'accumule. Cette vessie ou poche est oblongue, plano-convexe et recouverte de poils sur la face convexe. Elle est située entre le prépuce et l'ombilic du Chevrotain *mâle.* (Il faut bien retenir cette différence, savoir : que le Musc est produit par *le mâle seul,* tandis que le castoreum existe *chez les deux sexes*). Le Musc est semi-fluide quand il est frais. Dans le commerce, il est solide, brun-noirâtre, granuleux, mais onctueux au toucher. Sa composition est très complexe et son principe odorant très volatil n'a pu encore être déterminé.

Le Musc nous vient du Tonkin et de Sibérie, soit *hors vessie*, soit *en vessie*, c'est-à-dire inclus dans la poche qui l'a secrété. Les vessies du Tonkin ont leur poil *roux*; celles de Sibérie ont leur poil *blanc*, comme argenté.

La Cétine

La Cétine, improprement appelée blanc de Baleine, est produite par le Cachalot à grosse tête : *Physeter, macrocephalus* (Cétacés). Cet animal possède au sommet de la tête, *en dehors du crâne*, une vaste cavité (1) remplie d'un liquide gras. Ce liquide laisse déposer, en se refroidissant, la Cétine, qu'on sépare en la pressant et qu'on purifie ensuite par fusion. La Cétine se présente en masse blanche solide, onctueuse au toucher et formée de petites lames nacrées, *fusible vers 60°*.

Chimiquement la Cétine est un véritable *corps gras* (Voir deuxième partie), c'est-à-dire un *éther d'acides gras*, formé par combinaison de l'alcool *cétylique* avec *plusieurs* acides gras (acide stéarique, palmitique, myristique et autres non étudiés).

On falsifie quelquefois la Cétine par addition de *suif* (ce qui abaisse son point de fusion) ou d'*acide stéarique* (qu'on peut isoler en le saponifiant),

1. D'après les travaux de M. le professeur H. BEAUREGARD, cette cavité résulte de la transformation et du développement *de la narine droite*.

Obs. — Il est donc bien entendu : 1° que la Cétine *ne vient pas de la Baleine ;* 2° que l'expression *spermaceti* est mauvaise, ainsi que celle de *matière cérébrale* des anciens auteurs, puisque la Cétine se trouve *hors de la boîte crânienne.*

La Cire d'Abeille

La Cire est un produit de sécrétion de l'Abeille : *Apis mellifica* (Insecte Hyménoptère). Il est bien démontré que l'Abeille *ne recueille pas* cette substance *toute formée*, mais qu'elle peut l'élaborer avec des matériaux divers.

Pour purifier la Cire (privée du miel récolté s'il y a lieu) on la fond à deux reprises avec de l'eau ; on recueille la Cire qui surnage et on la fond une dernière fois : on obtient ainsi la *Cire jaune.*

Celle-ci est blanchie industriellement par l'un des trois procédés suivants :

1° On expose à l'air et à la lumière la cire jaune raclée en lames très minces (la matière colorante est détruite par oxydation),

2° On fond la cire avec un mélange d'acide sulfurique étendu et de nitrate de potasse (l'oxygène *naissant* oxyde et décolore très rapidement).

3° On traite la cire par le chlore et les chlorures.

N. B. — La cire blanchie par ce dernier procédé, *est impropre aux usages pharmaceutiques*, car elle reste chargée de produits chlorés dont l'action est irritante.

La cire jaune est fusible *vers 63°* et la cire blanche *vers 65°.* Elle est composée principalement : 1° d'*acide cérotique ;* 2° de *myricine*, qui est un véritable *corps gras*, c'est-à-dire un *éther d'acide gras* (formé par combinaison de l'acide palmitique avec l'alcool mélissique).

La Cire d'abeilles est quelquefois fraudée par addition. d'*acide stéarique*, de *suif* ou de *cire végétale*. L'essai de ces fraudes est assez délicat : on se base principalement sur la *température de fusion* et sur la *densité* de la cire d'abeilles (0,966).

Le Miel

Le Miel fabriqué par l'Abeille est un produit complexe composé surtout de *Glucose* (dextrose ou sucre *droit*, cristallisable) et de *Lévulose* (sucre *gauche*, incristallisable). Le Miel contient en outre des acides organiques libres et des principes aromatiques empruntés aux fleurs (Safran, Labiées, Sarrasin, etc.) Il est liquide dans l'alvéole, mais il devient solide à la longue par *cristallisation de la Glucose*.

Comme sortes commerciales, on distingue : le miel blanc *de Narbonne* et le miel ambré *du Gatinais*, qu'on emploie pour la préparation des Mellites ; le miel brun *de Bretagne*, qu'on réserve pour les lavements et pour l'usage vétérinaire.

Le Miel est quelquefois fraudé par addition de *fécule* ou de *farine*. Dans ce cas quelques gouttes de teinture d'iode lui donnent une coloration bleue (formation d'*iodure d'amidon*).

La Colle de Poisson ou Ichthyocolle

La Colle de Poisson est constituée par des morceaux du feuillet interne de la *vessie natatoire* (ne pas confondre natatoire avec urinaire) du grand Esturgeon ; *Acipenser vulgaris* (Poissons). Après avoir nettoyé la vessie, on la coupe et on la blanchit aux vapeurs de soufre ; puis on la fait sécher, et vers la fin de la dessication, on plie les morceaux *en feuilles*, ou bien on les roule *en lyre* ou *en cœur*. Ces diverses formes n'ont donc aucune importance *au point de vue de la qualité*. La meilleure sorte est celle qui vient de Russie.

La bonne colle de poisson est blanche, transparente, presque entièrement soluble : ses fibres sont faciles à séparer et elle présente par transparence un aspect nacré et des reflets irisés.

* Les yeux d'Ecrevisse

On appelle *yeux d'Ecrevisse*, des concrétions calcaires (carbonate de chaux), agglomérées par une matière gélatineuse. Elles sont plano-convexes, dures, à couches concentriques ; le côté plan est déprimé au centre.

On les trouve *dans l'estomac* de l'Ecrevisse : *Astacus fluviatilis* (Crustacés) à l'époque de la mue, c'est-à-dire quand l'animal va renouveler son enveloppe testacée. Les yeux d'Ecrevisse sont supprimés dans le nouveau Codex.

L'Huile de foie de Morue

L'Huile de foie de Morue : *Gadus morrhua* (Poissons gadoïdes), est toujours préparée par le commerce. Le Codex exige qu'elle le soit avec des foies *récents*.

On débarrasse les foies de leurs membranes, on les coupe en morceaux et on les chauffe dans une bassine étamée, soit au bain-marie, soit au bain de vapeur *en remuant* continuellement. On recueille l'huile qui vient à la surface, on la presse légèrement dans une étoffe de laine et on filtre au papier après quelques jours de repos.

L'Huile ainsi obtenue est légèrement colorée, c'est-

à-dire *ambrée* ou *blonde*; le Codex lui donne la préférence.

Il faut rejeter les huiles blanches décolorées à
l'aide d'agents chimiques et les brunes obtenues avec
des foies vieillis ou par chauffage à feu nu.

La composition de l'huile de foie de morue est très
complexe : *Éthers gras, alcaloïdes organiques, choles-
térine,* etc. ; l'*Iode* est le plus important de ses éléments minéraux.

Sa densité est supérieure à celle des autres huiles
de poissons (0,930), qu'on y mélange quelquefois, ainsi
que des huiles végétales.

D'après le Codex, *un gramme* d'huile bien pure,
donne par addition de 3 gouttes d'SO^4H^2, une belle
coloration rouge-violette, qui passe au brun à la
longue.

ESSAI : Il se résume à déterminer l'indice d'iode ;
c'est-à-dire à évaluer la proportion d'iode qui peut
être fixé par un poids donné d'huile.

§ 4. — PRINCIPES ACTIFS

de diverses Drogues

ACONIT NAPEL. — Aconitine (alcaloïde) ; Acide aconitique ; Malate de chaux.

AIL. — Essence rubéfiante (sulfure d'allyle) disparaissant par la cuisson ; ce qui fait que l'ail cru est *rubéfiant*, tandis que l'ail cuit est au contraire *émollient*.

AMBRE JAUNE (résine fossile). — Acide succinique et Essence de succin.

ANGUSTURE VRAIE. — Résine et Essences. L'Angusture *fausse* contenant de la Brucine et de la Strychnine est par suite très toxique : il importe beaucoup de bien différencier ces deux écorces. (Voir chapitre IV).

ANIS-BADIANE. — Essence ; Acide benzoïque.

ANIS VERT. — Essence.

ASPERGE. — Asparagine (amide-alcali).

AUNÉE. — Inuline (polyglucoside) ; Hellénine (camphre).

BARDANE. — Inuline et Nitrate de potasse.

BELLADONE. — Atropine (alcaloïde).

BERBÉRIS. — Berbérine (alcaloïde).

BOLDO. — Essence ; Boldine (alcaloïde) et Boldoglucine (autre alcaloïde).

BOURRACHE. — Nitrate de potasse.

BRYONE. — Bryonine (alcaloïde).

BUCHU. — Essence.

CANTHARIDES. — Cantharidine (acide-éther, qui peut former avec les alcalis des cantharidates vésicants).

CASCARA SAGRADA. — Acide oxalique.

CASCARILLE. — Résine et Essence.

CÉVADILLE. — Vératrine et Cébadine (alcaloïdes).

CIGUË. — Cicutine (alcaloïde liquide et volatil) ; Conhydrine (alcaloïde solide). Résine et Essence.

COCA. — Cocaïne (alcaloïde solide) ; Hygrine (alcaloïde liquide).

COLA. — Caféine (alcaloïde).

COLCHIQUE. — Colchicine (alcaloïde) ; Inuline ; Acide gallique.

COLOMBO. — Colombine et Berbérine (alcaloïdes).

COLOQUINTE. — Colocynthine (glucoside).

COQUE DU LEVANT. — Picrotoxine (principe cristallisable, de nature encore inconnue, *très vénéneux*) ; Ménispermine (alcaloïde *très peu actif*) ; et enfin acide stéarique *libre*.

COQUELICOT. — Rhœadine (alcaloïde).

COUSSO. — Cousséine (principe cristallisable peu connu).

CROTON-TIGLIUM. — Crotonine (résine) ; Acide crotonique.

CRUCIFÈRES. — Essences sulfurées.

CUBÈBE. — Résine et Essence (oléo-résine).

CYNORRHODONS. — Tanin ; Acide citrique.

DATURA. — Daturine (alcaloïde).

DIGITALE. — Digitaline (mélange de plusieurs glucosides).

Dita. — Alstonine (alcaloïde).

Douce-amère. — Dulcamarine (alcaloïde).

Eucalyptus. — Essence (mélange d'Eucalyptol liquide et d'Eucalyptène solide).

Fève de Calabar. — Esérine (alcaloïde cristallisé) et Calabarine (alcaloïde amorphe).

Fève Saint-Ignace. — Strychine, Brucine, Igasurine (alcaloïdes).

Fève-Tonka. — Coumarine (anhydride coumarique, c'est-à-dire *acide coumarique déshydraté*, par perte de H_2O).

Fruits des ombellifères. — Gomme-résine ; Essence ; Huile fixe.

Garance. — Alizarine (phénol-acétone).

Garou. — Daphnine (glucoside).

Genêt. — Spartéine (alcaloïde liquide et volatil).

Genévrier (baies de). — Essence ; Acide malique.

Gentiane. — Deux principes amers peu connus : Gentianine et Gentianopicrine.

Girofle. — Essence (mélange d'Eugénol et d'un hydrocarbure).

Grenadier (écorce de racine de). — Pelletiérine (alcaloïde).

Guimauve. — Asparagine (amide-alcali) ; Amidon.

Hellébore blanc. — Jervine et Vératrine (alcaloïdes).

Hellébore noir. — Helléborine (glucocide).

Hydrastis canadensis — Hydrastinine (alcaloïde).

Iris. — Oxalate de chaux. Résine et Essence (oléorésine).

Jaborandi. — Pilocarpine (alcaloïde).

Jusquiame. — Hyosciamine (alcaloïde).

Labiées. — Essences.

Lichen. — Lichénine (polyglucoside) et Principe amer (acide cétrarique) fébrifuge qu'on peut enlever par infusion (V. Tisanes).

Lin. — Mucilage et 1/3 d'huile fixe siccative.

Manioc. — La racine de Manioc contient de la fécule comestible (Tapioka) accompagnée d'un principe très vénéneux soluble qu'on enlève par des lavages.

Matico. — Acice arthantique

Médicinier. — Résine et huile fixe.

Mélilot. — Coumarine (Voy. à Fève tonka).

Mercuriale. — Mercurialine (alcaloïde volatil très actif).

Morelle. — Solanine (glucoside pouvant produire artificiellement, par dédoublement, la *solanidine*, qui est un alcaloïde).

Mousse de Corse. — Iode et Chlorures alcalins.

Muguet. — Convallamarine (glucoside, cardiaque seulement) ; Convallarine (glucoside cardiaque et purgatif).

Nerprun. — Cathartine (principe purgatif peu connu).

Noix vomique. — Strychnine, Brucine, Igasurine (alcaloïdes) : ce sont *les mêmes* que dans la Fève de Saint Ignace.

Panama. — Saponine émulsive (glucoside).

Pariétaire. — Nitrate de potasse.

Patience. — Tanin et Soufre.

Persil. — Apiol (huile *fixe* : bien noter que *ce n'est pas une Essence*).

Piment des jardins. — Capsicine (alcaloïde).

Polygala. — Acide polygalique.

Quassie amère. — Quassine (principe neutre).

Queues de cerises. — Nitrate de potasse.

Réglisse. — Glycyrrhizine (glucoside pouvant jouer le rôle d'acide vis-à-vis des alcalis : Ex. : Glycyrrhizate d'ammoniaque).

Reine des prés. — Essence (aldéhyde salicylique).

Ricin. — Le principe purgatif est mal défini ; il est plus abondant dans le tourteau que dans l'huile.

Rose de Provins. — Quercitrin (éther quercitrique) ; Tanin et Essence.

Rue. — Essence (hydrure de rutyle).

Sabine. — Essence.

Santal. — Essence.

Saponaire. — Saponine émulsive (glucoside).

Sassafras. — Essence.

Saule-blanc. — Salicine (glucoside).

Scille. — Scillitine (glucoside) ; oxalate de chaux.

Semen-contra. — Santonine (anhydride santoninique, c'est-à-dire acide santoninique privé de H_2O). Il faut bien noter que le semen-contra, *n'est pas une semence, ni un fruit :* c'est un *capitule floral* (fleur composée).

Simarouba. — Quassine (principe neutre).

Stramoine. — Daturine (alcaloïde).

Succin (résine fossile). — Acide succinique ; Essence de succin.

Tabac. — Nicotine (alcaloïde liquide et volatil).

Tamarin. — Crème de tartre ; acides tartrique, citrique et malique.

Uva-ursi. — Arbutine (glucoside).

Valériane. — Acide valérianique et Essence.

Nota. — Il faut bien retenir que parmi les plus connus des principes actifs que nous avons cités, les suivants notamment *ne sont pas des alcaloïdes* comme leur nom pourrait porter à le croire : *Digitaline, Santonine, Solanine, Cantharidine, Picrotoxine, Salicine, Scillitine, Podophylline, Coumarine, Cousséine, Colocynthine, Vanilline, Alizarine, Quassine,* etc.

CHAPITRE IV

RECONNAISSANCE

DES.

DROGUES SIMPLES

Conseils et observations. — Dès les premiers temps du stage, on doit en toute occasion s'exercer à la reconnaissance des drogues. Quand par exemple on recherche un produit sur les rayons de l'officine, il est bon de regarder tout d'abord et seulement *la moitié inférieure des bocaux*. Par cette simple pratique, on s'habitue à trouver les produits qu'on désire, *d'après leur aspect seul*, avant de recourir aux étiquettes. Toute recherche d'un bocal devient dès lors un exercice utile au lieu d'un acte mécanique.

Les étiquettes sont écrites *en latin* dans la plupart des Pharmacies. Souvent la rédaction en est incomplète : elle ne donne pas le nom *du genre* et celui de *l'espèce* ; quelquefois même elle est tout à fait contraire aux indications du Codex. Il est très important de rejeter *dès le début* toutes appellations mauvaises et d'éviter leur emploi pendant le stage. Les premiers noms qu'on apprend restent toujours dans la mémoire, quoiqu'on fasse dans la suite pour les oublier : ils reviennent tout d'abord aux lèvres et on les redit à l'examen sans même y prendre garde.

Il est fort utile aux élèves stagiaires de composer pour leur usage une petite collection de *matière médicale*.

Quelques-uns mettent leurs échantillons dans des boîtes du Tyrol, d'autres dans des sacs, etc. Mais les boîtes du Tyrol sont trop petites dans la plupart des cas ; quant aux sacs en papier, ils sont vite en mauvais état, puisqu'il faut en sortir et y remettre chaque fois ce qu'on veut examiner. A notre avis, il est plus simple et plus commode d'établir une sorte d'herbier à feuilles mobiles en opérant de la façon suivante :

On découpe dans du carton des feuilles de 50×10 centimètres environ. Sur chaque feuille on passe une couche *de colle-forte*, puis on y applique des échantillons *bien choisis*. En opérant avec soin, on peut *masquer complètement* la couche de colle : on obtient de la sorte un carton propre et coquet, sur lequel les feuilles, fleurs, racines, et mêmes les toutes petites graines sont parfaitement adhérentes. On groupe sur chaque carton une dizaine de produits, en suivant l'ordre indiqué, dans ce chapitre ; c'est-à-dire en plaçant les feuilles ensemble, les fruits ensemble, etc. Finalement on inscrit *au verso* les noms et le numéro d'ordre.

Après avoir bien étudié la collection dans l'ordre établi, on pourra découper les cartons et brouiller les produits. On s'appliquera à composer des groupes, à classer *par familles*, etc., etc. Enfin plus tard, aux approches de l'examen, on fera disposer par un camarade *des séries de trente produits* : on s'exercera à dire leur *nom français*, leur *nom latin* et leur *nom de famille* posément et sans précipitation, mais assez vite cependant pour *ne pas dépasser le temps qu'on accorde à l'examen*.

Pour guider les élèves dans la composition de leur

Droguier ; pour leur faciliter d'autre part l'étude des drogues officinales — étude qui doit toujours être *pratique*, c'est-à-dire faite *avec les pièces en main —* nous avons *numéroté* ces drogues et nous les avons classées en plusieurs paragraphes d'après le nom *des parties* employées : *plantes entières, sommités, feuilles, fleurs, etc,*

Dans chacun de ces paragraphes nous étudions par deux ou par trois les drogues offrant entre elles une certaine ressemblance qui permettrait de les confondre. Les descriptions sont donc faites *au seul point de vue des confusions possibles :* elles sont par suite forcément incomplètes au point de vue de la science botanique pure. Les caractères vraiment utiles pour un *diagnostic rapide* sont indiqués minutieusement, quelle que soit leur importance en organographie. Les autres *sont négligés à dessein* quand ils sont communs aux produits considérés ; quand ils ne peuvent réellement servir à les différencier ; quand enfin pour constater ces caractères, le microscope ou des réactifs ont besoin d'être employés. Les drogues d'aspect *bien net, bien caractéristique, ne sont pas traitées* dans ce chapitre. Pourquoi décrire le Galanga, les Queues de cerises, la Badiane ou les fleurs de Guimauve ? La meilleure descriptions ne vaudrait pas la simple vue.

Parmi les rapprochements que nous signalons quelques-uns feront peut-être sourire les étudiants très forts ? Que ceux-là sachent bien qu'il ne faut jurer de rien : aux examens le manque de sang-froid et la précipitation font souvent commettre les erreurs les plus grossières.

§ 1er. — PLANTES ENTIÈRES

1. *Agaric de chêne.* — 2. *Aigremoine.* — 3. *Amadou.*
— 4. *Ansérine.* — 5. *Argentine.* — 6. *Balsamite odorante.* — 7. *Basilic.* — 8. *Cohléaria.* — 9. *Cresson.* —
10. *Dictame de Crète.* — 11. *Ergot.* — 12. *Erysimum.* — 13. *Fumeterre.* — 14. — *Génipi.* - 15.
Germandrée. · 16. *Lierre terrestre.* — 17. *Lobélie
enflée.* — 18. *Marrube blanc.* — 19. *Mélisse.* — 20.
Mercuriale. — 21. *Morelle.* — 22. *Mousse de Corse.*
— 23. *Mousse perlée.* — 24. *Muguet.* — 25. *Pariétaire.* — 26. *Pensée sauvage.* — 27. *Plantain.* - 28.
Sabline rouge. — 29. *Santoline.* — 30. *Sauge officinale.* — 31. *Scordium.* — 32. *Séneçon* — 33. *Serpolet.* — 34. *Spigélie anthelminthique.* — 35. *Thym.*
— 36. *Verveine officinale.* · · 37. *Capillaire du
Canada.* — 38. *Capillaire de Montpellier.* · 38ᵇⁱˢ.
Drosera.

Observations. — A l'examen, ces produits sont
généralement présentés *en bouquets* ou en *petites
bottes*, tels qu'on en voit chez les herboristes. Sous
cette forme, leur aspect diffère sensiblement de celui
qu'on leur connaît dans les Pharmacies.

Ainsi par exemple : l'Aigremoine, l'Erysimum, la
Pensée sauvage, la Sauge, le Serpolet et le Thym sont
toujours *coupés* ou *effeuillés* dans les bocaux ; le Fumeterre, le Lierre terrestre, la Mélisse, la Mercuriale,
la Morelle, etc., sont toujours *repliés, chiffonnés* et
plus ou moins *brisés.* Il faut bien se mettre en garde à
ce sujet et ne pas aborder l'examen sans avoir quelque peu visité les échantillons des Ecoles qui sont
toujours beaucoup plus beaux.

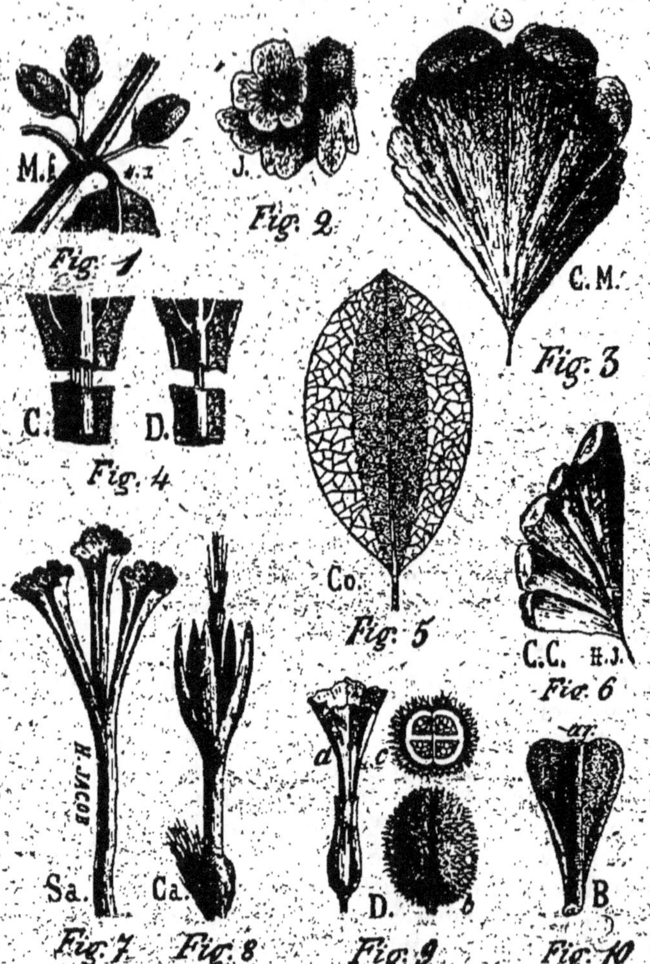

M.f.
J.
Fig. 2
C.M.
Fig. 3
Fig. 1
C. D.
Fig. 4
Co.
Fig. 5
C.C. H.J.
Fig. 6
H. JACOB
Sa. Ca.
d c
D.
B
Fig. 7 Fig. 8 Fig. 9 Fig. 10

Pariétaire, Mercuriale, Fumeterre

PARIÉTAIRE. — Tige *ronde*, peu ramifiée, beaucoup plus mince, plus souple et plus brune que celle des deux suivantes. — Feuilles *alternes* ovales-aiguës, à pétiole plus court, à bords *droits* très finement frangés. A la face supérieure : nervures *jaunâtres, en sillons*. A la face inférieure : nervures *brunes, très saillantes*. Sur les deux faces, petits grains blanchâtres constitués par des nitrates de potasse et de chaux (cystolithes). — Fleurs très petites, jaunâtres, sessiles, formant glomérules de 4-5 à l'aisselle des feuilles.

MERCURIALE. — Tige *anguleuse*, ramifiée. — Feuilles *opposées*, ovales-aiguës aussi, mais à bords *dentés* et à pétiole *plus long* que chez la précédente (1 centimètre 1/2 environ). A la face supérieure : nervure médiane petite, *blanche* et saillante. A la face inférieure, nervure médiane petite, *brune* et saillante.

La plante est *dioïque*, il y a donc des pieds *mâles* et des pieds *femelles*. Chez les uns et les autres, l'inflorescence est située à l'aisselle des feuilles. — L'inflorescence mâle est formée de petites cymes *longues de 3 ou 4 centimètres environ*. — L'inflorescence *femelle* est très caractéristique : les ovaires ou les fruits (solitaire ou deux à deux) sont *presque sessiles* : le fruit est une *bi-coque*, c'est-à-dire une coque à deux valves, de la grosseur d'un grain d'orge (fig. 1, p. 103).

FUMETERRE. — Grosse tige *ronde* (un peu cannelée et tordue à l'état sec), très ramifiée surtout à la base. — Feuilles *alternes*, très fines, *très divisées et subdivisées*. — Présence habituelle des fleurs *violacées* très caractéristiques ou des fruits gros comme une tête d'épingle, disposés *en petites grappes* à l'aisselle des feuilles.

Lierre Terrestre, Mélisse, Menthe

LIERRE TERRESTRE. — Tige de 20 centimètres environ, bien *plus grêle* que celle des deux suivantes. — Feuilles *plus grandes*, cordiformes, crénelées en petits *lobes arrondis* ; le pétiole long de 3 à 4 centim. est accompagné d'un petit bouquet de poils, à son insertion sur la tige. — Fleurs *bleuâtres* en petites cymes à l'aisselle des feuilles.

MÉLISSE. — Tige de 40 à 60 centimètres environ. — Feuilles *moyennes*, ovalaires, à bords *en dents de scie à pointe émoussée*, à pétiole un peu plus court que chez la précédente. La face supérieure est un peu rugueuse. A la face inférieure, les nervures sont anastomosées en un fin réseau de mailles saillantes. — Fleurs *jaunâtres*, presque sessiles, en cymes dirigées toutes du même côté. — Odeur douce de citron.

MENTHE. — Tige *rougeâtre*, bien carrée, de 30 à 40 centimètres environ. — Feuilles *plus petites*, lancéolées, à bords *en dents de scie très aiguës*. Nervures en sillons à la face supérieure, saillantes et brunes à la face inférieure. — Fleurs *purpurines* en épi conique à l'extrémité des tiges. — Odeur forte, poivrée.

Armoise, Absinthes, Génipi

ARMOISE. — Tige longue, rougeâtre et cannelée. — Feuilles plus larges que chez les suivantes ; profondément découpées en lobes aigus, incisés eux-mêmes plus ou moins profondément. Face supérieure *vert-foncé*; face inférieure *grise*. — Capitules *ovés* en grappes.

N. B. — On a signalé la confusion des feuilles d'*Argentine* sèches avec celles d'Armoise. Cette confusion n'est guère possible cependant : - La feuille d'Argentine est *composée* ; elle porte de chaque côté du pétiole une vingtaine de folioles ovales, dont une plus grande alterne avec une plus petite. En outre les deux faces n'offrent pas la différence de teinte qui caractérise les feuilles d'armoise.

ABSINTHE GRANDE. — Tige, longue, verte et ronde. — Feuilles plus petites, découpées en lanières plus étroites, de même teinte grise aux deux faces. — Capitules globuleux en grappes.

N. B. — *L'absinthe maritime et l'absinthe petite* sont des diminutifs de la précédente pour les dimensions générales et pour la finesse de découpage des feuilles.

GÉNIPI VRAI. — Feuilles blanches, à fin duvet, comme argentées, réunies en une grosse *touffe radicale* d'où émergent quelques tiges grêles munies de rares feuilles et terminées par des capitules globuleux en ombelle.

Thym, Serpolet

THYM. — Tige de 10 à 15 centim. environ, *droite, grise* et *ligneuse*. — Feuilles très petites (1 millim. sur 4), blanchâtres, charnues, épaisses, à bords *révolutés*. Elles sont *disposées en petits verticilles* très rapprochés au sommet des tiges. — Fleurs *blanches*. — En somme cet *arbuste nain* est comme aspect général *un diminutif du Romarin*.

SERPOLET. — Tige de 15 à 20 centim. environ, beaucoup plus grêle que chez la précédente, *violacée* et presque toujours *coudée* (portion horizontale et portion verticale). — Feuilles beaucoup plus grandes

(1 centimètre sur 1/2 centimètre), *opposées* ovo-lancé-
olées, sessiles (avec folioles dans les aisselles) et enfin
ponctuées de glandes à essences. - - Fleurs *violacées*
en cymes axillaires et aussi en cymes terminales globuleuses.

Capillaire de Montpellier, C. du Canada

C. de MONTPELLIER. — Tige plus courte, plus
grêle et plus noire. — Les folioles sont un peu plus
grandes que chez le suivant. Elles ont la forme d'un
triangle isocèle attaché par le sommet (éventail) et
dont les base est lobée (Fig. 3 p. 103).

C. DU CANADA. — Tige plus longue, brune et lisse,
divisée en deux branches égales qui se recourbent en
crosse et qui portent d'un *seul côté* des folioles.   Les
folioles ont la forme d'un *triangle rectangle* attaché
par le sommet et dont l'hypothénuse est lobée de
telle sorte qu'elles présentent l'aspect d'une *moitié de
feuille* (Fig. 6 p. 103). — Le C. du Canada est presque
toujours présenté en *masses comprimées* d'origine,
semblables à celles de Lobélie enflée.

Ricin et Datura frais

La confusion de ces deux plantes a quelquefois
lieu, grâce à une certaine ressemblance des fruits à
aiguillons.

RICIN. - Feuilles palmées (Palma-Christi) à 9 lobes réguliers. Fruits réunis *en nombre* au sommet de
l'inflorescence. Le fruit couvert de piquants charnus
mous et courts est une tri-coque s'ouvrant en six valves et contenant *3 grosses* semences bien connues.

DATURA. --- Feuilles divisées en une quinzaine de

dents *irrégulières*. Le fruit *solitaire* à longs aiguillons est une bi-coque s'ouvrant en 4 valves et rempli d'une *multitudes de petites* semences (Fig. 9, c., p. 103).

Morelle

Tige de 20 à 30 centimètres environ, ronde, ridée et très cassante. — Feuilles ovoïdes à bords sensiblement droits. — Présence très caractéristique, soit des petites fleurs *blanches*, soit de petites baies qui sont vertes ou noirâtres suivant la fraîcheur de la drogue.

Erysimum

Tige de 20 à 40 centimètres environ, ronde et ridée, mais très flexible. Elle est ramifiée dès le collet et accompagnée de longues *feuilles radicales*. — Les feuilles sont divisées en lobes allongés profondément découpés jusqu'à 1/2 centimètre de la nervure médiane. — Fleurs *jaunes* — Fruit consistant en une étroite *silique* de 2 centimètres environ.

§ 2. — SOMMITÉS FLEURIES

39. *Absinthe grande.* — 40. *Absinthe maritime.*
— 41. *Absinthe petite.* — 42 *Caille-lait jaune.* —
43. —*Caille-lait blanc.* — 44. *Citronelle.* — 45. *Gra-
tiole.* — 46. *Hysope.* — 47. *Marjolaine.* — 48. *Matricaire.* — 49. *Mélilot.* — 50. *Menthe poivrée.* — 51.
Millefeuille. — 52. *Millepertuis.* — 53. *Origan.* —
54. *Petite Centaurée.* — 55. *Romarin.* — 56. *Rue.*
— 57. *Sabine.* — 58. *Sarriette.* — 59. *Tanaisie.*

Observations. — On ne peut que répéter ici ce
qui a été dit au paragraphe précédent :
A l'examen, les sommités fleuries sont toujours
présentées entières : *en bouquets* ; tandis que dans les
pharmacies elles sont ordinairement *coupées.* Ex. :
Absinthes, Mélilot, Menthe poivrée, Millepertuis, Petite Centaurée, etc. Souvent même les bocaux ne contiennent que des *feuilles mondées,* c'est-à-dire sépa-
rées de la tige. Ex. : l'Hysope, le Romarin, les Absinthes, etc.
En outre, parmi les sommités, dites *fleuries* par
le Codex, il en est un certain nombre qu'on présente
assez souvent *sans fleurs,* ou chez lesquelles, à l'état
sec, la présence des fleurs est assez difficile à distinguer. Ex. : Absinthes, Citronelle, Hysope, Romarin,
Menthe poivrée, Sabine, etc.

Hysope, Romarin, Sarriette

Hysope. — Tige *herbacée, carrée,* bien plus petite
que celle du Romarin. — Feuilles plus larges et moins
épaisses, lancéolées, faciles à distinguer à l'état frais.

C'est leur *enroulement* qui à l'état sec les fait ressembler aux feuilles de Romarin. Fleurs *bleues* réunies à l'aisselle des feuilles supérieures en un épi tourné d'un seul côté.

ROMARIN. — Tige *ligneuse, arrondie*, plus grosse que la précédente. -- Feuilles linéaires plus étroites que ci-dessous, mais un peu plus longues, plus charnues et plus épaisses. Les bords sont révolutés en haut et la nervure médiane (qui est la seule du reste) se trouve ainsi à la face supérieure enfoncée dans un sillon profond. — Fleurs *blanches ou bleuâtres* en grappes à l'aisselle des rameaux ; chaque fleur est accompagnée de deux bractées stériles.

SARRIETTE. — Tige rougeâtre garnie de poils rudes et divisés en un grand nombre de rameaux étalés. - Feuilles linéaires, lancéolées. - Fleurs *purpurines*, géminées (c'est-à-dire deux par deux) sur chaque pédoncule.

Origan, Marjolaine

ORIGAN. - Tige *herbacée, rameuse dans le haut seulement.* — Feuilles *ovales*, un peu velues à la face inférieure. Fleurs purpurines ou rosées disposées en épis très courts *au sommet* des tiges.

MARJOLAINE. Tige *ligneuse*, grêle, *ramifiée du haut en bas.* -- Feuilles *elliptiques*, blanchâtres. Inflorescences *à l'aisselle* des feuilles.

§ 3. — FEUILLES & BOURGEONS

FEUILLES : — 60. *Aconit.* — 61. *Anémone. pulsatille.* — 62. *Anémone sylvie.* — 63. *Armoise.* — 64. *Aya-pana.* — 65. *Belladone.* — 66. *Bétoine.* — 67. *Boldo.* — 68. *Bouillon-blanc.* — 69. *Bourrache.* — 70. *Bugle.* — 71. *Buglosse.* — 72. *Buchu.* — 73. *Chicorée.* — 74. *Chou rouge.* — 75. *Ciguë officinale.* — 76. *Coca.* — 77. *Datura.* — 78. *Digitale.* — 79. *Eucalyptus.* — 80. *Frêne.* — 81. *Guimauve.* — 82. *Jaborandi.* — 83. *Jusquiame noire.* — 84. *Laurier commun.* — 85. *Laurier-cerise.* — 86. *Maté.* — 87. *Matico.* — 88. *Mauve.* — 89. *Ményanthe.* — 90. *Noyer.* — 91. *Oranger bigarrade.* — 92. *Oseille.* — 93. *Pulmonaire officinale.* — 94. *Ronce.* — 95. *Saponaire.* — 96. *Séné de la Palthe.* — 97. *Séné tinevelly.* — 98. *Tabac.* — 99. *Verveine odorante.* — 99 bis. *Hamamelis.*

BOURGEONS : — 100. *Peuplier.* — 101. *Pin sylvestre.* — 102. *Galle de chêne* (excroissance du bourgeon).

Observations. — Beaucoup de feuilles très dissemblables à l'état frais, peuvent être facilement confondues à l'état sec, lorsqu'elles sont froissées, repliées, brisées et plus ou moins décolorées. Cette partie des reconnaissances demande à être bien étudiée, étant donné le peu de temps dont on dispose à l'examen. Toutefois il est bon d'ajouter qu'on présente généralement peu de feuilles sèches *isolées.*

8

Laurier-commun, L.-cerise, Jaborandi

LAURIER COMMUN. — Dimensions de $\frac{6 \text{ à } 8}{2}$ centimètres, avec pétiole de 1/2 centimètre environ. Texture sèche et cassante (quand on brise une feuille la cassure est *nette* parce que les nervures *ne résistent pas*). Le limbe est très finement réticulé ; ces fines *mailles* ne peuvent pas être confondues avec les *glandes* du Jaborandi, parce qu'elles n'offrent pas de points translucides.

LAURIER-CERISE. — Dimensions de $\frac{10 \text{ à } 15}{3 \text{ à } 5}$ centimètres environ, avec pétiole de 1 centimètre. Les feuilles *sèches* ne développent pas d'essence ; leur cassure est comme ci-dessus, nette et sans résistance des nervures. Les feuilles *fraiches* mâchées ou froissées entre les doigts *mouillés* développent aussitôt l'essence. Les bords du limbe sont marqués de fines dentelures très espacées. Presque toutes les feuilles portent *deux glandes brunes* (quelquefois une seule et très rarement quatre) sur la face inférieure, vers la base du limbe et près de la nervure médiane.

JABORANDI. — Mêmes dimensions que chez le laurier-cerise. Ce sont les folioles d'une feuille composée. Ces folioles sont elliptiques ou oblongues, à sommet obtus, légèrement échancré. La face inférieure est marquée d'une multitude de petites glandes *translucides*, c'est-à-dire visibles en clair par transparence comme chez le Millepertuis. La feuille est cassante mais, contrairement aux deux précédentes, *les nervures persistent* après qu'on a brisé le limbe.

Digitale et Conyze

Bien que la Conyze ne soit pas inscrite au Codex, on présente quelquefois ses feuilles à titre de *colle,* parce qu'elles peuvent être aisément confondues avec celles de Digitale, surtout à l'état frais. Les auteurs font de ces deux feuilles une description longue et minutieuse ; or, le caractère suivant suffit pour faire un diagnostic rapide et certain :

DIGITALE. — Quand on casse le pétiole on remarque la présence *d'un seul* faisceau fibreux. (Fig. 4 D. p. 103).

CONYZE. — Quand on casse le pétiole on trouve *trois* faisceaux fibreux. (Fig. 4. C, p. 103).

Digitale et Bouillon blanc

DIGITALE. — Les nervures de la face supérieure sont marquées en creux et celles de la face inférieure sont très en relief. La dentelure des bords du limbe est typique : des dents *plus grandes et mousses* alternent avec une ou deux dents *plus petites et plus aiguës*.

BOUILLON-BLANC. — Les feuilles sont beaucoup plus grandes et plus épaisses. Elles sont cotonneuses sur les deux faces et bien plus douces au toucher que celles de Digitale.

Ményanthe, Saponaire

MÉNYANTHE. — Feuille *tri-foliée*, c'est-à-dire formée de trois folioles naissant ensemble d'un pétiole principal.

SAPONAIRE. — Feuilles *uni-foliées*, naissant face à face à chaque nœud (feuilles *opposées*). Ces feuilles portent *trois nervures longitudinales* de même importance.

Coca, Pervenche grande

Coca. — Feuille en général plus grande que la suivante. La face supérieure est *plus foncée* que l'inférieure. A la face inférieure, la nervure est plus saillante et accompagnée de deux *fausses nervures* parallèles visibles surtout *par transparence* sous l'aspect d'une ligne pointillée délimitant un fuseau de teinte plus sombre que le reste du limbe. (Fig. 5. p. 103).

Pervenche grande. — Feuille en général plus petite. Les deux faces ont *la même teinte* et la nervure médiane y est *presque également saillante*.

S. Tinevelly, Pervenche petite, Myrte

Séné Tinevelly. — Feuille plus lancéolée. A la face supérieure, la nervure médiane est *moins saillante et moins colorée* qu'à la face inférieure.

Pervenche petite. — Feuille plus ovale. La nervure médiane est *également saillante* sur les deux faces.

Myrte. — Nervure médiane *en creux* à la face supérieure, *en saillie* à la face inférieure.

Pulmonaire, Bourrache

Pulmonaire. — Feuille *ovale*. Face supérieure parsemée de *taches grisâtres* lui donnant l'aspect d'une coupe de poumon malade (ce caractère est souvent peu visible à l'état sec). Nervures secondaires *à peine marquées*.

BOURRACHE. — Feuille *plus oblongue*, garnie de poils rudes au toucher. Nervures très saillantes à la face inférieure.

Buchu, Busserolle

BUCHU. — Feuille ovale ou triangulaire, plus mince, finement crénelée et de teinte *vert-jaune*. Ponctuations translucides. Odeur et saveur très fortes.

BUSSEROLE. — Feuilles obovales, plus épaisses, à bords *lisses* et de teinte *vert-rouge* Nervures secondaires presque invisibles, marquées *en creux*. Pas de ponctuations translucides. Face inférieure chagrinée.

Verveine officinale, Verveine odorante

VERVEINE OFFICINALE. — Elle est présentée en *bouquets* de plantes entières.

VERVEINE ODORANTE. — Elle est présentée en *feuilles isolées* à demi-roulées ou tordues. Les nervures secondaires sont très rapprochées (2 à 3 millim.) et presque perpendiculaires à la principale.

Mauve, Guimauve

MAUVE. — Feuille *vert-grisâtre*, lisse, avec quelques gros poils groupés çà et là. Limbe *nettement* divisé en 5 lobes; bords découpés en petites dents *mousses*; nervures inférieures ligneuses beaucoup plus saillantes. Pétiole *souple* chez la feuille sèche.

GUIMAUVE. — Feuille *blanchâtre*, duvetée, molle,

douce au toucher ; limbe divisé en 5 lobes *peu accentués* ; bords dentés *en scie*. Pétiole *cassant* chez la feuille sèche.

Belladone, Tabac

Belladone. — Feuille plus petite que la suivante, *pétiolée, ovale*. — Il faut rechercher la présence de la fleur qui est *solitaire, jaune*, à bords violacés, et surtout celle du fruit qui est une *baie* rouge à l'état frais, noire et ridée à l'état sec.

Tabac. — Feuille plus grande, *sessile, oblongue*, couverte de poils glanduleux analogues à ceux de la Jusquiame, mais plus courts et moins blancs. — Fleurs *roses* et *en grappes*.

Jusquiame, Datura

Jusquiame. — Feuille recouverte d'un *duvet blanc* fin, glanduleux et visqueux. Le limbe découpé en une quinzaine de dents très longues semble froncé autour de la nervure médiane. Cette nervure *très large et aplatie* émet *à angle droit* les nervures secondaires. — Il faut rechercher la présence des fleurs *en cyme scorpioïde* qui sont très typiques : *blanchâtres* à veines d'un rouge foncé et à bords jaune-pâle (Fig. 2, p. 103).

Datura. — Feuille *glabre*, c'est-à-dire sans aucun duvet, pourvue de dents aiguës moins longues que celles de la Jusquiame, et dont les intervalles sont des angles rentrants arrondis. — Il faut rechercher la présence des fleurs (Fig. 9 *a*, p. 103) qui sont blanches et *solitaires* à l'aisselle des feuilles ; et surtout la présence du fruit également solitaire appelé *pomme épineuse* et qui est typique : c'est une capsule bi-coque hérissée, s'ouvrant en quatre valves et remplie d'une multitude de petites semences (fig. 9, *b* et *c*, p. 103).

Ciguë fraîche, Cerfeuil

CIGUË OFFICINALE. — A la base de l'ombelle est un involucre *réfléchi* composé de 10 à 12 rayons. Le fruit est composé de deux méricarpes *hémisphériques*, à côtes *crénelées*. — Odeur de souris.

CERFEUIL. — *Pas d'involucre* à la base de l'ombelle. Fruit composé de deux méricarpes *linéaires* à court bec. — Odeur aromatique.

Noyer, Oranger

Ces deux feuilles sont confondues à l'examen plus souvent qu'on ne saurait croire. Il est cependant très facile de les différencier :

NOYER. — Feuille de teinte *plus foncée,* plus mince, toujours *plane,* se pliant et se cassant, mais n'ayant pas de tendance à s'enrouler. Nervures ligneuses *très saillantes sur les deux faces.*

ORANGER. — Feuille plus épaisse, ayant beaucoup de tendance à se recroqueviller ou à *s'enrouler en cornet.* La nervure médiane *peu apparente* est *articulée* (1) sur un pétiole à larges ailes (Fig. 10, p. 103). Le

1. On substitue souvent aux feuilles d'Oranger *amer* qui sont *les seules officinales,* soit des feuilles d'Oranger *doux,* soit surtout des feuilles de *Citronnier.* Le limbe de ces trois feuilles a sensiblement la même forme et le même aspect. La principale différence est dans *la forme du pétiole articulé* : celui de l'oranger doux a les ailes *plus étroites* celui du Citronnier *est complètement dépourvu d'ailes.* Or le pétiole *manque sur presque toutes* les feuilles d'oranger du commerce à cause de sa faible adhérence avec la nervure ; d'où une certaine difficulté pour ce diagnostic.

limbe est parsemé d'une multitude de très petites glandes qui ne sont *visibles que par transparence*.

Eucalyptus

Les feuilles d'Eucalyptus ne peuvent guère être confondues avec d'autres, grâce à leur teinte, à leur odeur, à leur *épaisseur*, à leurs glandes *translucides* et à leurs fines verrues. Mais il est bon de noter qu'il existe *sur un même arbre* deux formes absolument différentes suivant l'âge des rameaux :

A. — Sur les *jeunes arbres* : feuilles *opposées*, sessiles *courtes* et *larges*.

B. – Sur les *branches anciennes* : feuilles *alternes*, pétiolées, *longues* et *étroites*.

Boldo

Feuille ovale, entière et cassante. A la face inférieure, les nervures sont très accentuées; à la face supérieure, elles sont au contraire très peu marquées. Le limbe est *ponctué* d'une multitude de *glandes* à essence qui *ne sont pas translucides*.

Aconit

Limbe *découpé en lanières*.   -Fleurs *bleues* typiques formées d'un *casque* demi-circulaire aplati.

Ronce

Pétiole et nervure médiane *couverts d'aiguillons*.

B. de Peuplier, Piment de Cayenne

Bourgeons de peuplier. - Coniques, *bruns* et *écailleux* : contenant au centre un axe brun et velu.

Fruits du piment de Cayenne. — Coniques, *rougeâtres* et *lisses* malgré la déformation ; contenant des graines jaunes.

§ 4. — FLEURS

103, *Anémone pulsatille.* — 104. *Anémone sylvie.* — 105. *Bouillon-blanc.* — 106. *Bourrache.* — 107. *Buglosse.* — 108. *Carthame.* — 109. *Cousso.* — 110. *Genêt.* — 111. *Guimauve.* — 112. *Girofle.* — 113. *Lavande officinale.* — 114. *Lavande spic.* — 115. *Mauve.* — 116. *Muguet.* — 117. *Ortie blanche.* — 118. *Pivoine.* — 119. *Pêcher.* — 120. *Pensée sauvage.* — 121. *Reine des prés.* — 122. *Sureau.* — 123. *Tilleul.* — 124. *Violettes.*

CAPITULES : — 125. *Arnica.* — 126. *Bluet-barbeau.* — 127. *Camomille romaine.* — 128. *Camomille allemande.* — 129. *Cresson de Para.* — 130. *Pied-de-chat.* — 131. *Pyrèthre.* — 132. *Semen-contra.* — 133. *Tussilage.*

PARTIES DE FLEURS : 134. *Coquelicot* (pétales) — 135. *Houblon* (cônes). — 136. *Maïs* (stigmates). — 137. *Rose de Provins* (pétales). — 138. *Rose pâle* (pétales). — 139. *Safran* (styles).

Observations. — Les fleurs officinales sont en général bien caractéristiques et ne peuvent guère être confondues que par grande inattention.

La Buglosse, la reine des prés, les lavandes et le Cousso sont présentés en *bouquets* ou *sommités* bien plus souvent qu'en fleurs détachées.

Le Sureau peut-être donné en *cymes* ou en *fleurs détachées*, globuleuses. Le tilleul est avec ou sans bractées. Les capitules de bluet sont le plus souvent désagrégés en *fleurons*,

Safran, Carthame

SAFRAN. — Composé d'un style filiforme *jaune-paille*, terminé par un stigmate *trifurqué, rouge-jaunâtre*. (Fig. 7, p. 103). Quand on écrase le safran entre les doigts mouillés, il les teinte fortement en rouge. Odeur spéciale.

CARTHAME. — Fleurons secs et cassants constitués par un tube *à cinq dents*, de couleur *rouge-brique uniforme* (Fig. 8, p. 103). Ecrasé entre les doigts mouillés, il les colore à peine en jaune pâle. Pas d'odeur.

Sureau, Reine des Prés

Le sureau présenté en cymes terminales offre une certaine ressemblance avec les cymes corymbiformes de la Reine des Prés. Toutefois les cymes de cette dernière sont ordinairement accompagnées de *feuilles* qui empêchent de les confondre.

Lavande vraie, Lavande spic

LAVANDE VRAIE. — Les épis sont plus courts, les verticilles plus rapprochés et les bractées sont *ovées*. — Les fleurs sont plus grosses ; le calice est duveteux et la corolle bleue le dépasse d'une longueur égale à lui-même.

LAVANDE SPIC. — Les épis sont plus longs, les verticilles plus éloignés et les bractées *linéaires*. — Les fleurs sont plus petites ; le calice est fortement strié et la corolle bleue le dépasse très peu.

Camomille romaine, C. allemande, Matricaire

CAMOMILLE ROMAINE. — Capitules bien plus gros, à larges demi-fleurons ; *pas de pédoncule*.

CAMOMILLE ALLEMANDE. — Capitules plus petits, de teinte plus foncée et munis d'un court pédoncule.

MATRICAIRE. — Sommité fleurie *présentée en bouquets*.

Œillet, Rose rouge

Les pétales de rose rouge sont plus grands, plus cassants, d'un rouge plus vif, comme veloutés.

Coquelicot, Pivoine, Balauste

COQUELICOT. — *Pas de calice*. Pétales comprimés, agglomérés en masse, noirâtres à la base. Au centre, on trouve la capsule qui est typique.

PIVOINE. — Fleurs plus grandes à cinq pétales purpurines.

BALAUSTE. — Corolle rouge-grenat accompagnée du calice charnu qui est très typique ; c'est celui qu'on voit sur les écorces de Grenade.

Cousso

Le Cousso est présenté soit en *fleurs mondées* ; soit en *bouquets* ; soit en petites *bottes d'origine* de 15 à 20 centimètres, *fusiformes* et *ficelées en spirale*.

Pieds-de-chat

Les capitules mâles sont *blancs* et les femelles sont *rosés*.

§ 5. —¦ FRUITS

140. *Airelle.* — 141. *Alkékenge.* — 142. *Ammi.*
— 143. *Angélique.* — 144. *Aneth.* — 145. *Anis badiane.* — 146. *Anis vert.* — 147. *Cardamome.* —
148. *Caroube.* — 149. *Carvi.* — 150. *Cerises* (queues
de). — 151. *Ciguë.* — 152. *Citron* (écorce de). —
153. *Coloquinte.* — 154. *Coque du Levant.* — 155
Coriandre. — 156. *Cubèbe.* — 157. *Cumin.* —
158. *Cynorrhodons.* — 159. *Dattes.* — 160. *Fenouil.*
— 161. *Figues.* — 162. *Glands doux.* — 163. *Grenade* (écorce de). — 164. *Gruau d'avoine.* —
165. *Genièvre.* — 166. *Hièble.* — 167. *Jujube.* —
168. *Laurier commun.* — 169. *Noix d'acajou.* —
170. *Noix d'Arec.* — 171. *Nerprun.* — 172. *Orge.*
— 173. *Orange amère* (écorce d'). — 174. *Pavot*
(capsule). — 175. *Persil.* — 176. *Petit grain.* —
177. *Phellandrie.* — 178. *Piment de Cayenne.* —
179. *Piment des jardins* — 180. *Pistache.* —
181. *Poivre noir.* — 182. *Raisins de Corinthe.* —
183. *Raisins de Malaga.* — 184. *Riz.* — 185. *Séné.*
— 186. *Tamarins.* — 187. *Vanille.*

Les fruits d'Ombellifères

Les fruits des Ombellifères sont des *di-akènes*.
Chaque fruit se compose de deux *akènes* ou *méricarpes* (moitié de fruit) absolument semblables, réunis
supérieurement par les deux branches d'une petite
fourche appelée *columelle*. Chaque méricarpe (fig.
10 bis), se compose d'une *graine* (G) albumineuse
plano-convexe, régulière, entourée d'un péricarpe
également plano-convexe, mais présentant les irré-
gularités suivantes :

La partie supérieure porte les restes d'un calice surmontés d'un renflement qui est la base du style.

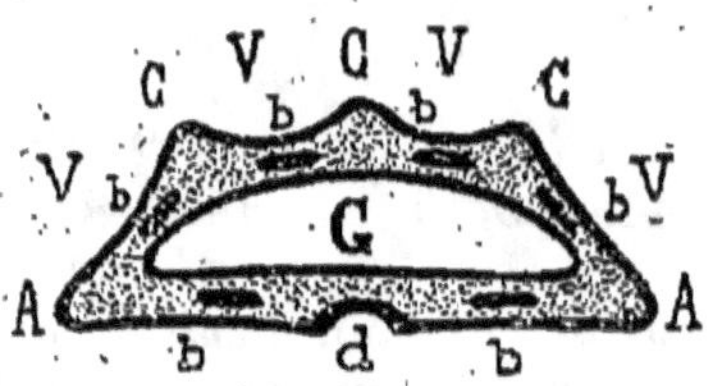

Fig. 10 *bis*
Coupe schématique d'un méricarpe

Sur la face convexe ou dorsale du méricarpe, on remarque *cinq côtes* (C) longitudinales, disposées symétriquement. Les deux côtes latérales qui forment les bords sont souvent très amincies et portent le nom d'*ailes* (A). Les intervalles ou sillons compris entre deux côtes se nomment *vallécules* (V). Au fond de chaque vallécule on remarque une ou deux raies brunes plus ou moins longues appelées *bandelettes* (b). Ce sont des tubes à gomme-résine insérés dans l'épaisseur du péricarpe. Quelquefois les bandelettes forment une légère saillie au fond de chaque vallécule, constituant ainsi quatre *côtes secondaires*. Exemple : Cumin, Coriandre.

Sur la face plane ou ventrale du péricarpe, on voit au milieu une légère dépression (d) qui est l'empreinte de la columelle, et, ordinairement, de chaque côté de cette dépression une bandelette de gomme-résine.

Les fruits de Ciguë ont leurs côtes *crénelées* et *pas de bandelettes.*

En général, les fruits d'Ombellifères contiennent une *huile fixe,* une *essence* et une *gomme-résine.*

Angélique (Fig. 11, p. 126). — Méricarpes *jaunes,* toujours *isolés,* un peu plus grands que ceux d'Aneth. Chaque méricarpe est de forme elliptique, très mince, mais très large, grâce à la dimension considérable des ailes. Ces ailes sont *relevées en dehors,* et la surface réelle d'accolement est très petite.

ANETH (Fig. 12, p. 126). —Méricarpes *bruns*, presque tous *isolés* (ou du moins très facilement séparables), plus petits que les précédents. Chaque méricarpe est mince et largement ailé. Les ailes sont inclinées *en dedans*, c'est-à-dire vers la face ventrale ou d'accolement.

CARVI (Fig. 13). — Méricarpes *bruns, isolés,* plus petits que ceux de Fenouil. Chaque méricarpe est fusiforme et *très arqué* (face ventrale concave et face dorsale convexe). Les côtes sont grêles, étroites et très saillantes.

FENOUIL (fig. 14). — Méricarpes *jaunes, réunis* en un diakène fusiforme par une suture qui est souvent peu visible. Chaque méricarpe est un demi-fuseau à face ventrale plane et droite (quelquefois faiblement arquée). Les côtes sont très saillantes. Au sommet est une couronne bosselée surmontée d'un stylopode globuleux. La graine brune est très facile à isoler du péricarpe qui la contient.

CUMIN (fig. 15). — Méricarpes de teinte gris-jaunâtre, *réunis* en un diakène fusiforme dont le pédoncule persiste quelquefois et dont le sommet porte deux stylopodes très courts *réfléchis en dehors.* Les côtes sont peu prononcées, surtout les deux latérales. Le fond des vallécules est hérissé de petits poils. L'odeur est forte et désagréable. — Ces fruits sont très souvent vermoulus.

CORIANDRE (fig. 16). — Méricarpes d'un *jaune brun, réunis* sans suture apparente et fortement adhérents. L'ensemble des deux constitue un fruit sphérique régulier, à côtes très peu saillantes. Si l'on sépare les deux méricarpes on constate que la face ventrale est très déprimée et qu'ils sont réduits à l'état de *calotte* par la dessication.

PHELLANDRIE (Fig. 17, p. 126). — Méricarpes bruns, ordinairement *réunis* sans suture apparente, mais faciles à isoler. L'ensemble constitue un fruit ovoïde un peu comprimé, à stylopode globuleux. Les côtes sont très peu saillantes, quelquefois même invisibles.

CIGUË (Fig. 18). — Méricarpes d'un brun verdâtre, *réunis* et très adhérents, dont l'ensemble constitue un fruit presque globuleux porté sur un très court *pédoncule oblique* et surmonté d'une *couronne à 5 dents*. Les côtes sont grêles, mais bien saillantes et plus ou moins bosselées. — Odeur forte de souris.

ANIS VERT (Fig. 19). — Méricarpes toujours *réunis* et fortement adhérents. L'ensemble forme un diakène ovoïde *asymétrique* (c'est-à-dire déprimé d'un seul côté, latéralement). La base est presque toujours munie d'un long pédoncule et le sommet porte deux stylopodes coniques très accentués. — Odeur spéciale, aromatique, agréable.

PERSIL (Fig. 20). — Le Persil ressemble beaucoup à l'Anis : il est presque de même taille, de même couleur et comme lui asymétrique. Il est cependant un peu plus mince et plus allongé ; la surface d'accolement est moins large. — Odeur de térébenthine se développant surtout par *froissement* entre les doigts.

AMMI (Fig. 21). — C'est un diminutif de l'Anis ; toutefois il est ordinairement un peu plus pâle et *symétrique*.

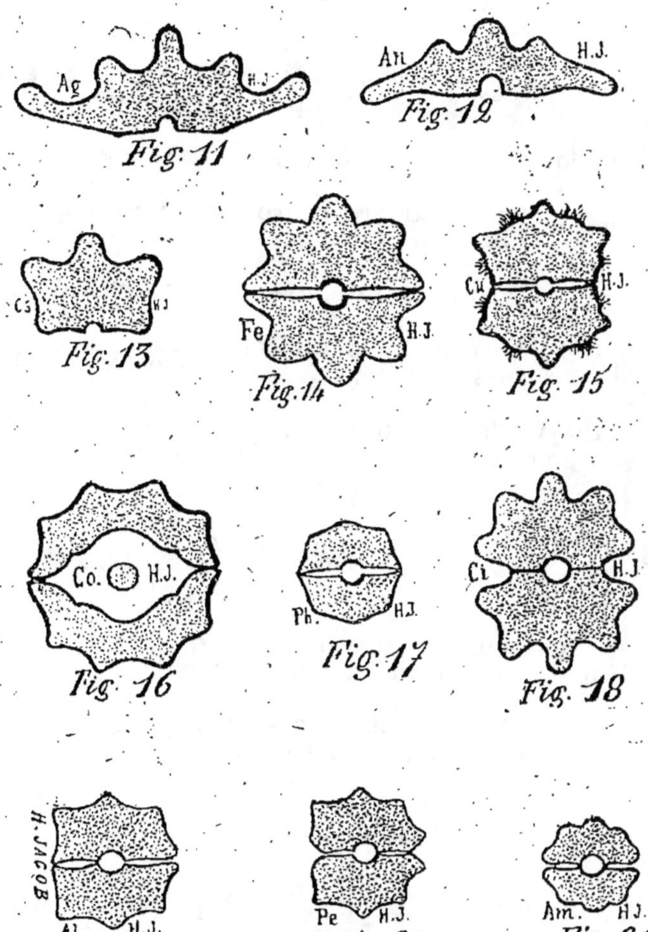
Ag
H.J.
Fig. 11
An
H.J.
Fig. 12
Cs
H.J.
Fig. 13
Fe
H.J.
Fig. 14
Cu
H.J.
Fig. 15
Co.
H.J.
Fig. 16
Ph.
H.J.
Fig. 17
Ci.
H.J.
Fig. 18
H. JACOB
Al.
H.J.
Fig. 19
Pe
H.J.
Fig. 20
Am.
H.J.
Fig. 21

RÉSUMÉ

Méric. isolés — aplatis, ailés — jaunes, plus grands. **Angélique.**
bruns, plus petits.. **Aneth.**

fusiformes, bruns, très arqués.. **Carvi.**

Méricarpes réunis en un diakène :

fusiforme — jaune, glabre, couronné. **Fenouil.**
brun, velu, d'odeur spéc. **Cumin.**

sphérique, régulier, suture invisible. **Coriandre.**

ovoïde —

brun clair; sans pédoncule; côtes larges peu saillantes........... **Phellandrie**

brun-verdâtre court; pédoncule oblique ; côtes bosselées saillantes. — Odeur de souris........ **Ciguë.**

gris-verdâtre ; asymétrique, sur long pédoncule. — Odeur aromatique................... **Anis.**

ressemblant à l'Anis, mais plus long. — Odeur de térébenthine. **Persil.**

ressemblant à l'Anis, mais plus petit, plus pâle, symétrique... **Ammi.**

Baies et Drupes

Poivre de la Jamaïque (Fig. 22, p. 130). — Baie brune, sèche, bosselée, à deux loges ; elle contient deux graines réniformes noirâtres. Au sommet, collerette légère constituée par les quatre lobes du calice, *récurvés en dedans* (beaucoup de fruits ont perdu cette collerette par le frottement ; ils ne conservent qu'un bourrelet blanchâtre). A la base, court pédoncule *incliné* ou cicatrice de ce pédoncule.

POIVRE NOIR (Fig. 23, p. 130). — Baie brune à surface aréolée en losanges irréguliers. Pas de pédoncule ni de collerette ; simple éminence conique au sommet. Péricarpe très adhérent à la graine.

N.B. — *Le poivre blanc* est du poivre noir *dépouillé de la couche externe du péricarpe* par frottement après macération dans l'eau. C'est en somme un peu moins que le fruit et un peu plus que la graine.

CUBÈBE (Fig. 24). — Baie brune aérolée comme le poivre mais moins nettement. Elle se distingue aisément par la présence de son *faux* pédoncule (*poivre à queue*) qui est un simple prolongement de la base du fruit, n'offrant avec lui aucune trace de démarcation. A l'intérieur, une seule graine bien ronde.

NERPRUN (Fig. 25). — Baie *noire* un peu plus grosse que celle d'Airelle, ridée et de saveur amère. Elle contient *4 graines* au milieu d'une pulpe brune qui colore la salive en vert. Cette baie est nettement différenciée de la baie d'Airelle par l'absence de collerette au sommet et la présence d'un pédoncule à la base. Ce pédoncule est *vrai*, c'est-à-dire *articulé* avec la base du fruit contrairement au pédoncule du Cubèbe.

AIRELLE (Fig. 26). — Baie de teinte *noir-bleu*, grosse comme un petit pois, desséchée et ridée, de saveur *acidule agréable*. Au sommet on voit une collerette à cinq lobes très petits, formés des restes du calice. Elle est divisée en *5 loges* contenant chacune *plusieurs* petites graines.

N. B. — Les Raisins de Corinthe ont été quelquefois confondus, par précipitation, avec les baies d'Airelle ou de Nerprun. Ils s'en distinguent très facilement : d'abord par l'absence de collerette et de pédoncule ; puis par leur saveur sucrée et leur masse aplatie, comprimée ; enfin par leur pulpe à *semences minuscules*, à peine perceptibles.

GENÉVRIER (Fig. 27, p. 130). — Cette baie est un peu plus grosse que celle de Nerprun et de teinte *violacée*. On trouve à sa base : tantôt un petit pédoncule *jaune* chargé de bractées ; tantôt seulement une cicatrice entourée de trois petites bractées arrondies. Au sommet, on remarque les traces de la soudure des trois valves dont est formé le fruit. Cette empreinte est constituée par trois petites saillies délimitant un triangle creusé de trois sillons en forme d'Y (aspect d'une petite *étoile violette à trois branches*). A l'intérieur, on trouve trois graines très dures en *bec d'aigle*, lesquelles sont creusées de plusieurs fossettes remplies par une ampoule oléo-résineuse de forme olivaire.

LAURIER (Fig. 28). — Cette baie est ovoïde, de teinte *noire à reflets bleuâtres*. On voit au sommet une légère trace du style, et à la base la cicatrice du pédoncule. Le péricarpe constitue une coque légère et friable *isolée de la graine* par dissication, de telle sorte qu'en agitant la baie près de l'oreille on entend un léger *bruit de grelot*.

COQUE DU LEVANT (Fig. 29). — Cette drupe est à peu près de même grosseur que la baie de Laurier ; elle offre une teinte *brun sale* et une surface grenue quelque peu réticulée. Elle est sensiblement globuleuse, un peu réniforme. Sur le bord inférieur de la face concave on voit la cicatrice arrondie du pédoncule. Sur le bord supérieur de la même face se trouve une petite saillie qui est la base du style. — La graine présente la forme d'une calotte.

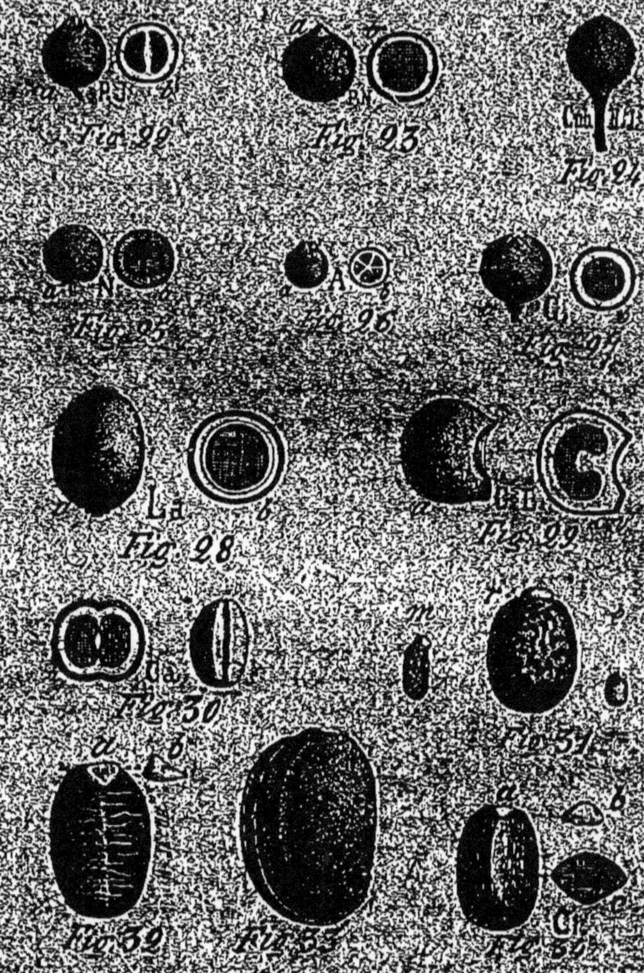
Fig. 22
Fig. 23
Fig. 24
Fig. 25
Fig. 26
Fig. 27
Fig. 28
Fig. 29
Fig. 30
Fig. 31
Fig. 32
Fig. 33
Fig. 34

Café (Fig. 30, p. 130). — Cette drupe est à peu près de même taille que la précédente et de teinte *rouge-terreux*.

Elle contient deux graines de forme bien connue, plano-convexes, creusées d'un sillon longitudinal sur la face plane. Sur le fruit complet, on voit très distinctement le sillon qui marque la séparation de ces deux graines.

Résumé

Globulaires bruns	collerette et pédoncule...	**P. Jamaïque.**
	ni collerette, ni pédoncule	**P. Noir.**
	faux pédoncule.........	**P. Cubèbe.**
noir : pédoncule, pas de collerette		**Nerprun.**
noir-bleu : coller. pas de pédonc.		**Airelle.**
violacé : 3 écail. en Y au sommet		**Genévrier.**

Ovoïde : noir-bleu ; bruit de grelot. — **Laurier.**

Réniforme : brun ; surface grenue.. **C. du Levant.**

Oblong : rouge-terreux : 2 sem. car. **Café.**

§ 6. — SEMENCES OU GRAINES

188. *Amandes.* — 189. *Belladone.* — 190. *Cacao* — 191 *Café.* — 192. *Cévadille.* — 193. *Chénevis.* — 194. *Coing.* — 195. *Colchique.* — 196. *Coton* (duvet des semences). — 197. *Courge.* — 198. *Curcas.* — 199. *Croton.* — 200. *Epurge.* — 201. *Fenugrec.* — 202. *Fève de Calabar.* — 203. *Fève de Saint-Ignace.* — 204. *Fève tonka.* — 205. *Jéquirity.* — 206. *Jusquiame blanche.* — 207. *Jusquiame noire.* — 208. *Kola.* — 209. *Lin.* — 210. *Médicinier sauvage.* — 211. *Moutarde blanche.* — 212. *Moutarde noire.* — 213. *Muscade.* — 214. *Macis* (arille). — 215. *Noix vomique.* — 216. *Pivoine.* — 217. *Psyllium.* — 218. *Ricin.* — 219. *Staphysaigre.* — 219 bis. *Strophantus.*

Epurge, Médicinier, Ricin

Epurge. — (Fig. 31, *e*, p. 130). — Cette semence est très petite, ovoïde et munie d'une caroncule au sommet. Elle est aussi grosse mais moitié plus courte que celle de Médecinier. La surface est rugueuse, chagrinée ; sa teinte est brune avec des parties violacées.

Médecinier sauvage (Fig. 31, *m*). — Semence plus longue que celle d'Epurge mais bien plus petite que celle de Ricin ($\frac{6 \text{ à } 8}{3}$ millim.) Elle offre un aspect marbré analogue à celui des ricins, mais les marbrures sont plus noires.

RICIN (Fig. 31 *r*, p. 130). — La semence de Ricin est ovoïde, plano-convexe, avec arête médiane sur la face plane (raphé) ; au sommet caroncule jaunâtre légèrement bilobée inclinée en avant. La surface est luisante, de teinte grise, avec marbrures rougeâtres caractéristiques. L'enveloppe est dure et testacée ; l'amande est blanche, friable et huileuse. Il existe deux sortes de Ricin de taille différente : Ricin *d'Amérique*, plus gros ($\frac{12 \text{ à } 15}{8 \text{ à } 10}$ millim.) Ricin *de France*, plus petit et plus pâle ($\frac{8 \text{ à } 12}{6 \text{ à } 8}$ millim.)

Croton, Curcas et Cacao

CROTON (Fig. 34). — La semence de Croton est de taille moyenne entre les deux Ricins ($\frac{10 \text{ à } 15}{8 \text{ à } 10}$ millim.) Elle est ovoïde avec 4 saillies longitudinales plus ou moins marquées : la coupe tranversale (*c*) est ainsi *tétragone*. La caroncule (*b*) manque le plus souvent. La coque est de couleur brun-foncé et recouverte d'une enveloppe jaune-clair très mince, pulvérulente, qui peut manquer soit totalement soit par places ; d'où il résulte que l'aspect peut varier entre *brun, jaune* et *tiqueté.*

CURCAS (Fig. 32). — La semence de Curcas, appelée *pignon d'Inde*, est plus grande que celle de Croton ($\frac{15 \text{ à } 20}{10 \text{ à } 12}$ millim.). Elle est ovoïde, un peu plano-convexe, rugueuse et terne avec une crête ventrale mousse ; de chaque côté de cette crête, l'enveloppe *brune* montre des fissures transversales de teinte plus claire. La caroncule (*b*) du sommet a le plus souvent disparu en laissant une cicatrice blanche *triangulaire* (*a*).

CACAO. — La semence de Cacao est plus grande encore que celle de Curcas ($\frac{20 \text{ à } 25}{15}$ millim.). Elle est ovoïde, aplatie, avec une cicatrice ovale à la base ; tantôt lisse et rougeâtre (cacaos *non terrés*) ; tantôt rugueuse et grisâtre (cacaos *terrés*). L'enveloppe mince et facile à briser (*coque* de cacao) contient une amande lisse de couleur fauve, d'odeur spéciale et de saveur amère.

Fève de Calabar
Fève de Saint-Ignace et Cola

Fève de Calabar (Fig. 33). — Semence ovoïde régulière, légèrement aplatie ($\frac{25 \text{ à } 35}{15 \text{ à } 20}$millim.) Elle est très dure, de *couleur chocolat*, à surface tantôt lisse tantôt chagrinée. Le bord ventral est droit, le bord dorsal est légèrement arqué et creusé d'un *sillon* très prononcé.

Fève de Saint-Ignace. — Semence de même taille environ que la précédente. Elle s'en distingue aisément parce qu'elle est déformée, irrégulière ; une partie est convexe, l'autre offre des dépressions et des facettes qui sont dues à la pression réciproque des graines dans le fruit. Le périsperme est dure et corné, de teinte *grisâtre* (bien moins rouge que celui des semences de Cola).

Cola. — Semences dures, cornées, rougeâtres, de grosseurs très inégales, mais en moyenne plus grosses que celles de Saint-Ignace. Elles offrent la même irrégularité due aux mêmes causes ; elles s'en distinguent surtout par leur teinte *rougeâtre*.

Moutarde noire, Colchique, Jusquiame

Moutarde noire. — Petite semence *ovoïde* aplatie, noirâtre, *lisse*, dépourvue de caroncule, mais possédant au pôle une petite *cicatrice noire*. Elle développe rapidement la saveur de moutarde quand on la broie avec les dents ; elle est plus petite et moins dure que la suivante.

COLCHIQUE. — Semence *globuleuse* un peu aplatie, noirâtre, *rugueuse*, très dure, à caroncule jaune et pointue.

JUSQUIAME. — Semence *réniforme* rugueuse, de teinte grisâtre plus claire que celle des deux précédentes.

Jéquirity, Pivoine

JÉQUIRITY. — Semence ovoïde, *rouge*, luisante, avec une partie noire à la base ; elle offre l'aspect d'une Coccinelle (bête à bon Dieu).

PIVOINE. — Semence à peu près de même forme et de même taille que la précédente, mais d'un rouge *bien plus foncé* (presque noire).

Staphysaigre

La semence de Staphysaigre est grisâtre, plus grosse que toutes les précédentes. Elle est *très irrégulière* (trigone ou tétragone) par suite de la compression dans le fruit ; la surface est fortement chagrinée.

Courge

Cette semence plate et elliptique peut être présentée sous deux aspects :

A. — *cortiquée* : de teinte *blanc sale* et entourée d'un bourrelet saillant.

B. — *décortiquée* : *verte*, sans bourrelet et plus petite.

§ 7. — RACINES, SOUCHES, RHIZOMES

220. *Ache des marais.* — 221. *Aconit.* — 222. *Acore* ou *Calamus.* — 223. *Angélique.* — 224. *Aristoloche serpentaire.* — 225. *Asclépiade.* — 226. *Asperge.* — 227. *Aunée.* — 228. *Bardane.* — 229. *Belladone.* — 230. *Benoîte.* — 231. *Bistorte.* — 232. *Bryone.* — 233. *Cabaret* — 234. *Canne.* — 235. *Chicorée.* — 236. *Chiendent.* — 237. *Colombo.* — 238. *Consoude.* — 239. *Curcuma.* — 240. *Cynoglosse* (écorce de la rac.). — 241. *Fougère mâle.* — 242. *Fraisier.* — 243. *Galanga.* — 244. *Garance* — 245. *Gentiane.* — 246. *Gingembre blanc.* — 247. *Gingembre noir.* — 248. *Grenadier* (écorce de rac.). — 249. *Guimauve.* — 250. *Hellébore blanc.* — 251. *Hellébore noir.* — 252. *Hydrocotyle.* — 253. *Ipéca.* — 254. *Iris.* — 255. *Livêche.* — 256. *Orcanette.* — 257. *Panicaut.* — 258. *Patience.* — 259. *Persil.* — 260. *Petit-Houx.* — 261. *Pivoine.* — 262. *Podophylle.* — 263. *Polygala.* — 264. *Polypode de chêne.* — 265. *Pyrèthre officinal.* — 266. *Raifort.* — 267. *Ratanhia.* — 268. *Réglisse.* — 269. *Rhapontic.* — 270. *Rhubarbe.* — 271. *Salsepareille.* — 272. *Scrofulaire.* — 273. *Sceau de Salomon.* — 274. *Squine.* — 275. *Tormentille.* — 276. *Turbith.* — 277. *Valériane.* — 278. *Zédoaire.* — 278 bis. *Hydrastis.*

Définitions et Observations. — Les rhizomes et les souches du Codex sont réunis dans ce paragraphe avec les racines, uniquement pour faciliter nos descriptions comparatives, et non pour accréditer l'habitude, prise à tort dans le langage commercial, de désigner indistinctement sous le nom de *racines*, toutes les parties de végétaux qui vivent enfoncées dans le sol.

Les Rhizomes ne sont pas des racines, mais bien de véritables *tiges souterraines*. Ils se distinguent des racines en ce qu'ils *portent eux-mêmes des racines* qu'on appelle *adventives* ; des *écailles* représentant des *feuilles rudimentaires* ; enfin de véritables *bourgeons*, desquels naissent des axes secondaires qui sortent du sol. Ces axes secondaires pris vulgairement pour des tiges ne sont que des *rameaux aériens* de la tige principale souterraine ou rhizome.

Les rhizomes se rencontrent chez les plantes herbacées *vivaces*. Ils sont le plus souvent allongés (quelquefois tubériformes) et occupent dans le sol une position horizontale ou oblique. Généralement ils sont constitués par une série de *renflements irréguliers* pourvus de racines adventives et dont chacun correspond à une année de végétation. Sur la plante vivante le premier renflement porte le rameau aérien de l'année courante et chacun des suivants la *cicatrice* ou *les restes* du rameau de l'année correspondante.

Les Souches du Codex de 1884 sont moins faciles à définir. Les auteurs ne sont nullement d'accord pour attribuer à ce mot un sens particulier bien précis. La plupart le donnent comme synonyme de rhyzome : mais alors il serait inutile ; d'autres semblent réserver le nom de souche à *l'ensemble du rhizome et de ses racines adventives*. Cette dernière signification est adoptée dans les descriptions qui vont suivre.

Un certain nombre de racines (souches ou rhizomes) sont employées dans les pharmacies à l'état de *tronçons* ou *de rondelles*. Or souvent à l'examen elles sont présentées *entières* ou tout au moins en tronçons beaucoup plus longs. On doit s'habituer à les reconnaître sous ces diverses formes afin d'éviter toute surprise. Le Chiendent, par exemple, peut être donné en *petits tronçons*, en *longs filaments*, ou en *petites bottes* ; la Canne en longs morceaux, etc.

Ache, Persil

Aᴄʜᴇ. — Cette racine est quelquefois présentée en morceaux, mais plus souvent entière $\left(\frac{15 \text{ à } 20}{2 \text{ à } 4}\text{ centim.}\right)$ ou bien *fendue en deux* longitudinalement. Le sommet est renflé en plusieurs tubérosités écailleuses ; la portion supérieure émet de longues radicelles ridées et tordues. L'écorce est rugueuse et ridée, de teinte gris-brun. Sur une coupe transversale on voit que le bois *jaune-verdâtre* est séparé de l'écorce par une zône piquetée de *points rougeâtres* (glandes à essence). L'odeur aromatique est beaucoup plus forte que celle de persil.

Pᴇʀsɪʟ. — Cette racine est le plus souvent présentée *en morceaux* (plus ou moins *vermoulus*) soit cylindriques, soit fendus en deux. Chez les uns et les autres le bois spongieux et friable est toujours en *retrait* sur l'écorce brune. L'épiderme est de teinte grise ; la surface est ridée longitudinalement (toutefois la portion proche du collet est striée ou fendillée *circulairement*).

Aunée, Bardane

Aᴜɴᴇᴇ. — Elle est ordinairement présentée en morceaux très durs et profondément *ridés* ; les uns *cylindriques* sont des tronçons des grosses *racines adventives* ; les autres *irréguliers, aplatis*, sont des quartiers de la portion tubéreuse (ou rhizome proprement dit). L'épiderme *brun-jaunâtre* est très mince et souvent *enlevé sur les parties saillantes* des rides, qui

par suite se détachent en *blanc-sale* sur le fond *brun*.
La coupe transversale est blanchâtre et *piquetée de
points bruns*. Le bois est de consistance cornée, toujours très dur et jamais vermoulu. L'odeur est forte,
aromatique ; la saveur âcre et *camphrée*.

BARDANE. — Cette racine est présentée en morceaux
courts, très durs quand ils ne sont pas vermoulus :
ce qui est assez rare. La surface est de teinte plus
foncée que chez l'Aunée ; les rides sont aussi prononcées que chez cette dernière, mais les arêtes ne
sont pas dénudées. La coupe transversale ne montre
pas de taches, mais seulement quelques radiations.
L'odeur forte et désagréable ne ressemble pas à celle
de l'Aunée.

Fraisier, Benoite

FRAISIER. — Dans les pharmacies on ne trouve
guère que des tronçons cassés de 2 à 3 centimètres.
Le rhizome entier qu'on donne le plus souvent à
l'examen peut atteindre de 8 à 12 centimètres. On y
distingue de bas en haut : 1° une extrémité arrondie,
rugueuse, portant de minces *racines adventives* (ou de
court tronçons de ces racines, ou simplement leurs
traces) ; 2° une portion médiane garnie *de collerelles*
très rapprochées ; 3° une portion assez courte montrant d'une part des *écailles velues* ; d'autre part *les
restes de la base aplatie des pétioles* (dirigés en sens
inverse des racines adventives) ; 4° enfin le bourgeon
terminal velu, cotonneux. La cassure montre une
mince écorce *brune* et une large moelle *rouge* ; entre
ces deux parties on voit les faisceaux ligneux *jaunâtres* dont l'ensemble figure un *cercle plus ou moins
interrompu* (quelquefois deux ou trois simples *points
jaunes*).

BENOITE. — Elle est présentée en souche, c'est-à-dire munie de ses racines adventives. Le rhizome est plus mince que celui du fraisier. Il comprend : 1° une extrémité inférieure couverte de radicelles adventives ; 2° une portion garnie de petites *saillies creuses* qui sont les restes des rameaux aériens ; 3° une couronne abondante de pétioles anciens dirigés en haut. La cassure présente une écorce *jaunâtre* et une moelle *violacée*.

Gentiane, Patience

Gentiane. — La racine de gentiane est toujours coupée dans les Pharmacies. A l'examen, on la donne souvent entière ($\frac{8 \text{ à } 15}{3}$ centim. environ). La surface est d'un brun-jaunâtre, c'est-à-dire plus claire que celle de la suivante ; elle est ridée *longitudinalement* (on peut voir en outre quelques stries circulaires aux environs du collet). On trouve sur le collet les *cicatrices creuses*, coniques et striées des anciennes tiges. La coupe transversale est de teinte jaune ; le bois est de consistance spongieuse. La saveur amère et l'odeur spéciale sont carastéristiques.

Patience. — Elle est ordinairement coupée en tronçons. La surface est plus brune que celle de la gentiane et ridée *circulairement* (petites côtes de 1 milim. environ). Sur la coupe transversale on voit l'écorce *jaune* et le bois *rougeâtre*, plus clair au centre ; l'un et l'autre présentent des stries *radiales* très fines.

N. B. — La racine de *Panicaut* entière ou coupée est quelquefois prise pour de la gentiane. Elle s'en distingue par la présence de *touffes cotonneuses* au collet ; par sa forme offrant l'aspect de plusieurs *demi-cylindres accolés* ; enfin par le *vide* que produit presque toujours la dessication entre le bois et l'écorce.

Belladone, Consoude

BELLADONE. - La racine entière se présente en gros morceaux ramifiés. L'écorce est *gris-brun*, souvent ridée en long. La cassure transversale montre un bois *gris-jaunâtre* qui se brise net en laissant échapper quelque peu de poussière (fécule et oxalate de chaux). Les tronçons ou quartiers des Pharmacies sont toujours plus ou moins *étranglés* par la dessication.

CONSOUDE. — La racine entière plus petite que la précédente est profondément ridée en long. Les petites racines sont à peu près cylindriques ; les grosses sont déformées, aplaties ou fendues en deux. La surface est *noire* ; le bois est *jaunâtre*, dur et corné : les tronçons *ne sont pas étranglés* ; les quartiers montrent l'écorce récurvée en dedans.

Aconit, Tormentille, Bistorte

ACONIT. Racine *noirâtre* de forme conique et de la taille d'un suppositoire : d'où son nom de *Napel* (napellus, *petit navel*). Le collet porte soit un bourgeon écailleux, soit un reste de tige, et de plus une cicatrice latérale ordinairement blanchâtre. La surface est profondément *ridée en long* et elle porte les cicatrices des racines secondaires. La coupe transversale est *grisâtre* avec un ou deux cercles gris-brun très minces et une moëlle très blanche.

TORMENTILLE. - Rhizome *brun*, à peu près de même dimension que la racine d'Aconit, et quelquefois un peu pointu, mais jamais franchement conique comme cette dernière. Elle est parfois ramifiée et toujours plus ou moins *tordue en spirale*. Dans le sillon ainsi dessiné on remarque un grand nombre de petites *dépressions triangulaires* au centre desquelles sont les restes ou les traces des radicelles adventives. La coupe transversale est de couleur *rouge-brique* avec une bordure jaunâtre.

BISTORTE. — Rhizome *brun* un peu aplati ou plano-convexe et *contourné en S*, d'où son nom qui veut dire *deux fois tordu* : cette torsion est bien différente de celle de la Tormentille. La Bistorte montre des *côtes circulaires* et de nombreuses radicelles adventives, ou leurs restes, ou simplement leurs cicatrices qui sont des petits trous coniques. La cassure est cornée, un peu plus pâle que celle de la Tormentille et bordée d'un cercle interrompu de points bruns ou jaunâtres.

Hellébore noir, Polypode

HELLÉBORE NOIR. — Rhizome *brun-rougeâtre*, cylindrique et *droit* (6 à 12 centim.) Il présente à chaque centimètre environ, une *collerette* demi-circulaire de teinte plus foncée (cicatrice de feuille). Sur toute la longueur on trouve çà et là de nombreuses radicelles brunes entremêlées, très casssantes (ou leurs restes ou simplement leurs traces).

POLYPODE. — Rhizome cylindrique, un peu aplati et *tortueux* contrairement au précédent ; tantôt écailleux, tantôt dépourvu de ses écailles. On le présente généralement en tronçons plus courts et plus minces que ceux d'Hellébore ($\frac{\text{4 à 6 centim.}}{\text{5 millim.}}$). Il est comme ce dernier *brun-rougeâtre*, mais il ne présente pas de collerettes. La face supérieure (ce rhizome est horizontal, traçant) offre des petites saillies creuses qui sont les restes des pétioles.

Hellébore blanc, Asperge

HELLÉBORE BLANC. — Il est présenté en *souche*. Le rhizome central *brun-noirâtre, conique* (ou cylindro-conique) est long de 6 à 8 centimètres. Toute sa surface émet de nombreuses radicelles adventives dont l'écorce brune est facile à isoler de l'axe ligneux. La plupart de ces radicelles ne laissent que des restes ou des cicatrices. Le collet porte une couronne écailleuse constituée par la base des feuilles.

ASPERGE. — Elle est également présentée en *souche*. Le rhizome est *jaunâtre, cylindrique*, de consistance molle et spongieuse ; il est entouré de longues racines adventives de même consistance que lui-même, plus longues et bien plus grosses que les radicelles d'Hellébore.

Chicorée, Guimauve, Iris

CHICORÉE. — Racine blanche présentée le plus souvent entière, mais quelquefois en morceaux presque cubiques, irréguliers, étranglés par la dessication. Consistance dure et cornée ; texture compacte, *non fibreuse*.

GUIMAUVE. — Racine blanche présentée en tronçons ou entière, cylindrique, ridée en long, séchée après ratissage de la partie subéreuse. Consistance plus molle ; texture *fibreuse*.

N. B. — On peut présenter quelquefois cette racine fraîche et non ratissée : dans ce cas, elle est de couleur *gris-verdâtre*.

IRIS. — Rhizome blanc tubéreux, ordinairement présenté en tronçons composés de deux ou trois renflements ronds ou aplatis. La surface est parsemée de

petites taches brunes qui sont les cicatrices de radicelles adventives. — Odeur spéciale de violette.

Garance, Ratanhia

GARANCE. — Le produit commercial comprend :
1° quelques racines-mères de la grosseur du doigt
dont le collet porte les restes des tiges ; 2° surtout
des racines secondaires isolées, beaucoup plus minces
et très tortueuses. La *cassure* de Garance montre un
bois jaunâtre, entouré d'un cercle brun violacé puis
d'un cercle grisâtre. Ce cercle extérieur représente le
suber qui s'exfolie aisément par plaques en découvrant
la couche corticale violacée sous-jacente. Cette dernière particularité, ainsi que de la taille plus petite,
la couleur moins foncée et enfin la saveur amère non
astringente, différencient la Garance du Ratanhia (Voir
Ratanhia, p. 75).

Saponaire, Salsepareille,
Douce-amère (tige)

SAPONAIRE. — Racine très dure, pourvue de nœuds
et striée en long, mais très finement, de telle façon
qu'elle conserve une forme *sensiblement cylindrique* ;
sa longueur ne dépasse guère 12 à 15 centimètres.
L'épiderme *brun*, gratté avec l'ongle, laisse voir un
parenchyme cortical très dur et d'une *blancheur parfaite* (carastéristique). Le bois et la moelle sont de
couleur *jaune-serin*.

SALSEPAREILLE. — Cette racine est ordinairement
présentée à l'examen en *longs* morceaux *non fendus*.
Elle est profondément striée, molle, flexible et *sans
nœuds*. Il est donc aisé de ne pas la confondre avec
les deux autres.

DOUCE-AMÈRE. — Cette *tige* qu'on présente le plus

souvent en *longs* morceaux est de teinte jaune-verdâtre bien plus claire que celle des deux *racines* précédentes. Elle est ridée moins profondément que la Salsepareille ; elle porte des nœuds et enfin elle est *creuse* par suite de résorption de la moelle.

Aristoloche serpentaire, Asclépiade, Valériane et Scrofulaire

ARISTOLOCHE SERPENTAIRE (Fig. 35).   Cette drogue est une *souche*, c'est-à-dire qu'elle comprend l'ensemble du rhizome (Rh.) et des racines adventives (Rh. a.). Le rhizome est *brun-foncé*, tortueux, presque toujours *incliné*, rarement horizontal ; il est constitué par une série de petits renflements en chapelet.

A sa partie supérieure on trouve, sur chaque renflement, un petit tronçon *ligneux*, reste de la base d'une tige aérienne. Ces tronçons (b, b', b") terminés en cupule et de longueur sensiblement égale sont équidistants et parallèles entre eux,

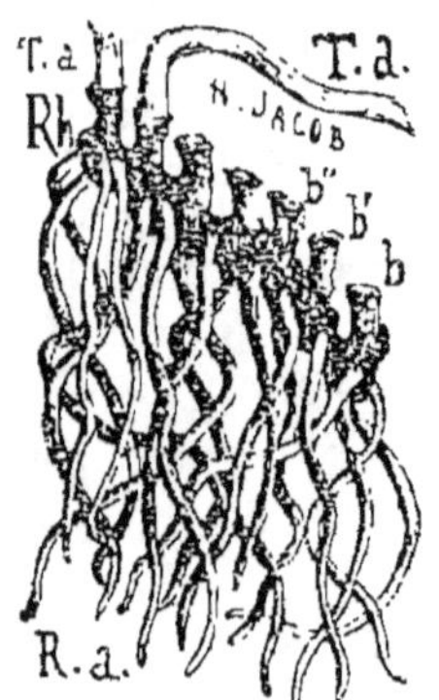

Fig. 35.
Aristoloche serpentaire.

mais obliques sur le rhizome, de façon à figurer *un escalier*. Quelquefois vers l'extrémité récente du rhizome, les tronçons ligneux portent encore une partie de la tige aérienne (T. a.) qui est jaune et fistuleuse.

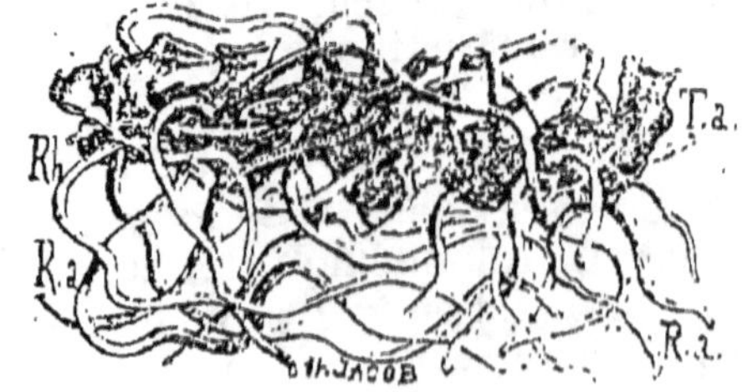

Fig. 36.   *Asclépiade.*

De la partie inférieure naissent des radicelles adventives (R. a.) formant un chevelu abondant, droit ou replié, mais peu emmêlé. Toute la souche exhale quand on la froisse *une odeur très marquée de térébenthine*.

ASCLÉPIADE (Fig. 36). — Cette souche offre à première vue une très grande ressemblance avec la précédente. Elle s'en distingue surtout par *l'absence d'odeur* et par sa teinte plus claire. En outre, le rhizome (Rh.) plus gros n'est pas obliqué en escalier ; il est *tordu en spirale*, de telle sorte que les radicelles adventives (R. a.) l'entourent souvent complétement en formant un chevelu très emmêlé. Enfin les bases des tiges aériennes (T. a.) sont plus grosses, moins nombreuses, de longueur inégale et non parallèles.

VALÉRIANE (Fig. 37). — La Valériane est une souche dont le rhizome (Rh.) est brun, plat, irrégulier, de 1 à 3 centimètres de diamètre, de consistance dure et cornée, terminé supérieurement par une cicatrice (c) de

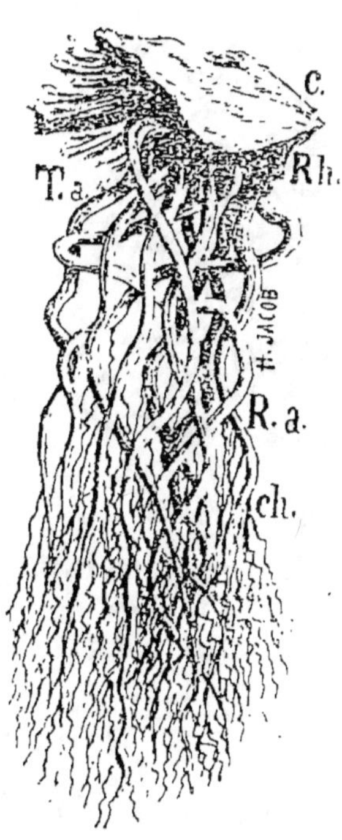

Fig. 37. — *Valériane.*

section ronde, ovale ou irrégulière. De la face inférieure naissent de longues racines adventives (R. a.) brunes, striées en long et qui émettent, surtout vers l'extrémité, tout un chevelu (ch.) de très fines radi-

celles. Sur l'une des faces latérales on trouve un ou
plusieurs tronçons de tiges aériennes (T. a.) jaunâtres, fistuleuses et entourées d'écailles qui sont la
base des feuilles radicales. L'odeur est très caractéristique.

SCROFULAIRE (Fig. 38). — La racine (r) de Scrofulaire présente, comme son nom l'indique, des nœuds
(n, n) et des tubérosités, sur-
tout au niveau du collet (Co);
elle émet en outre un assez
grand nombre de radicelles
dont il ne reste souvent que
des traces sur le produit commercial. La surface est d'un
gris terreux. La cassure présente un bois blanchâtre au
centre duquel la moelle, *de
forme cruciale irrégulière*, se
montre sous l'aspect d'une
pulpe noirâtre de consistance
dure, presque cornée. En somme, cette racine, même pour-
vue de radicelles abondantes, est facile à distinguer
des trois souches précédentes, par sa forme noueuse
et par l'aspect de sa cassure.

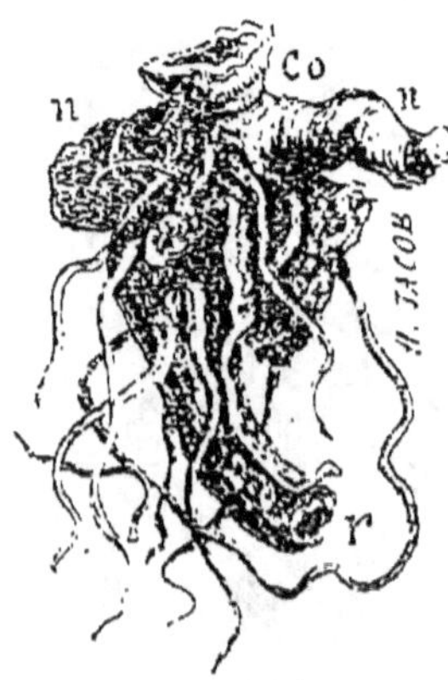

Fig. 38. — *Scrofulaire*.

Polygala, Cabaret

POLYGALA. — Racine *jaunâtre*, tortueuse, irrégulière, ramifiée, pourvue de quelques stries circulaires
ou demi-circulaires espacées. Une *crête* très prononcée suit la racine d'un bout à l'autre. Le collet forme
une grosse masse divisée en petites tubérosités rugueuses. Sur cette masse on voit: 1° des petits bourgeons violacés; 2° les restes de la base des anciennes
tiges aériennes: restes plus ou moins saillants et

quelquefois munis encore des petites *écailles viola-cées* du bourgeon.

CABARET. — Rhizome *jaune-brun*, c'est-à-dire plus foncé que le Polygala, plus grêle, non ramifié, pourvu de gros nœuds et de radicelles adventives ou de leurs cicatrices. La cassure montre une écorce grise et un bois *brunâtre*.

Gingembre

Ce rhizome ramifié, comme digité, peut être présenté sous deux aspects :

A. — *Cortiqué ;* c'est-à-dire gris et finement grenu.

B. — *Décortiqué ;* c'est-à-dire blanc mat, comme farineux.

Pivoine

Cette racine fusiforme ou napiforme, quelquefois ramifiée, grosse comme le pouce, peut être présentée sous deux aspects :

A. — *Cortiquée ;* de teinte brune ou peu violacée.

B. — *Décortiquée ;* blanchâtre avec de fines marbrures violacées.

Réglisse

La Réglisse toujours reconnaissable par la couleur et la saveur de son bois, peut être présentée sous deux aspects :

A. — *Cortiquée ;* en longs morceaux gris, tels que la vendent les herboristes.

B. — *Décortiquée ;* jaune et coupée en tronçons, telle qu'on l'emploie généralement dans les pharmacies.

Cynoglosse

Le commerce présente ordinairement sous ce nom un mélange de petites racines *restées entières*, et *d'écorces* épaisses des grosses racines. Or, tantôt la racine entière est courte et plus ou moins conique ; et alors on pourrait la confondre, soit avec l'Aconit, soit avec la Bardane ; tantôt elle offre une forme allongée qui la fait ressembler quelque peu à la racine de Pyrèthre. D'autre part, l'*écorce isolée* présente vaguement, lorsqu'elle est tordue, l'aspect de la racine de Turbith.

La racine de Cynoglosse est caractérisée par la présence autour du collet d'une couronne noire et écailleuse constituée par les restes de la base des feuilles. En outre, elle diffère : de l'Aconit, par l'absence de cicatrices ; de la Bardane, par son volume plus petit et sa consistance moins dure ; du Pyrèthre enfin, par le manque de radicelles et l'absence des touffes de duvet sur le collet.

L'écorce, ayant été ouverte pour l'ablation des parties ligneuses, présente toujours une *fente latérale* qu'on ne trouve pas sur la racine de Turbith. De plus, la cassure de cette dernière est absolument caractéristique (Voir page 45).

Rhubarbe et Rhapontic

(Voir pages 39 et 40)

§ 8. — ÉCORCES

279. *Angusture vraie.* — 280. *Buis.*   281. *Cannelle de Ceylan.*   282. *Cannelle de Chine.* — 283. *Cannelle blanche.*   284. *Cascara sagrada.* — 285. *Cascarille.* — 286. *Chêne.* — 287. *Dita.* — 288. *Garou.* — 289. *Saule blanc.* — 290. *Simarouba.* — 291. *Sureau.* - 291 bis. *Bourdaine.* — 292. *Quinquina jaune.* — 293. *Quinquina gris Loxa.* — 294. *Quinquina gris Huanuco.* — 295. *Quinquina rouge.* - 295 bis. *Condurango.* - 296. *Winter.* — 296 bis. *Evonymus.* — 296 ter. *Hamamelis.*

Grenadier, Buis

Grenadier. — L'écorce de racine de Grenadier se présente en *gouttières* ou en *tubes roulés* plus ou moins gros suivant l'âge et la provenance. La face externe est *gris jaunâtre*, presque lisse chez les jeunes écorces, très rugueuse chez les vieilles. La face interne est *jaune-cannelle* et porte souvent des *fragments du bois*. Quand on mâche l'écorce elle présente une saveur un peu astringente mais *non amère* ; elle teint légèrement la salive en jaune.

N. B. — Les gros fragments venant du Portugal ont une certaine ressemblance avec l'écorce d'Angusture vraie.

Buis. — L'écorce de Buis ressemble beaucoup aux *petites* écorces de Grenadier ; mais elle ne teint pas la salive et possède une saveur *très amère*.

Loxa, Cascarille

QUINQUINA GRIS LOXA. — Il est *gris-noirâtre*, roulé en cylindres très simples ou doubles, de longueur variable et de deux millim. environ d'épaisseur. La face externe présente des stries transversales régulières, profondes, et sensiblement équidistantes ; elle est en grande partie recouverte *de lichens grisâtres*, argentés. Les bords sont presque toujours *taillés en biseau*. La saveur offre une amertume spéciale et l'odeur rappelle beaucoup celle du tan.

CASCARILLE. — Elle se présente en tubes moins gros que ceux du Qu. Loxa. La face externe est couverte d'un suber *grisâtre* qui se détache facilement laissant à nu l'écorce *brune*. Elle présente quelquefois des petites plaques de lichens comme le Loxa et aussi des fentes transversales mais *bien moins profondes*. La cassure des bords est toujours *droite*. L'odeur est aromatique, rappelant un peu celle de girofle.

Chêne, Saule

CHÊNE. — L'écorce de Chêne qui se trouve en courts tronçons dans les pharmacies est ordinairement présenté à l'examen en morceaux de 10 à 20 centimètres de longueur, tantôt cylindriques, tantôt en gouttières. La face externe est *grisâtre* ; elle est *lisse* et *luisante* chez les jeunes écorces ; elle est *rugueuse*, *crevassée* et tachée de lichens noirs chez les vieilles écorces. La face interne est d'un brun clair. La cassure est *fibreuse* et de teinte brun-clair dans la moitié interne ; elle est *nette* dans la moitié externe qui est d'ailleurs beaucoup plus brune. L'odeur est celle du tan, la saveur est *très astringente*.

10'

Saule. — L'écorce du saule offre une certaine ressemblance avec celle de chêne surtout lorsqu'elle est vieille et crevassée. Toutefois, la face externe est d'un gris *jaunâtre* ; la face interne est jaune. La moitié externe se *casse net* ; la moitié interne *plie et se détache* en lanières minces, très résistantes, de teinte *rose-chair*. La saveur est *amère*, non astringente.

Cannelle blanche, Winter, Angusture

Cannelle blanche. — Cette écorce se présente en gouttières ou en cylindres assez épais. La face externe jaune-noisette ou jaune orangé porte par places des érosions blanchâtres plus ou moins larges. La face interne est de même teinte que ces érosions et *unie*, presque lisse. La cassure très nette montre un fond clair piqueté de *points orangés* sauf sur le bord interne qui est uniformément blanchâtre. L'odeur est aromatique, la saveur camphrée.

Winter. — L'écorce de Winter se présente en gouttières épaisses de 3 milimètres au moins. Sa face *externe* est de teinte blanchâtre, à peu près comme la face *interne* de la Cannelle blanche (un peu plus foncée chez les vieilles écorces rugueuses et fendillées). L'épiderme *subéreux* est beaucoup plus *tendre* que celui de la Cannelle blanche ; il se laisse détacher aisément par l'ongle en une poussière très fine et très douce au toucher. La face interne est brune. La cassure très nette offre deux zones bien distinctes : l'interne *brune* et l'externe *grise* (ou *blanchâtre*).

Angusture. — L'écorce d'angusture *vraie* se présente en gros cylindres, en gouttières ou en plaques. La face externe est d'un jaune verdâtre et parsemée soit de très petites taches blanches, soit de larges taches noires irrégulières. La face interne *s'exfolie facilement* ; elle est brune et lisse, plus ou moins parsemée de petits cristaux micacés brillants d'oxalate de chaux. La cassure est nette et les bords sont le plus souvent *taillés en biseau*.

N. B. — Bien que l'Angusture *fausse* (écorce du Vomiquier) ne puisse guère être présentée à l'examen, il est important de connaître ses caractères distinctifs. Sa face externe rougeâtre est *couverte de verrues*. Sa face interne est brune comme celle de la vraie angusture, mais elle est *striée en long*. Enfin, les bords sont *droits* et la saveur *très amère*.

Citron, Orange amère

La confusion n'est guère possible entre ces deux écorces. Mais il est bon de savoir que le commerce les offre sous deux aspects : *rubans* et *quartiers*. Nous avons vu beaucoup d'élèves hésiter et se taire à l'examen devant l'une ou l'autre de ces formes, inconnue pour eux, de produits si souvent employés.

§9. — BOIS

297. *Campêche.* — 298. *Douce-amère.* — 299. *Gayac.* — 300. *Panama.* — 301. *Quassie amère.* — 302. *Santal citrin.* — 303. *Santal rouge.* — 304. *Sassafras.*

Obs. — Le Sassafras et la Quassie amère qui ne sont usités dans les pharmacies qu'à l'état de *copeaux*, sont le plus souvent présentés à l'examen en *bûches plus ou moins volumineuses* ; ainsi du reste que les autres bois du Codex, lesquels sont à peu près inconnus dans les officines. Pour étudier convenablement l'aspect de ces drogues, le mieux est de se reporter aux échantillons des Écoles.

§ 10. - DIVERS

TUBERCULES : — 305. *Arum-pied-de-Veau.* — 306. *Jalap.* - 307. *Salep.*

BULBES : - 308. *Ail.* — 309. *Colchique.* — 310. *Oignon.* — 311. *Scille* (squames).

SUCS et EXTRAITS : — 312. *Aloès.* — 313. *Cachou.* — 314. *Camphre.* — 315. *Kino.* — 316. *Lactucarium.* 317. *Manne.* — 318. *Opium.* — 319. *Scammonée.* 320. *Tamarinier* (pulpe du fruit).

GOMMES : — 321. *Gomme adragante.* — 322. *Gomme du Sénégal.*

RÉSINES : 323. *Elemi.* — 324. *Tacamaque.* — 325. *Mastic.* 326. *Sandaraque.* — 327. *Poix de Bourgogne.* 328. *Galipot.* - 329. *Gayac.* — 330. *Sang-dragon.* 330 bis. *Dammar Kauri.*

GOMMES-RÉSINES : — 331. *Bdellium.* — 332. *Myrrhe.* — 333. *Encens.* — 334. *Assa-fœtida.* 335. *Galbanum.* — 336. *Ammoniaque.* — 337. *Opopanax.* — 338. *Euphorbe.* — 339. *Gutte.*

BAUMES : — 340. *Baume du Pérou.* — 341. *Baume de Tolu.* — 342. *Benjoin.* — 343. *Styrax.*

TÉRÉBENTHINES et DÉRIVÉS : - 344. *Copahu.* — 345. *Térébenthines des Conifères.* — 346. *Térébenthine de Chio.* - 347. *Colophane.* — 348. *Résine jaune.* — 349. *Poix blanche.* — 350. *Poix noire.* — 351. *Gou-*

dron végétal. — 352. *Huile de Cade.* — 353. *Créosote.* — 354. *Essence de Térébenthine.*

FÉCULES, etc. : — 355. *Parmentière.* — 356. *Amidon de blé.* — 357. *Manioc.* — 358. *Lycopode.*

Mastic, Sandaraque, Encens

MASTIC. — Le Mastic ressemble beaucoup à la Sandaraque par la grosseur, la forme, la couleur, l'odeur, la saveur, la cassure et la transparence ; il en diffère par une seule propriété à laquelle il doit du reste son nom : quand on le serre entre ses dents, il commence par se briser en petits morceaux ; puis ces morceaux *se laissent pétrir et s'agglutinent sans s'attacher aux dents* en formant une masse blanchâtre qui n'est pas transparente.

SANDARAQUE. — Quand on serre la Sandaraque entre les dents, elle se réduit en une *poudre fine* qu'on ne peut agglutiner par la mastication.

ENCENS. — L'encens se laisse agglutiner sous la dent comme le Mastic ; mais il n'est pas transparent ; sa surface est poussiéreuse ; sa cassure est terne. Les larmes sont en général plus grosses que celles des deux produits précédents ; quelques-unes sont partiellement ou totalement *violacées.*

Ammoniaque, Benjoin, Euphorbe, Galbanum

A. — Les *gros morceaux* d'Ammoniaque, qui contiennent dans leur masse *des larmes de teinte plus claire*, peuvent à première vue être confondus avec les morceaux de *Benjoin amygdaloïde.*

Or dans le Benjoin le fond de la masse est *gris-brun* et les larmes sont *presque blanches*.

Dans l'Ammoniaque le fond est *jaune-foncé* et les larmes sont *jaune-clair*. En outre on trouve toujours la présence de *fruits* caractéristiques : ce sont des méricarpes d'Ombellifère très larges, très aplatis et portant trois côtes dorsales.

B. — Les *petites larmes isolées* d'Ammoniaque offrent une certaine ressemblance avec l'*Euphorbe*.

Or les larmes d'Euphorbe offrent en dedans *la même teinte jaune* qu'à la surface ; presque toutes sont percées d'un trou contenant un aiguillon.

Les larmes d'Ammoniaque sont de teinte beaucoup plus claire à l'intérieur ; quand on frotte sur le doigt mouillé la cassure *récente* on obtient une émulsion *laiteuse*.

Le Galbanum, soit en masses larmeuses, soit en larmes isolées, ressemble beaucoup à l'Ammoniaque et contient des fruits de forme analogue. Il s'en distingue seulement en ce qu'il est toujours *plus mou*, *plus poisseux*, et parce qu'il possède une odeur particulière très forte et très tenace.

Cachou, Kino, Aloès, Scammonée, Poix noire

Cachou. — Il est *brun-foncé*, à cassure conchoïdale brillante, criblée de bulles d'air. A l'écrasement il donne une poudre *brun-chocolat*. La mastication le réduit en une poudre de même teinte qui ne s'agglutine pas en masse, ne s'attache pas aux dents, enfin ne se dissout pas complètement dans la salive.

Kino. — Masse *plus noire*, non criblée de trous, produisant une poudre *rouge*. Il s'attache aux dents par la mastication et se dissout complètement dans la salive en lui donnant une teinte rouge.

ALOÈS. — Il diffère des deux précédents par sa teinte *noir-verdâtre,* par sa poudre *jaune-verdâtre,* par sa saveur très amère et enfin par son odeur spéciale.

SCAMMONÉE. — Elle est noirâtre avec *parties grises ;* sa cassure est brillante et criblée de bulles d'air. Elle s'écrase très facilement en donnant une poudre *grise.* Par mastication elle se réduit tout d'abord en poudre, puis se prend en une *pâte grise* qui ne s'attache pas aux dents. La saveur est un peu âcre. L'odeur particulière a été comparée à celle de la brioche, du beurre rance, de la pepsine, etc. En réalité elle ne rappelle que très imparfaitement ces divers produits.

POIX NOIRE. — Elle diffère des quatre produits précédents par sa masse *presque malléable,* d'un noir très brillant foncé et bien homogène (qui n'offre pas de reflets bruns, rouges, verdâtres ni gris). La poudre ne possède aucune de ces teintes ; elle est *franchement noire* comme la masse ; elle poisse légèrement aux doigts. Par mastication la Poix noire *ne s'écrase pas ;* elle se ramollit sous la dent mais sans s'y attacher. La saveur est presque nulle ; l'odeur est celle du goudron.

Galipot, Colophane, Résine jaune, Poix de Bourgogne, Poix Blanche

GALIPOT. — Masses irrégulières, mamelonnées, d'un jaune ambré très foncé, portant souvent des débris d'écorce sur l'une des faces. La couche externe très sèche, cristalline, translucide, s'écrase facilement en une poudre *blanchâtre*. Par mastication, elle se brise d'abord puis elle forme *une pâte qui s'attache aux dents*. La partie centrale, de teinte plus pâle, reste souvent molle et opaque et possède une odeur de térébenthine bien plus marquée.

COLOPHANE. — Elle est transparente et de teinte *uniforme dans toute sa masse* : cette teinte est du reste tantôt *jaune pâle*, tantôt *acajou*, suivant le mode de préparation. La colophane s'écrase facilement en une poudre blanche ; par mastication elle donne également ment une poudre fine *qui ne s'agglutine pas*.

RÉSINE JAUNE. — Elle se comporte comme la Colophane par mastication et pulvérisation. La masse est opaque et de teinte *jaune-pâle* : toutefois la couche externe des morceaux est d'un beau *jaune d'ambre transparent* sur une épaisseur de 2 à 3 millimètres. La masse présente généralement un assez grand nombre de *bulles d'air*.

POIX DE BOURGOGNE. — Elle est opaque, de couleur *jaune foncé*, solide et cassante à froid. Au contact des doigts elle se ramollit rapidement et devient très adhérente. — Odeur agréable ; saveur douce, *non amère*.

POIX BLANCHE. — Elle est plus blanche que la précédente, la surface est sèche et cassante, mais la masse inférieure est molle, presque coulante. — Odeur très forte de térébenthine ; saveur *amère*.

LES PRODUITS ANIMAUX sont faciles à reconnaître. Outre ceux décrits au chapitre III, il convient de signaler la *Corne de Cerf* qui peut être présentée *en petits morceaux* ou *râpée*.

---

§ 11. — PLANTES FRAICHES

Belladone 27) — *Datura* 24) — *Ricin* 11) — *Mélisse* 30) — *Menthe* 28) — *Sauge* 18) — *Feuilles du
Laurier-cerise* 28) — *Feuilles du Laurier commun*
17) — *Digitale fleurie* 7) — *Digitale : fleurs* 4) — *Jusquiame* 16) — *Bourrache* 16) — *Rue* 5) — *Morelle*
5) — *Ciguë* 8) — *Mercuriale* 18) — *Armoise* 15) —
Romarin 4) — *Cochlearia* 10) — *Pavot* 4) — *Tabac*
4) — *Lavande* 4) — *Mauve* 14) — *Lierre terrestre*
13) — *Guimauve* 8) — *Douce-amère* 3) — *Feuilles
de Conyze* 3) — *Sureau* 3) — *Raifort* 13) — *Hysope.*
3) — *Centaurée* 3) — *Pariétaire* 3) — *Feuilles de
noyer* 3) — *Feuilles d'oranger* 6) — *Origan* 4) —
Millepertuis 2) — *Aconit* 10) — *Fenouil* — *Angélique* — *Valériane* — *Reine des prés* — *Mélilot* —
Camomille — *Pervenche* — *Lin* — *Persil* — *Fusain.*

Obs. — Le nombre des plantes officinales qu'on
présente *fraîches* est assez restreint (1). On se borne
avec raison, à celles que le Codex fait employer en cet
état pour diverses préparations, tels que les Alcoolats et les Alcoolatures, les Hydrolats, les essences, le
Baume tranquille, etc. ; à celles en outre dont l'action
est si importante ou l'usage si fréquent que leur forme
naturelle ne peut être ignorée. Aux élèves qui, vers la
fin du stage, n'auraient pas vu toutes les plantes énumérées ci-dessus à l'état frais, nous conseillons de

(1) Cette liste contient les seules plantes fraîches que les étudiants nous ont dit leur avoir été présentées. Les chiffres qui les
accompagnent montrent *combien de fois* chacune d'elle a été de
la sorte signalée. (Voy. Introduction).

visiter les jardins de l'Ecole qui doit les recevoir (1).
Les plantes fraîches sont toujours caractéristiques :
une description serait ici superflue ; et du reste la
plupart ont été déjà étudiées dans ce chapitre. Rap-
pelons seulement les comparaisons suivantes : *Ricin,
Datura* — *Digitale, Conyze* — *Ciguë, Cerfeuil.*

(1) Les candidats de Paris trouveront, *vers l'Est du Jardin des
plantes,* dans la partie qui avoisine la gare d'Orléans–Austerlitz,
un petit carré contenant *les seules plantes officinales.* Nous leur
conseillons de le visiter. Il suffit amplement pour leur étude des
plantes *fraîches,* en vue de l'examen.

CHAPITRE V

RECONNAISSANCE

DES

MÉDICAMENTS COMPOSÉS

Observations et Conseils. — On ne peut évidemment proposer à reconnaître que des médicaments composés *officinaux*, c'est-à-dire inscrits au Codex ; mais encore parmi ces derniers, il n'en est qu'un petit nombre qui soient susceptibles d'être présentés à l'examen de stage. Il convient en effet d'écarter : ceux qui sont très altérables ou que, pour des motifs divers, on ne garde jamais en provision ; ceux enfin, très nombreux, dont les caractères physiques (couleur, aspect, saveur, odeur, consistance), sont trop peu marqués pour qu'on puisse les reconnaître rapidement et *sans le secours de réactifs*. On élimine de la sorte les Potions, Tisanes, Apozèmes, Collyres, Collutoires, Gargarismes, Bains, Fumigations, etc.

Les épreuves ne peuvent donc *raisonnablement* porter que sur un certain nombre d'*Extraits, Poudres, Sirops et Mellites, Teintures, Pommades et Onguents, Masses emplastiques, Alcoolats, Hydrolats, Huiles, Vins,* et certains autres *Produits divers.* On donne aussi de temps en temps quelques *Substances chimiques,* toujours choisies parmi les plus caractéristiques.

Pour chacune de ces catégories nous donnons une liste des produits considérés comme « *probables* » ou simplement « *possibles* » en tant que sujets d'épreuve pour l'*examen de stage.* Destinées à guider les candidats, ces listes, sans avoir *rien d'officiel ni d'absolu,* leur offrent cependant un champ d'étude assez vaste et une sécurité suffisante. Elles n'ont pas été établies seulement d'après notre jugement personnel ; mais en prenant pour *base* la statistique dressée dans ce but (Voy. Introduction) et *pour limite* le cycle des sujets d'épreuves donnés aux concours d'Internat des hôpitaux de Paris (1).

Suivant la méthode adoptée pour les *simples* au chapitre précédent, les produits faciles à reconnaître n'ont pas ici d'autre mention que celle de leur nom. Les autres sont étudiés à la suite de chaque liste, en rapprochant autant que possible sous une accolade, ceux *qui offrent une certaine ressemblance* permettant la confusion. Ces sortes de « *colles* » sont quelquefois dans une même série présentées côte à côte sur la table d'examen (2).

(1) Les chiffres résultant de notre statistique et marqués dans les listes *après* les noms, constituent pour chacun d'eux une sorte de « *coefficient de probabilité* ».

(2) A noter les suivantes parmi celles qui ont été relevées : Glycérine, Sirop simple — Alcoolat et Hydrolat de Menthe — Laudanum de Rousseau, Teinture d'opium — Ether, Liqueur d'Hoffmann — Teinture de Benjoin, B. du Commandeur — B. de Fioraventi, Alcoolat vulnéraire — Alcool camphré, Eau-de-vie camphrée — Amidon, Fécule — Acide citrique, Acide tartrique — Tartrate de fer, Citrate de fer — Sulfate de soude, Sulfate de magnésie.

Les indications sont ici forcément très sommaires ; beaucoup même pourront sembler vagues et insuffisantes. C'est qu'en effet les éléments de diagnostic sont plus malaisés à décrire et moins nombreux que pour les plantes : point de conformation, de dimensions ni de structure à signaler ; souvent la consistance est inutile à indiquer étant sensiblement égale chez tous les produits de chaque catégorie. Il ne reste guère que *la couleur*, *l'odeur* et *la saveur* : caractères difficiles, souvent même impossibles à définir, justiciables seulement d'une *étude pratique* très attentive. Or l'*odorat* peut faire défaut au moment de l'examen par suite d'un rhume de cerveau malencontreux. D'autre part *le goût* est souvent faussé ou émoussé (1) dès le début de l'épreuve, par la gustation immodérée d'un produit âcre ou amer. C'est donc sur *les yeux qu'il faut surtout compter* ; et par suite il convient d'insister beaucoup dans les exercices, sur l'étude comparative des nuances et des couleurs.

L'eau est toujours mise à la disposition des candidats, à titre de rince-bouche. Elle peut être dans bien des cas très utile pour la détermination des produits. Il faut apprendre à bien l'employer et ne pas manquer de s'en servir à l'examen.

L'importance qu'on attache à l'épreuve des *composés* a déjà été signalée : il faut préparer très sérieusement cette partie du programme. Les élèves ne peuvent absolument pas se dispenser de créer pour leur usage *une collection de médicaments composés*. Ils doivent la revoir, l'étudier sans cesse et dès l'approche de l'examen s'habituer à reconnaître *des séries de dix* dans le temps réglementaire. Par des exercices répé-

(1) L'habitude de *fumer* et de *priser* affaiblit beaucoup le *goût* et l'*odorat*. Nous conseillons, par expérience, l'abstention de tabac, au moins pendant les quelques jours qui précèdent l'examen.

tés on arrive à un véritable entraînement ; on acquiert une habileté, une sorte de *flair spécial* grâce auquel des produits très difficiles sont quelquefois aisément reconnus sans qu'on puisse même donner les motifs du diagnostic.

A l'examen il faut commencer par *regarder* attentivement et *palper* les produits. On ne doit *les goûter qu'en dernier lieu* et quand cela est nécessaire pour achever de les déterminer.

Qu'on nous pardonne une dernière recommandation. Il faut toujours goûter *très proprement*. Par exemple : ne pas plonger son doigt dans un pot d'extrait ; mais prélever une *petite* quantité au moyen d'une baguette de verre ou d'une spatule, etc.

REMARQUE : *Les produits dont le nom est précédé d'un astérisque ne figurent pas au Codex de 1908.*

§ 1. — EXTRAITS

Gayac 3) — *Valériane 7)* — *Colombo 2)* — *Opium 23)* — *Gentiane 18)* — *Quinquina 22)* — *Rhubarbe 16)* — *Réglisse 2)* — *Belladone 26)* — *Ergotine 14)* — *Ratanhia sec 6)* — *Cachou sec 3)* — *Jusquiame 3).*

★ GAYAC. — Brun en masse ; délayé dans l'eau ou la salive il donne une bouillie de teinte *sépia*. — Odeur de vanille ou de benjoin.

VALÉRIANE. — Odeur spéciale.

★ COLOMBO. — Saveur amère ; *élasticité* très prononcée.

OPIUM. — Odeur et saveur spéciales ; consistance ferme.

GENTIANE. — Amertume très prononcée. Teinte jaune très claire avec l'eau ou la salive. Teinte *jaune, hépatique* sous épaisseur. — Odeur spéciale.

QUINQUINA. — Amertume spéciale bien moins prononcée que chez le précédent ; transparence parfaite avec reflets rougeâtres ; donne avec l'eau une solution trouble.

RHUBARBE. — Odeur et saveur spéciales. — Noir en masse et *jaune rhubarbe* sous faible épaisseur.

RÉGLISSE. — Saveur sucrée, un peu brûlante. — Très noir en masse ; quand il est très sec, si on le raye avec l'ongle, la trace laissée est de couleur cachou.

BELLADONE. — Noir rougeâtre, de consistance molle et d'odeur spéciale très forte. La surface est ordinairement lisse, mais l'intérieur de la masse est granuleux.

ERGOTINE. — Noir jaunâtre, de consistance molle et d'odeur spéciale rappelant celle de la viande grillée. La masse est homogène.

RATANHIA. — Rouge et très astringent.

★ CACHOU SEC. — Noir et peu astringent.

JUSQUIAME. — Brun verdâtre ; odeur de poisson.

EXTRAITS FLUIDES (*Codex 1908*)

Grindélia. — Hydrastis. — Rhamnus frangula. — Cascara sagrada. Cola. Condurango. — Coca. — Ergotine. — Hamamélis. — Salsepareille. — Viburnum.

<table>
<tr>
<td rowspan="10" style="writing-mode: vertical-rl">COULEUR DE L'EXTRAIT</td>
</tr>
</table>

brun verdâtre

Grindélia. — Odeur de champignons, saveur très amère, dans l'eau précipité résineux blanc-verdâtre restant à la surface.

Hydrastis. — Odeur vireuse, colore en vert les parois du flacon, dans l'eau précipité jaune verdâtre.

noirâtre

Rhamnus (Bourdaine). — Saveur légèrement . amère ; précipité jaune grumeleux abondant, allant au fond de l'eau.

Cascara sagrada. — Saveur très amère, précipité jaunâtre moins abondant.

brun rougeâtre

Salsepareille. — Par agitation donne mousse rougeâtre, persistante, caractéristique.

Viburnum. — Odeur de Valériane ; précipité couleur chair, restant à la surface de l'eau.

Hamamélis. — Odeur aromatique ; avec l'eau, précipité blanchâtre allant au fond.

Cola. — Odeur spéciale, saveur peu amère, se mélange à l'eau sans précipité.

Condurango. — Saveur très amère : avec l'eau, précipité blanchâtre résineux.

Coca. — Odeur rappelant l'ergotine : colore le flacon en brun par agitation, avec l'eau précipité allant au fond.

Ergotine. — Odeur de viande grillée ; ne colore pas le flacon ; va au fond de l'eau sans précipité.

§ 2. — POUDRES

Obs. — Les poudres sont beaucoup demandées à l'épreuve des composés. C'est à tort que les élèves les regardent comme très difficiles. En effet, sans parler des autres caractères, et pour un œil tant soit peu exercé, la couleur seule pourrait suffire à les différencier. Dans la longue liste qui suit il n'est pas deux poudres dont la teinte soit absolument identique ; à tel point qu'un peintre les déterminerait aisément sans les avoir jamais vues, d'après les descriptions faites en termes techniques. Il serait superflu d'entreprendre ici de telles descriptions et surtout d'employer le langage des artistes dont la plupart des expressions seraient mal comprises. Pour désigner à des pharmaciens la nuance de telle ou telle poudre, les meilleurs mots qu'on puisse utiliser ne sont-ils pas *les noms mêmes* de ces poudres ? C'est donc pour les élèves une question de quelques exercices grâce auxquels l'éducation de l'œil sera vite accomplie. Pour leur faciliter ce travail, la classification suivante a été établie en prenant la couleur pour base. Dans chacune des séries les poudres sont rangées en passant de la teinte claire à la teinte foncée, de la nuance faible à la nuance accentuée. Les autres caractères sont indiqués, lorsqu'il y a lieu, en quelques mots.

1. Blanc-Neige

Carbonate de magnésie 2). — Légèreté remarquable.

Camphre. — Odeur spéciale.

Gomme adragante 7). — Soluble, mucilagineuse ; ne s'enfonce pas dans l'eau.

Gomme arabique 9). — Soluble, mucilagineuse ; quand on la projette *avec force* sur l'eau elle s'y enfonce en grande partie.

Fécule 14). — Poudre *brillante*, criant sous la pression des doigts.

Amidon 11). — Poudre *mate*, criant sous la pression des doigts.

★ *Riz* 8). — Poudre mate, moelleuse au toucher.

Alun 4). — Saveur acide et styptique.

Bicarbonate de soude 6). — Saveur alcaline et urineuse.

Poudre contre le Coryza. — Odeur de menthol.

2. BLANC-CRÈME

Guimauve 4). — Odeur spéciale ; saveur douceâtre mucilagineuse, non sucrée.

P. diurétique 2). — Odeur de guimauve ; teinte un peu plus jaune ; saveur sucrée de réglisse.

★ *Iris* 3). — Odeur de violette ; saveur âcre, un peu amère.

Colophane. — Odeur et saveur résineuses.

S. N. ds Bismuth 4). — Poudre granuleuse.

★ *Résine de Jalap* 3). — Odeur de pruneaux cuits ; saveur âcre.

Pepsine amylacée 2). — Odeur animale, saveur spéciale.

3. GRIS-SALE OU JAUNE SALE

Ipéca 3). — Odeur et saveur nauséeuses.

Valériane 11). — Odeur spéciale.

P. Dower 8). — Odeur d'opium ; poudre *non homogène* dans laquelle on distingue l'opium plus foncé et aussi les cristaux brillants de sulfate de potasse.

Assa fœtida 2).   Odeur spéciale ; poudre de teinte non homogène.

Dextrine 5). — Grains brillants ; odeur de punaise.

4. JAUNE teinte CHAIR

Encens 2). — Odeur spéciale.

Benjoin 6). – – Odeur spéciale de vanille ; teinte plus foncée.

5. JAUNE PAILLE et JAUNE SERIN

Lycopode 2). — Poudre très glissante au toucher ; ne se laisse pas mouiller par l'eau.

Quassia 4). — Saveur amère.

Réglisse 19). — Saveur sucrée.

Réglisse composée.   Poudre grossière, très sucrée, odeur de fenouil.

Soufre 3). – – Couleur jaune serin bien accentuée ; saveur spéciale.

6. JAUNE

Gentiane 18). – – Amertume très prononcée ; odeur spéciale.

Rhubarbe 14). – Saveur et odeur spéciales.

Galle 3).   Soluble dans l'eau ou la salive.

Curcuma 4). — Insoluble, homogène.

Lupulin 2). — Non homogène : parcelles rouges et parcelles grisâtres.

7. JAUNE ROUGEATRE

Cannelle 19). — Odeur et saveur spéciales.

Quinquina jaune 14). — Amertume franche et saveur spéciale.

Scille 5). – – Très amère et le plus souvent *agglomérée* par l'humidité.

Ratanhia 3). — Saveur astringente.

Quinquina rouge 2). — Amertume spéciale.

8. ROUGE

★ *Sang-dragon* 2). — Poudre grumeleuse en partie soluble.

★ *Santal rouge.* — Très tenue, sans saveur.

Sous-carb. de fer 12). — Tache beaucoup les doigts. Plus lourd que les deux autres ; s'enfonce rapidement dans l'eau.

Rose rouge 7). — Odeur spéciale, saveur astringente.

Carmin. — Rouge *vif*, colorant la salive *en rouge*.

Safran 8). — Rouge *plus sombre*, colorant la salive *en jaune*.

9. JAUNE VERDATRE

Colombo 11). — Amertume spéciale.

Aloès 9). — Amertume bien plus prononcée ; odeur spéciale ; *soluble* dans la salive.

★ *Gayac rapé* 4). — Poudre très grosse, de teinte non homogène : jaune sale mélangé de vert.

10. VERT

Belladone 3). — Odeur et saveur peu prononcées.

Ciguë 15). — Odeur forte de souris.

Digitale 8). — Saveur amère (plus rapidement sensible au palais que sur la langue.)

11. BRUN

Cachou 5). — Saveur astringente.

Kermès 10). — Saveur nulle ; aspect *velouté*.

Cubèbe 2). — Saveur et odeur poivrées.

Opium 4). — Odeur spéciale, nauséeuse.
Anis 3). — Odeur spéciale.

12. Noir

Charbon végétal 7). — Léger, brillant, non amer.
⋆ *Poudre dentifrice noire* 5). — Légère, brillante,
    amère ; odeur de Menthe.
Charbon animal 2). — Léger et mat.
Fer réduit 4). — Beaucoup plus lourd : il tombe au
    fond de l'eau.

§.3. — SIROPS

1° INCOLORES : — *Limons* 2). — *Tolu* 14). — *Chloral* 3). — *Fleur d'oranger* 17). — *Menthe* 2). — *Laurier-cerise*. — *Térébenthine* 4). — *Gomme* 12). — *Simple* 33).

2° AMBRÉS : *Bourgeons de pin* 5). — *Coings* 3). — *Goudron* 9). — *Ipéca* 6). — *Iodotannique*. — *Quinquina* 22). — *Antiscorbutique* 49). — *Raifort iodé* 15). — *Écorces d'oranges amères* 25). — *Mellite simple* 3). — *Oxymel simple* 4). — *Oxymel scyllitique* 2).

3° ROUGES : — *Groseilles* 6). — *Cerises* 4). — *Framboises*). — *Mûres* 23). — *Desessartz* 19). — *Miel rosat* 24). — *Miel mercurial* 2).

4° NOIRS : — *Chicorée* 8). — *Nerprun* 7). — *Cuisinier* 4).

5° DIVERS : *Violettes* 4). — *Orgeat* 2). — *Iodure de fer* 18).

Simple. — Incolore ; saveur seulement sucrée.

Glycérine (1). — Incolore ; saveur d'abord sucrée, ensuite un peu brûlante.

Gomme. — Légèrement coloré, épais, visqueux ; saveur de gomme. Il tombe au fond de l'eau plus lentement et en se divisant.

Térébenthine. — Incolore ; odeur et saveur térébenthinées.

Bourgeons de pin. — Légèrement coloré. Odeur térébenthinée ; saveur résineuse.

(1) La Glycérine est indiquée ici parmi les sirops à cause de sa confusion si fréquente avec le sirop simple.

★ *Menthe*. — Odeur et saveur de menthe seulement.

Chloral. — Odeur et *surtout saveur* de chloral *en plus*. — Ne pas se prononcer sans avoir goûté.

Antiscorbutique. — Jaune rougeâtre par transparence et un peu verdâtre par réflexion ; saveur amère et piquante ; odeur prédominante d'essences sulfurées.

Raifort iodé. — Plus foncé, rougeâtre mais non dichroïque.

Groseilles. — De teinte plus claire, un peu violacée.

Mûres.   De teinte plus foncée, plus rouge.

Cuisinier. — *Très noir* ; saveur de miel.

Nerprun. — Saveur âcre et légèrement acide.

Desessartz. — Saveur sucrée ; odeur de serpolet.

Miel rosat. -Saveur astringente ; odeur de rose.

Mellite simple. — Saveur de miel cuit.

Oxymel simple. — Saveur à la fois sucrée et acide.

Oxymel scillitique.   Saveur sucrée, acide et amère.

§ 4. — **TEINTURES**

Aloès (simple 5). — **Aloès* (composée : Elixir de longue vie 2). — **Anis* 2). — **Badiane* 8). — *Cachou* 2). — *Camphre forte* : Alcool camphré 7). — *Camphre faible* : Eau-de-vie camphrée 5). — *Cannelle* 13). — *Coca* 2). — *Cochenille*. — *Extrait d'opium* 16). *Gayac*. — *Gentiane* 8). — *Girofle*. — *Iode* 3). — *Jalap* (composée : Eau-de-vie allemande 2). — *Opium camphrée* (Elixir parégorique 11). — *Oranges amères* 15). — *Quassia* 2). — *Quinquina* 6). — *Ratanhia* 5). — *Rhubarbe* 17). — **Safran*. — *Valériane* 3). — (Pour les Teintures d'Essences voy. *Alcoolats*).

Obs. — Pour mieux percevoir l'odeur des teintures, il faut en verser quelques gouttes dans le creux de la main et frotter vigoureusement pour activer l'évaporation de l'alcool.

Pour l'addition des teintures à l'eau, il faut verser *doucement et en faisant suivre au liquide les parois du verre ;* cette précaution est surtout indispensable pour bien obtenir les *pellicules*.

Iode. — Odeur spéciale ; donne sur la peau une tache qui ne s'enlève pas quand on la mouille : trouble l'eau en laissant à la surface des taches violacées.

Aloès (simple). — Rouge, foncée avec reflets vert-jaunâtre ; saveur amère et désagréable ; trouble l'eau ; laisse sur la peau une tache noire qui s'enlève quand on la mouille.

★ *Aloès* (composée). — Rouge-jaunâtre (Safran) et beaucoup moins foncée (elle est *dix fois moins* chargée d'Aloès) ; elle laisse sur la peau une tache bien plus claire et jaunâtre. Elle ne trouble pas l'eau.

★ *Anis*. — Jaune verdâtre.

★ *Badiane*. — Jaune à reflets verts ; bien plus foncée.

Élixir parégorique. — Jaune brun ; légère odeur de camphre se développant surtout par addition à l'eau.

Baume de Tolu. — Jaune rougeâtre ; produit avec l'eau un trouble *blanc-laiteux* et une pellicule *blanche* (ou *crème*) qui surnage et qu'on peut enlever.

Benjoin. — Jaune clair, bien moins foncée que la précédente ; produit avec l'eau un trouble abondant *blanc-laiteux* et une pellicule *jaune*.

B. du commandeur. — Jaune rougeâtre avec fluorescence rouge qui le fait paraître trouble par réflexion et limpide par transparence ; odeur particulière de Myrrhe ; produit avec l'eau un trouble *jaune* et une pellicule également *jaune*.

Extrait d'Opium. — Plus légère que l'eau : elle surnage *quand on verse doucement*. Odeur vireuse.

Laudanum de Sydenham. — Colore l'eau fortement en jaune, reste à la surface. Odeur de safran, colore en jaune les parois du flacon.

★ *Laudanum Rousseau*. — Plus dense que l'eau : il s'y enfonce assez rapidement.

Cachou. — Trouble l'eau. — Plus foncée.

Ratanhia. — Ne trouble pas l'eau. — Plus claire.

Arnica. — Odeur bien nette d'Arnica ; saveur *non amère*.

Gentiane. — Jaune rougeâtre, transparente, avec légère *fluorescence verdâtre* par réflexion.

Quassia. — Beaucoup plus claire que la précédente ; *très amère ;* ne trouble pas l'eau.

Eau-de-vie allemande. — Odeur spéciale ; saveur âcre ; *trouble l'eau*.

{
Alcool camphré. — Donne avec l'eau un trouble très abondant qui salit les parois du verre.

Eau-de-vie camphrée. — Donne avec l'eau un trouble peu abondant, insuffisant pour tacher le verre.
}

§ 5. — POMMADES & ONGUENTS.

Camphrée 9). — Citrine 2). — Concombre 8). — Epispastique jaune 12). — *Epispastique au Garou 14). — Epispastique verte 29). — *Laurier 3). — Populeum 24). — d'Helmerich 7). — Mercurielle simple 5). — Mercurielle double 13). — Rosat 3). — Soufrée 6). — Styrax 2).

Epispastique jaune. — Odeur de cantharides ; teinte jaune très clair.

*Epispastique au Garou. — Odeur spéciale ; teinte verdâtre homogène.

Mercurielle simple. — Plus molle ; moins foncée ; plus légère : une boulette déposée avec précaution sur l'eau ne tombe pas au fond.

Mercurielle double. — Plus dure ; plus foncée et beaucoup plus dense : elle tombe au fond de l'eau rapidement.

Soufrée. — Belle teinte jaune serin ; masse bien liée et bien homogène.

d'Helmerich. — A moins d'être très récente, cette pommade est toujours moins bien liée que la précédente et la teinte jaune serin du soufre a passé plus ou moins au jaune sale (nuance Dextrine ou Lycopode).

d'Iodoforme. — Teinte jaune ; odeur caractéristique.

Epispastique verte. — Vert foncé, non homogène, laissant voir dans la masse les petits points noirs de la poudre de cantharides.

Populeum. — Vert plus clair et homogène.

*Laurier. — Masse un peu grumeleuse ; odeur spéciale.

§ 6. — MASSES EMPLASTIQUES

Emplâtre brun (Onguent de la mère 8). — *Canet* 14). — *Ciguë* 16). — *Minium* 9). — *Poix de Bourgogne* 5). — *Simple* 6). — *Vésicatoire* 21). — *Vigo* 27). — *Diachylon* 2). — *Caoutchouté*.

Simple. — Blanc sale, sans odeur.

Diachylon. — Plus jaune (cire), très agglutinatif et possédant l'odeur marquée des gommes résines d'Ombellifères.

Poix de Bourgogne. — Jaune différent, tirant sur le jaune serin : odeur spéciale.

★ *Ciguë.* — Odeur forte de souris.

Vigo. — Pas d'odeur ; laisse une trace argentée due au mercure, par friction sur une pièce d'or (1).

Sur la section *récente* d'un magdaléon, on aperçoit très bien les fines parcelles de safran qu'il contient. En la frottant avec le doigt *mouillé* on obtient une *coloration jaune* très appréciable.

★ *Canet.* — Couleur du Colcothar ; pas d'odeur.

★ *Minium.* — Couleur analogue ; odeur de camphre.

---

(1) Pour obtenir sûrement et rapidement cette réaction, il ne faut pas frotter la masse emplastique sur la pièce de monnaie, mais y déposer une parcelle d'emplâtre et frotter ensuite vigoureusement *avec le doigt*.

§ 7. — ALCOOLATS & HYDROLATS

ALCOOLATS : — *Anis* 4). — *Citron composé :* Eau de Cologne 2). — *Cochléaria* 6). — *Fioraventi* 18). — ** Genièvre* 3). — *Mélisse* 23). — *Menthe* 15). — *Romarin*). — *Vulnéraire* 29).

HYDROLATS. — *Cannelle* 22). — *Fleurs d'oranger* 17). — *Laurier-Cerise* 34). — ** Mélisse* 4). — *Menthe* 9). — *Roses* 14). — *Valériane*).

Obs. — Pour distinguer un Alcoolat de l'Hydrolat *correspondant* il suffit d'en verser quelques gouttes sur la main et d'observer la rapidité de l'évaporation.

Alcoolat de Mélisse. — Trouble l'eau ; odeur agréable de Mélisse et de Citron.

B. de Fioraventi. — Trouble *beaucoup* l'eau ; odeur *plus forte et moins agréable* de térébenthine et de Gommes-résines.

Alcoolat vulnéraire. — Ne trouble pas l'eau.

§ 8. — HUILES ET VINS

HUILES : — *Amandes douces* 12). — *Camphrée.* — *Camomille* 2). — *Camomille camphrée* 4). — *Jusquiame* 5). — *Baume tranquille* 26). — * *Laurier* 4). — *Morue* 2). — *Olives* 7). — *Ricin* 17).

VINS : — *Antiscorbutique* 7). — *Aromatique* 5). — *Charité* 5). — Colombo au Malaga 3). — *Gentiane* (au Vin blanc 9). — *Quinquina* 13). — *Trousseau* 7). — *Créosoté.* — *Iodotannique phosphaté.*

* *Laurier.* — Consistance butyreuse ; masse grumeleuse non homogène.

B. tranquille. — Vert par réflexion et rougeâtre par transparence. Odeur des Solanées accompagnée de celle des essences.

Huile de Jusquiame. — Même teinte ; odeur de Jusquiame seule.

Amandes douces. — Jaune ; très fluide ; inodore et sans saveur.

Olives. — Verdâtre ; odeur et saveur spéciales.

Ricin. — Incolore ; très épaisse ; odeur et saveur nauséabondes.

Vin de Trousseau. — Amertume légère, et saveur spéciale due à l'acétate de potasse.

Vin de la charité. — Amertume bien prononcée ; saveur et odeur dominantes de Macis et de Citron.

§ 9. — DIVERS

Baume nerval 11). — *Baume opodeldoch* 3). — *Beurre de cacao* 2). — *Beurre de Muscades* 6). — *Cérat* 4). — *Cold-cream* 9). — *Collodion* 5). — *Conserve de Roses* 8). — *Diascordium* 27). — *Eau blanche* 2). — *Eau sédative* 3). — *Eau phéniquée* 4). — *Éponges préparées* à la ficelle 3). — *Espèces aromatiques* 4). — *Espèces carminatives* 6). — *Espèces diurétiques* (Cinq-racines 3). — *Espèces pectorales* (fleurs 2). — *Espèces émollientes* 4). — *Espèces pectorales* (fruits 4). — *Essence de térében-thine* 2). — *Glycéré d'amidon* 4). — *Farine de lin* 8). — *Farine de Moutarde* 12). — *Laudanum de Rousseau* 11). — *Laudanum de Sydenham* 23). — *Liqueur d'Hoffmann* 10). — *Onguent égyptiac* 2). — *Opiat au Copahu* 7). — *Masse de Cynoglosse* 18). — *Pierre divine.* — *Pulpe de Tamarins* 4). — *Savon amygdalin* 7). — *Savon animal* 11). — *Thériaque* 7).

Cire jaune. — Teinte homogène ; odeur spéciale.

Beurre de Muscades. — Fond jaune cire avec mar-brures plus claires ; odeur spéciale.

Baume nerval. — Teinte homogène plus claire que celle du beurré de Muscades ; masse bien moins dure ; odeur de camphre et de girofles.

Cérat. — Blanc crème ; légère odeur de Roses.

Cold-cream. — Blanc laiteux ; odeur de Roses et de Benjoin.

Masse de Cynoglosse. — Brun rougeâtre; teint la salive en jaune (safran). Consistance plus ferme que celle des produits suivants.

★ *Thériaque.* — Couleur noire; saveur âcre et amère; ne teint pas la salive.

★ *Conserve de Roses.* — Rouge-noire; odeur de roses; saveur astringente.

Pulpe de Tamarins. — Couleur noire; saveur très acide.

Diascordium. — Couleur rouge brique; odeur spéciale.

Opiat au Copahu. — Saveur et odeur spéciales nauséeuses.

Savon animal. — Plus dur et plus blanc; saveur alcaline et odeur de suif.

Savon amygdalin. — Demi-dur, jaunâtre, d'un grain fin et uni; la saveur ne doit pas être alcaline.

Farine de lin. — Intérieur *jaune-sale*; enveloppe *brun-clair*.

Farine de Moutarde. — Intérieur *jaune-verdâtre*; enveloppe *brun-foncé* un peu rougeâtre.

En cas d'hésitation, *mouiller* une pincée et *sentir* un instant après.

Espèces : —

★ *Carminatives.* — Fruits d'Ombellifères de petit volume.

★ *Fruits pectoraux.* — Fruits divers très volumineux.

★ *Aromatiques.* — Feuilles incisées *accompagnées de* petites *fleurs* de Labiées.

★ *Emollientes.* — Feuilles *sans fleurs*.

★ *Diurétiques.* — Racines.

Pectorales. — Fleurs.

§ 10 — PRODUITS CHIMIQUES

Acétate d'ammoniaque 19). — *S. Acétate de cuivre* (Verdet gris 4). — *Acétate de plomb* 2). — *Acide borique* 5). — *Acide citrique* 13). — *Acide tartrique* 9). — *Acide phénique crist.* 3). — *Acide phénique liquéfié* 2). — *Alcool* 3). — *Alun crist.* 4). — *Alun pulv.* (Voyez Poudres). — *Bromure de potassium* 7). — *Bichromate de potasse.* — *S. N. de Bismuth en trochisques* 3). — *S. N. de Bismuth pulv.* (V. Poudres.) — *Camphre.* — *S. carb. de fer* (V. Poudres). — *Carb. de magnésie* (V. Poud.) — *Citrate de fer* 12). — *Chloral* (plaques ou cristaux 7). — *Chloroforme* 15). — *Crème de tartre soluble* (paillettes 5). — *Créosote* 4). — *Dextrine* (Voir Poudres). — *Essence de térébenthine* 8). — *Éther* 12). — *Extrait de Saturne* 5). — *Fer réduit* (V. Poudres). — *Glycérine* 31). — *Iode* 2). — *Iodure de plomb* 3). — *Iodure de potassium* 9). — *Kermès minéral* (V. Poudres). — *Litharge.* — *Perchlorure de fer* 4). — *Permanganate de potasse.* — *Protoiodure de mercure.* — **Pyrophosphate de fer* 6). — **Pyroph. de fer et de soude* 4). — *Sulfate de magnésie* 12). — *Sulfate de soude* 9). — *Sulfate de cuivre* 2). — *Sulfate de fer* 4). — *Sulfate de Quinine* 7). — *Sulfate de potasse.* — *Tartrate de fer et de potasse* 16). — *Vaseline* 4).

Acide citrique. — Prismes droits, rhomboïdaux, translucides, à surface brillante; plus friables que les cristaux suivants. La saveur acide rappelle mieux celle du citron.

Acide tartrique. — Prismes hexagonaux, plus durs, transparents, mais à la surface *un peu mate,* comme poussiéreuse.

Ether. — Sèche instantanément sur la main en laissant une trace blanche qui dessine les plis de la peau.

Liqueur d'Hoffmann. — Sèche beaucoup plus lentement et sans laisser de traces sur la peau.

Chloroforme. — Son odeur éthérée le fait quelquefois confondre avec l'éther. En cas de doute faire l'essai de la densité : le Chloroforme très lourd tombe au fond de l'eau.

Sulfate de Soude. — Salé mais non amer. Il contient toujours dans sa masse de très gros cristaux. Il ne peut nullement s'accoler par pincée. Glisse sur une feuille de papier.

Sulfate de magnésie. — Salé et *amer.* Les cristaux de grosseur uniforme s'accolent *quelque peu* quand on les comprime *fortement* entre les doigts.

Bromure de potassium. — Cubes incolores, transparents, de saveur salée et piquante.

Iodure de potassium. — *Trémies* cubiques, de saveur salée et *amère*; cristaux rendus *opaques* par la présence du carbonate de potasse qui s'y trouve toujours en petite quantité (1).

Citrate de fer. — Noir-rougeâtre ; saveur douceâtre et fade.

Tartrate de fer. — Noir foncé ; saveur un peu acide rappelant celle de l'encre.

Crème de tartre soluble. — Paillettes *blanches*, transparentes, acidules.

Pyroph. de fer et de soude. — Paillettes d'un *gris nacré.*

Pyroph. de fer citro-ammoniacal. — Paillettes *vert bouteille*, sans saveur.

(1) La présence du carb. de potasse empêche l'Iodure de s'altérer, de *jaunir* par suite de mise en liberté d'une certaine quantité d'iode.

Créosote. — Odeur *de fumée*. Un filet versé dans l'eau se divise en gouttelettes *translucides immédiatement*.

Acide phénique liquéfié. — Odeur spéciale. — Un filet versé dans l'eau se divise en gouttelettes *d'abord opaques* disparaissant peu à peu par dissolution.

Extrait de Saturne. — Se méfier de ce liquide *incolore, presque inodore, lourd sans être sirupeux*. En verser dans l'eau avant de se prononcer.

Deuxième Partie

PHARMACIE CHIMIQUE

Exposé

La plupart des préparations de *Chimie* inscrites au Codex sont trop longues ou trop difficiles à exécuter pour qu'on puisse les donner à l'examen de stage. On ne peut exiger des élèves qu'ils sachent faire des alcaloïdes, courber des tubes ou monter des appareils. Aussi voit-on un petit nombre de préparations chimiques assez faciles, revenir toujours les mêmes, à chaque série d'examens.

Ces manipulations « *probables ou possibles* », sont étudiées avec détails dans un chapitre à part. Pour chacune d'elles, le mode opératoire du Codex est suivi de toutes les explications utiles sur les *précautions à prendre* et sur les *réactions qui ont lieu*.

Un autre chapitre est réservé à l'exposé très abrégé d'une certain nombre de préparations importantes sur lesquelles les candidats doivent être à même de répondre à l'oral.

Enfin nous avons cru utile de donner dans un chapitre préliminaire de courtes notes sur quelques *opérations générales* très souvent pratiquées dans les manipulations de chimie les plus simples ; et aussi quelques définitions de chimie *organique* absolument indispensables pour l'intelligence de certaines réactions indiquées en *pharmacie galénique*.

CHAPITRE I

OPÉRATIONS GÉNÉRALES

DÉFINITIONS

Pesage

L'usage de la balance doit être soumis aux trois préceptes suivants :

1° On ne doit jamais poser ni enlever les poids, tares ou substances *sans que la balance soit au repos* (Trébuchet et Balances de précision.)

2° Après chaque addition ou soustraction de poids, on *doit mettre le fléau en liberté* et observer les oscillations : la pesée n'est exacte que lorsque les déplacements de l'aiguille sont *symétriques par rapport au point zéro* (Trébuchet et Balances de précision).

3° On doit se servir des poids *méthodiquement* et non au hasard comme on le fait trop souvent :

Après avoir placé l'objet à peser dans un des plateaux on met dans l'autre un poids *qu'on suppose supérieur* à l'objet : si ce poids est réellement supérieur on le laisse de côté et on essaye *successivement* les autres poids en descendant la série *jusqu'à ce qu'on rencontre un poids trop faible*. On laisse alors ce poids sur le plateau, puis on place à côté le poids *immédiatement inférieur* : s'il est très fort on essaye successivement les suivants en descendant toujours régulièrement ; s'il est au contraire trop faible on le laisse sur le plateau à côté du premier, puis on essaye, toujours *successivement*, les poids inférieurs et ainsi de suite jusqu'à ce que la pesée soit exacte.

Cette façon de procéder doit s'appliquer aux grosses balances tout comme aux balances de précision. Bien qu'elle paraisse à première vue demander beaucoup plus de temps, elle en exige en réalité beaucoup moins.

Mesurage.

Le mesurage des liquides se fait dans des vases *gradués* tels que *ballons, matras, verres coniques, verres cylindriques* et *pipette*.

La pipette destinée aux petites quantités est graduée soit en *centimètres cubes*, soit en *1/2 centimètres cubes*, soit en *dixièmes* de centimètre cube. Pour s'en servir on plonge la pointe dans le liquide et en même temps on aspire l'air avec la bouche par le bout supérieur jusqu'à ce que le liquide soit monté *au-dessus* du trait indiquant le volume désiré. On pose alors l'index sur le bout supérieur en le glissant rapidement entre les lèvres. On retire la pipette hors du liquide, on la maintient au-dessus, *on soulève le doigt très légèrement* et on laisse tomber le liquide goutte à goutte jusqu'à ce que le niveau soit descendu à la hauteur du trait. On transporte alors la pipette au-dessus du vase qui doit recevoir le liquide, on soulève le doigt et on laisse couler. On ne doit jamais souffler dans la pipette pour chasser la dernière goutte.

Quel que soit le vase employé pour le mesurage, le trait marqué sur le verre doit correspondre toujours, *à la partie inférieure* du ménisque concave formé par la surface du liquide.

Précipitation, décantation, filtration
et lavage

La *précipation* doit être faite dans un vase de forme spéciale appelé *verre à précipités*. Ce verre est très élevé, cylindrique et même *un peu plus large à la base* qu'au sommet, de façon à retenir aisément les précipités pendant la décantation ; il possède un bec pour l'écoulement des liquides (1).

Dès qu'un précipité est suffisamment déposé, on le *décante*. Si le liquide est très abondant, on peut se servir d'un siphon ou d'un vase percé latéralement à diverses hauteurs. Quand on opère sur une petite quantité, on enlève le liquide *avec lenteur* par le bec du vase incliné, le long d'une baguette de verre.

Quand on se propose de *recueillir la partie liquide*, on décante sur un filtre ordinaire à plis (2) et on y verse finalement le précipité.

Mais quand on veut au contraire *recueillir le précipité*, on jette le liquide de décantation et l'on verse le précipité *seul* sur un filtre *sans plis* (2). Pour faire le filtre sans plis, on plie simplement le papier en quatre (à angle droit) on arrondit, s'il y a lieu, la base de l'angle et on introduit dans l'entonnoir, en pinçant ensemble trois des secteurs du papier le quatrième restant libre. Il suffit ensuite d'écarter un peu le papier, pour l'adapter aux dimensions de l'entonnoir, en ayant soin *de ne pas trop enfoncer* (3). Ce filtre est plus commode *pour l'enlèvement du pro-*

(1) Il ne faut pas confondre le *verre à précipités* avec le *verre à expérience* qui est à pied et de forme conique.

(2) Que le filtre soit à plis ou sans plis, *il ne doit jamais dépasser les bords de l'entonnoir.* L'oubli de cette règle élémentaire vaudrait au candidat un très mauvais point.

(3) Pour que l'adaptation se fasse très bien, l'entonnoir doit avoir un angle au sommet de 60 degrés environ.

duit, mais comme il débite bien plus lentement, il faut, si l'on est pressé, y verser le précipité, *avec le moins possible de liquide.*

Le lavage d'un précipité se fait, soit par des *décantations répétées* avec de nouvelles quantités d'eau ; soit par additions d'eau *sur le filtre sans plis* ; soit par les deux moyens employés successivement. Après chaque décantation ou après chaque addition d'eau sur le filtre, *on essaye le liquide de lavage* en y versant le *réactif* propre à déceler la substance dont on veut se débarrasser.

Sublimation

La sublimation est une opération qui consiste à réduire en vapeur une substance solide capable de se volatiliser sans décomposition, et dont on recueille les vapeurs condensées à l'état compact, pulvérulent ou cristallin.

La sublimation est employée : 1° pour séparer les corps volatils des parties qui ne le sont pas (acide benzoïque) : 2° pour les pulvériser (calomel); 3° pour les purifier (camphre, iode, soufre).

Cristallisation

La cristallisation par *dissolution* ou *voie humide* (1) se fait de plusieurs manières. Mais généralement dans les préparations, le produit qu'on recherche est obtenu en dissolution *trop étendue*, pour permettre la cristallisation immédiate. Il faut alors *concentrer* la liqueur jusqu'à consistance sirupeuse et la laisser ensuite cristalliser *au repos* par *refroidissement*. On

---

(1) Il existe d'autres procédés de cristallisation à citer pour mémoire : cristallisation *par fusion* (soufre, métaux ; cristallisation *par sublimation* (biiodure, sublimé corrosif).

abandonne au refroidissement, soit dans un *petit matras* bouché d'un cornet de papier, soit dans un vase spécial bas et large appelé *cristallisoir* qu'on recouvre d'une feuille de papier.

Calcination

La calcination consiste à soumettre un corps à une chaleur intense pour modifier sa nature ou sa composition (alun calciné, magnésie calcinée). On la pratique ordinairement dans un *creuset de Paris* : vase en terre réfractaire cylindrique et élevé, muni de son couvercle.

Quand on désire l'accès abondant de l'air on emploie au contraire un vase large très bas, sorte de soucoupe nommée *têt à rôtir*.

Altération des produits chimiques par la lumière

Un assez grand nombre de produits chimiques subissent *sous l'influence de la lumière* des altérations ou modifications diverses. On doit par suite les conserver dans des flacons *noirs ou jaunes*, et jamais dans des flacons bleus (V. note p. 80). Le Codex recommande cette précaution pour tous les produits suivants :

Acide bromhydrique dissous. Acide cyanhydrique dissous. Acide azotique. Benzoate de lithine. Nitrate mercureux cristallisé. Turbith nitreux. Chloral hydraté. Chlore dissous. Chlorure de Chaux. Chlorure de soude Chloroforme. Créosote. Calomel. Éthers autres que l'éther ordinaire. Iodure mercureux. Iodure mercu-

rique. Iodure de plomb. Kermès. Lactate de fer. Oxyde rouge de mercure. Santonine. Sulfate de quinine (1).

Définition des principaux groupes
de composés organiques

1° HYDROCARBURES. — Les Hydrocarbures sont des composés de *deux* éléments : C. et H. Ils servent de *pivot* pour passer aux autres groupes.

2° ALCOOLS. — Les Alcools sont des composés de *trois* éléments ; C, H, O. Ils dérivent des hydrocarbures par substitution d'un atome d'*oxhydrile* OH à un atome d'hydrogène :

$$C^2\,H^6 - H + O\,H = C^2\,H^5,\ OH\ \text{ou}\ C^2\,H^6\,O$$

hydrure d'éthyle   oxhydrile   alcool ordinaire

Les Alcools sont dits *mono, bi, tri, tétra, penta, hexatomiques* suivant que cette substitution a eu lieu *une, deux, trois, quatre, cinq ou six* fois *dans un même* hydrocarbure. Ainsi l'alcool ordinaire ou de vin est monoatomique, tandis que la *Glycérine est un alcool triatomique :*

$$C^3\,H^8 - 3\,H + 3\,(OH) = C^3\,H^5,\ (OH)^3$$

hydrure de propylène   oxhydrile.   glycérine

3° PHÉNOLS. — Les Phénols dérivent des hydrocarbures dits *aromatiques* (Benzine, Toluène, etc.) par substitution de l'oxhydrile à un atome d'hydrogène *du noyau.*

Ils diffèrent des Alcools par plusieurs propriétés.

4° ALDÉHYDES. — Les Aldéhydes sont, comme l'indique leur nom, des alcools **déshydrogénés**, mais

______

(1) Les médicaments *galéniques* suivants sont dans le même cas : *Sirop d'iodure de fer. Teinture d'iode et toutes les teintures en général. Essences et Hydrolats. Alcoolat aromatique, ammoniacal,* etc.

déshydrogénés *en partie seulement* par la perte d'*un seul* atome d'hydrogène.

5° ACIDES. — Les Acides organiques sont des composés de *trois éléments* : C, H, O. Ils dérivent des Alcools par substitution d'un atome d'oxygène à un ou plusieurs atomes d'hydrogène :

$$C^2 H^6 O - 2H + O = C^2 H^4 O^2$$
alcool   acide acétique

Les acides organiques sont dits *mono, di, tri, tetra*-tomiques suivant que cette substitution s'est faite *une, deux, trois* ou *quatre* fois dans *un même* alcool polyatomique.

On appelle *Acides mixtes*, c'est-à-dire partie alcool et partie acide, les alcools polyatomiques chez lesquels la substitution *ne s'est pas faite autant de fois qu'elle était possible*. Ainsi les acides *lactique, salicytique, malique, tartrique* et *citrique* sont des acides *mixtes* ou *acides-alcools*.

On désigne sous le nom d'*Acides gras*, les acides dérivés de la série forménique, qui donnent avec la glycérine des *éthers gras* ou *corps gras :* acides *formique, acétique, butyrique, margarique, oléique, stéarique.*

ETHERS. — Les Ethers sont des composés résultant de la combinaison d'un *Alcool* avec un *Acide* (1), l'alcool perdant un atome d'oxhydrile et l'acide perdant un atome d'hydrogène (2).

$$C^2 H^5, O H - OH + C^2 H^4 O^2 - H = C^2 H^5, C^2 H^3 O^2$$
alcool ordinaire   acide acétique   éther acétique

(1) L'Acide peut être *minéral* ou *organique.*
(2) O H + H égale H² O c'est-à-dire *de l'eau.* Aussi dans la notation *en équivalents* on dit « Les Ethers sont des composés d'un Alcool et d'un Acide, *avec élimination d'une molécule d'eau* ». Théorie à part, sans vouloir juger si OH est pris d'une part et H d'autre part, cette définition rend bien *le fait brutal* dont on trouve la contre partie par exemple dans la préparation de l'emplâtre simple (Voy. Troisième partie).

Si l'Alcool est *polyatomique* il peut se combiner à autant d'atomes d'Acide (1) qu'il possède d'atomicités (2). Ainsi la *Glycérine* qui est un *Alcool triatomique* se combine à *trois* atomes d'acides acétique, butyrique, margarique, etc., pour former des éthers qu'on appelle *Éthers gras* ou *corps gras* : ACÉTINE, BUTYRINE, MARGARINE, (appelée aussi PALMITINE), OLÉINE, STÉARINE (3).

N. B.—D'après la définition qui vient d'être donnée des Éthers, on voit que l'*éther ordinaire* des pharmacies *n'est pas un véritable éther* et encore moins un éther *sulfurique*. C'est un *éther mixte* qui résulte de la combinaison de *deux atomes d'alcool ordinaire*. L'acide sulfurique intervient dans sa préparation, non pas pour entrer lui-même en combinaison, mais seulement pour la *favoriser* en s'emparant de l'oxygène et de l'hydrogène.

SAVONS. — Les savons sont des *sels*, (ou plutôt des *mélanges de divers sels*) formés par la combinaison d'une *base* avec les divers *acides gras* provenant de la décomposition des *éthers gras* ou *corps gras* naturels. Ces acides sont principalement l'acide *margarique* (appelé aussi *palmitique*), l'acide *oléique* et l'acide *stéarique*. Les bases sont :

1° Pour les savons *domestiques :* la *potasse* (savon mou) ; la *soude* et l'*ammoniaque* (savons *durs*).

---

(1) D'un même acide ou de *plusieurs acides différents.*

(2) Quand la combinaison ne se fait pas autant de fois qu'elle est possible on a des *éthers partiels* ou *alcools-éthers*. Ex. : monoacétine, monochlorhydrine, monostéarine ; diacétine, dichlorhydrine, distéarine ; aceto-dichlorhydrine etc.

(3) Par opposition aux éthers partiels ci-dessus (note 2) et pour bien indiquer que les corps gras naturels renferment *trois* atomes d'acide on dit aussi : *Triacétine, Trioléine,* etc.

2° Pour les savons *médicamenteux* : les oxydes d
plomb (savons de plomb : emplâtres) ; l'*ammoniaque*
(oléate d'ammoniaque : liniment ammoniacal) ; la
chaux (oléate de chaux : liniment oléo-calcaire) ; enfin
la *soude* (savon animal et savon amygdalin)..

CHAPITRE II

MANIPULATIONS DE CHIMIE

N. B. — Les produits dont les noms sont précédés d'une croix (†), sont mentionnés au Codex de 1908, mais leur préparation n'y figure plus ; ceux qui sont précédés d'un astérisque (*) sont supprimés.

Les chiffres qui sont *après* le nom sont les coefficients de probabilité.

1. — † *Antimoine purifié.*

2. — *Soufre purifié* 8). Soufre lavé.

3. — † *Chlorure de sodium purifié* 3).

4. — † *Sulfate de soude purifié* 1).

5. — *Soufre précipité* 4). Magistère de soufre.

6. — † *Chaux éteinte* 2). Chaux hydratée.

7. — † *Magnésie calcinée* 5). Magnésie décarbonatée.

8. — *Magnésie hydratée* 8). Hydrate de Magnésie.

9. — † *Potasse à la chaux* 2). Hydrate de potasse. Pierre à cautère.

10. — † *Soude à la chaux.* Hydrate de soude liquide. Soude caustique liquide. Lessive de soude. Lessive des savonniers.

11. — *Sesquioxyde de fer hydraté gélatineux* 14). Sesquioxyde de fer gélatineux.

12. — *Sesquioxyde de fer x-hydraté sec* 18). Safran de Mars apéritif. IMPROPREMENT : *Sous-carbonate* de fer.

13. — † *Oxyde mercurique jaune* 8). Oxyde de mercure par voie humide.

14. — † *Oxyde mercurique rouge* 16). Oxyde de mercure par voie sèche. IMPROPREMENT : *précipité* rouge.

15. — ★ *Oxyde de zinc par voie humide.*

16. — † *Oxyde de zinc par voie sèche* 3). Laine phylosophique.

17. — † *Oxyde d'antimoine par voie humide* 4). † *Emétique* (1).

18. — † *Acide benzoïque par voie humide* 3).

19. — † *Acide benzoïque par voie sèche* 2). Fleurs de Benjoin.

20. — ★ *Bromure ferreux en solution.* Bromure de fer dissous.

21. — *Iodure mercureux* 27). Protoiodure. Sous-iodure de mercure.

22. — † *Iodure mercurique* 19). Biiodure. Iodure rouge de mercure.

23. — † *Iodure de plomb* 25).

24. — † *Chlorure mercureux précipité* 9). Sous-chlorure de mercure. Protochlorure de mercure. Précipité blanc.

25. — † *Chlorure mercurique* 3). Sublimé. Bichlorure de mercure.

(1) Ne pas confondre la préparation ainsi désignée : Oxyde d'antimoine par voie humide, avec celle de l'antimoine diaphorétique (N° 34) qu'on pourrait donner sous le nom impropre mais habituel d'*Oxyde* blanc d'antimoine.

26. — † *Sulfure d'antimoine pur* 5).

27. — *Sulfure d'antimoine impur* 14). Kermès minéral.

28. — ⋆ *Sulfure ferreux par voie sèche.* Sulfure ferreux anhydre. Protosulfure de fer. Sulfure de fer fondu. -

29. — *Sulfure ferreux par voie humide* 3). Sulfure ferreux hydraté.

30. — *Trisulfure de potassium* 6). Polysulfure. Sulfure de potasse. Foie de soufre. -

31. — *Acétate d'ammoniaque liquide* 10). Esprit de Mindererus.

32. — *Sous-acétate de plomb liquide* 9). Acétate basique. Extrait de Saturne.

33. — † *Acétate de potasse sec* 3).

34. — *Antimoniate acide de potasse* 4). Antimoine diaphorétique lavé. IMPROPREMENT : *Oxyde blanc d'antimoine.*

35. — *Arséniate ferreux* 2). Arséniate de fer.

36. — *Sous-azotate de bismuth* 13). Azotate basique de bismuth. Magistère de bismuth. Blanc de fard.

37. — ⋆ *Sous-azotate mercureux.* Turbith nitreux

38. — *Azotate mercurique liquide* 3). Nitrate acide de mercure.

39. — † *Benzoate de lithine* 2). Et autres Benzoates *alcalins.*

40. — † *Carbonate de chaux précité* 7). Carbonate de chaux préparé. Craie préparée.

41. — † *Carbonate de manganèse* 6).

42. — ⋆ *Hydro-carbonate de zinc*). Sous-carbonate de zinc hydraté.

43. — ⋆ *Lactate de zinc.*

44. — † *Lactate ferreux* 1). Lactate de fer.

45. — *Lactophosphate de chaux dissous* 2). Solution de lactophosphate de chaux.

46. — *Phosphate-monocalcique* 3).

46 bis. — † *Phosphate bicalcique.*

46 ter. — *Phosphate tricalcique.*

47. — *Phénol aqueux.*

47 bis. — *Phénol sodique dissous*

47 ter. — *Crésylol sodique dissous.*

48. — † *Sulfate de zinc pur officinal* 6). Sulfate de zinc pur. Vitriol blanc. Couperose blanche.

49. — † *Sulfate ferreux officinal* 2). Sulfate de fer pur. Vitriol vert. Couperose verte.

50. — † *Sous-sulfate mercurique* 4). Turbith minéral. Précipité jaune.

51. — † *Sulfate d'alumine et de potasse desséché* 8). Alun desséché. Alun calciné.

52. — † *Tart. de pot. et de soude* 3). Sel de Seignette.

53. — *Tartrate borico-potassique* 4). Crème de tartre soluble.

54. — ⋆ *Tartrate ferrico-ammonique.*

55. — *Tartrate ferrico-potassique.* Tartrate de fer et de potasse.

56. — *Citrate de fer ammoniacal.*

57. — ⋆ *Pyrophosphate de fer citro-ammoniacal.*

58. — ⋆ *Pyrophosphate de fer et de soude.*

59. — ⋆ *Ferrocyanure ferrique.* Bleu de Prusse.

60. — *Chlorure de soude liquide* 12). Liqueur de Labarraque. Hypochlorite de soude liquide.

61. — *Benzoate de mercure.*

62. — *Gallate de Bismuth.*

63. — *Hydrate de quinine.*

Observation. — Un certain nombre des préparations de cette liste comportent, soit l'obtention de cristaux par refroidissement lent, soit la dessication d'un précipité à l'étuve ou à l'air libre. Le peu de temps accordé pour l'épreuve pratique ne permet pas de remplir ces conditions. Dans le premier cas on remet au jury le cristallisoir contenant des cristaux *plus ou moins formés* et baignés dans l'eau-mère. Dans le second cas on présente le précipité *encore humide* sur la toile ou dans le filtre *sans plis* qui a servi pour le recueillir.

On doit *apprendre avec soin la synonymie* : les candidats se trompent souvent *à l'écrit* et répondent hors du sujet, n'ayant pas compris quelle était la question demandée.

---

1. — † Antimoine purifié : Sb

Antimoine du commerce pulvérisé	160
Sulfure d'antimoine *naturel* pulvérisé	10
Sous-carbonate de soude sec	20

On mélange ces trois substances et on les introduit dans un creuset en terre que l'on porte à une température suffisante pour déterminer la fusion de la masse.

On laisse refroidir le creuset ; on le brise et on détache la scorie qui recouvre le métal ; on mélange celui-ci, après pulvérisation, avec son poids de sous-carbonate de soude, et on le soumet à une nouvelle fusion qu'on maintient pendant deux heures.

On obtient après cette deuxième opération un culot de métal très pur, d'un blanc argentin éclatant, à cassure grenue ; sa surface offre des traces de cristallisation en forme *de feuilles de fougère (Codex 1884).*

Il est bon de *couvrir* le creuset pendant l'opération et d'agiter de temps en temps la masse avec une tige de fer.

La manipulation qui vient d'être décrite a pour but d'enlever au produit commercial ses impuretés qui consistent en la présence de *soufre* d'abord ; puis de *plomb*, de *fer*, de *cuivre* et d'*arsenic*.

Le sulfure d'antimoine naturel (minerai appelé *stibine*) est un trisulfure Sb^2S^3. Lors de la fusion il abandonne le soufre qu'il possédait, pour transformer les métaux étrangers et l'arsenic *en sulfures*. (Le soufre présent à l'état d'impureté disparaît en contribuant pour sa part à la sulfuration). Le rôle du sous-carbonate de soude est simplement de former, par fusion avec ces sulfures, une *scorie* facile à séparer du métal antimoine.

N. B. — On reproche au procédé du Codex de n'enlever *qu'une partie de l'arsenic* dont la sulfuration n'a pas été complète.

ESSAI. — On attaque l'échantillon par l'acide azotique étendu ; l'antimoine est transformé par oxydation en *acide antimonique insoluble* qu'on sépare par filtration. Les impuretés, s'il y en a, passent dans le liquide filtré (les métaux à l'état de *nitrates* ; le soufre à l'état d'*acide sulfurique*, par suite d'oxydation aux dépens d'AzO^3,H ; enfin l'arsenic à l'état d'*acide arsénique* par oxydation analogue).

Et alors si ce liquide filtré contient :

1° *Du Plomb ?* Il précipite en blanc par *l'acide sulfurique* (formation de *sulfate de plomb* insoluble).

2° *Du Fer ?* Il précipite en bleu par le *ferrocyanure de potassium* (formation de *bleu de Prusse*. Voir N° 59).

3° *Du Cuivre ?* Il *précipite ou se colore* (1) en bleu par addition *d'ammoniaque*. (Bleu céleste, Eau céleste).

4° *De l'acide sulfurique provenant du soufre ?* Il précipite par le *chorure de baryum* (formation de sulfate de baryte insoluble).

5° *De l'Arsenic ?* On obtient des taches spéciales à l'appareil de Marsh. (V. Essai Codex 1908, page 45).

2. — Soufre lavé : S

Fleur de soufre du commerce........ Q. V.

On mélange la fleur de soufre avec une petite quantité d'eau distillée, de manière à en faire une pâte molle qu'on délaye ensuite avec de l'eau bouillante et on laisse déposer. On décante le liquide surnageant ; et on le remplace par de nouvelle eau chaude. On continue ainsi jusqu'à ce que l'eau de lavage ne rougisse plus le papier de tournesol et ne se trouble plus par le chlorure de baryum. On jette alors le soufre sur une toile ; on le fait égoutter et sécher. On le passe enfin au tamis de soie n° 37 pour séparer les parties agglomérées que la fleur de soufre du commerce renferme toujours (*Codex 1908*).

Lors de sa production dans l'industrie, le soufre en vapeur est brusquement condensé par l'air froid, en la poussière jaune que l'on connaît : cette poussière est constituée par de très petites utricules. A la surface des utricules il se forme, par oxydation, de l'acide sulfureux qui peu à peu se convertit en *acide sulfurique*.

(1) Quand à une solution de *sels de cuivre* on ajoute une petite quantité *d'ammoniaque*, il se produit d'abord un précipité bleu d'oxyde de cuivre hydraté ; si on continue l'addition d'ammoniaque le précipité se dissout bientôt pour former le beau liquide bleu qu'on appelle *Eau céleste*. (Boules et poires bleues des pharmacies).

Le lavage prescrit par le Codex a pour but d'enlever cette petite quantité d'*acide sulfurique*. Si le pharmacien ne fait pas lui-même le lavage, il doit s'assurer qu'il a bien été fait. Pour cela il faut laver le produit et essayer l'eau de lavage comme il a été dit ci-dessus par *le papier bleu de tournesol* et par le *chlorure de baryum* : la présence de l'acide sulfurique donne un précipité de sulfate de baryte.

Le soufre lavé doit, lorsqu'on le chauffe, se volatiliser sans laisser de résidu.

3. — † Chlorure de sodium purifié : Na Cl

On dissout du sel marin dans *trois parties* d'eau distillée. Dans cette liqueur on verse *goutte à goutte* une solution de *sous-carbonate de soude pur* tant qu'il se forme un précipité. On filtre, on évapore dans une capsule en porcelaine et on enlève les cristaux qui se forment. On les recueille sur un entonnoir dont la douille est fermée par un peu de chanvre ou de coton ; on les laisse égoutter, on les lave en les arrosant d'un peu d'eau distillée et on les fait sécher (*Codex 1884*).

Cette opération a pour but d'enlever les *sulfates*, le *chlorure de magnésium*, la *chaux*, le *fer* et les *matières organiques* que contient le sel marin du commerce.

Essai (*Codex de 1908*). Le chlorure de sodium pur sec ne doit pas se colorer si on le chauffe dans une capsule de porcelaine (matières organiques).

Doit avec l'eau distillée donner une solution limpide (matières terreuses).

En solution au dixième ne doit pas donner de précipité par H^2S, ni par le sulfure d'ammonium (métaux proprement dits) ; ni par le chlorure de baryum additionné d'acide chlorhydrique (sulfates) ; ni par le carbonate de sodium (calcium, magnésium) ; ne doit pas décolorer le sulfate d'indigo, quand on la porte à l'ébullition en présence de HCl (Azotates).

On recherche l'arsenic en faisant le traitement de Marsh.

(On dose le chlorure de sodium avec le nitrate d'argent, il se forme un précipité blanc de chlorure d'argent insoluble dans l'acide nitrique bouillant).

4. — ┼ Sulfate de soude purifié : $SO^4Na^2,10H^2O$

Sulfate de soude du commerce......... Q.V.

On dissout le sulfate dans *son poids* d'eau distillée tiède. On filtre et on laisse cristalliser par refroidissement. On décante les eaux-mères ; on fait égoutter les cristaux ; on les essuye rapidement avec du papier à filtrer et on les enferme dès qu'ils commencent à s'effleurir. (*Codex 1884*).

Cette opération a pour but d'enlever les *sulfates, chlorures* et *autres sels* étrangers. La température la plus favorable est celle de *32° environ ;* car à ce degré l'eau dissout plus de *quatre fois son poids* de sulfate de soude. Les sels étrangers beaucoup moins solubles à cette basse température ne se dissolvent pas sensiblement et restent sur le filtre.

(V. Essai Codex 1908 page 659.)

5. — Soufre précipité : S

(*Magistère de soufre*)

La préparation indiquée par le Codex peut se diviser *en deux temps :* 1° Préparation de *polysulfure de potassium pur :* 2° précipitation de ce polysulfure *très étendu* d'eau par l'acide chlorhydrique également *très étendu.*

1°

Monosulfure de sodium cristallisé..... 240
Soufre sublimé...................... 128
Eau distillée...................,........ .. 200

On introduit ces trois substances dans un ballon en verre d'un litre environ de capacité placé sur un bain de sable et l'on porte à une température voisine de l'ébullition. Dès que le soufre est complètement dissous (combinaison avec le *monosulfure* pour le changer en *polysulfure*) on remplit le ballon d'eau chaude et on filtre dans un grand vase à précipités (de 5 litres au moins). On ajoute de l'eau en quantité suffisante pour donner au total 4 litres environ de liquide *(liquide n° 1)*.

2°

Acide chlorhydrique officinal 230
Eau...... Q. S. pour compléter un litre.

On mélange l'acide et l'eau et on verse cette eau acidulée dans le liquide n° 1 *par petites portions* à la fois, et en *agitant* continuellement le mélange (afin qu'en aucun point l'acide ne se trouve en excès par rapport au polysulfure). On continue ainsi l'addition d'eau acidulée et l'agitation jusqu'à ce que le mélange soit devenu franchement acide au tournesol. On laisse alors déposer pendant quelques minutes et on décante la liqueur surnageante. On lave le dépôt à l'eau bouillante dans une terrine par décantations successives, jusqu'à ce que l'eau de lavage ne trouble plus par la solution de *nitrate d'argent*. On fait sécher à l'air *(Codex 1908)*.

La première partie de l'opération se comprend aisément. On ne peut se dispenser de préparer ainsi du polysulfure de sodium *pur*, parce que le polysulfure du commerce est toujours *ferrugineux*.

Dans la seconde partie il se produit de *l'hydrogène sulfuré* qui s'en va dans l'air (opérer dehors ou sous une hotte à bon tirage), du *soufre* qui se dépose et du *chlorure de sodium* qui se dissout dans les eaux de lavage : $Na^2S^2 + 2HCl = 2NaCl + S + H^2S$.

Tant que les eaux de lavage précipitent par addition de quelques gouttes d'une solution de *nitrate d'argent* (1) c'est qu'elles contiennent encore du chlorure de sodium et que par suite le lavage est insuffisant.

Il est absolument indispensable de verser *l'acide dans le sulfure :* en opérant inversement on obtiendrait de l'hydrogène *poly*sulfuré et aucun dépôt de soufre.

Caractères. — Le soufre précipité se trouve à un état de division plus grand que le soufre sublimé, sa couleur est plus pâle, il laisse dégager une odeur particulière due à un peu de bisulfure d'hydrogène que l'on ne peut jamais enlever complètement par les lavages.

Essai. — Il doit se volatiliser complètement sans laisser de résidu quand on le chauffe au-dessus de + 450°. Trituré avec l'eau distillée, il donne un liquide qui filtré doit être neutre au tournesol et s'évaporer sans laisser de résidu.

6. — † Chaux éteinte : CaO_2H_2

Chaux vive...................... 100 gr.
Eau pure....................... 40 gr.

On place la chaux vive dans une terrine en grès et on l'arrose avec l'eau qu'on laisse tomber peu à peu, et sous forme de filet très mince, à mesure qu'elle est absorbée et solidifiée.

La masse s'échauffe, se fendille, dégage d'abondantes vapeurs aqueuses et se transforme enfin en une poudre blanche très fine connue sous le nom de chaux éteinte, ou chaux hydratée. On la tamise *rapi-*

______

(1) Le *nitrate d'argent* est le réactif qui sert à déceler dans un liquide la présence de *l'acide chlorhydrique* ou de *chlorures* (il produit un précipité *blanc* de *chlorure d'argent*).

demẽnt et on la conserve en flacon bien bouché. (*Codex 1884*).

Cette opération a pour but d'*hydrater* la chaux ordinaire, c'est-à-dire de changer CaO en CaH^2O^2.

La chaux anhydre est tellement avide d'eau qu'en s'y combinant elle fait monter la température jusque vers 300°. C'est à cette forte chaleur qu'est dû le dégagement abondant de vapeur d'eau qu'on remarque pendant l'opération.

Il est important de verser l'eau *uniformément* sur toute la masse et par *petites portions à la fois*. Si on mouille trop, la réaction est d'abord beaucoup plus lente parce que la température ne monte pas ; de plus le produit obtenu reste mouillé par l'excès d'eau qui n'a pas été vaporisée. La tamisation est destinée à séparer les grumeaux qui n'ont pas été transformés.

Il importe beaucoup de choisir pour faire cette préparation de la chaux *pure* (chaux grasse) ; car la chaux *impure* (chaux maigre) c'est-à-dire contenant de l'alumine et de la silice, ne s'hydrate que fort peu ou même pas du tout.

La chaux éteinte ou hydrate de chaux absorbe très facilement l'humidité de l'air et surtout l'acide carbonique pour se changer en carbonate de chaux. C'est pourquoi le Codex ordonne de la conserver en flacons bien bouchés et en lieu sec.

Préparée comme ci-dessus la chaux éteinte contient toujours un peu de potasse qu'on peut lui enlever par lavages (V. Eau de chaux, *Troisième partie*). Elle n'est soluble que dans 800 fois son poids d'eau froide et beaucoup *moins soluble encore dans l'eau chaude*.

7. — † Magnésie calcinée : Mg O

(Magnésie décarbonatée)

On prend un creuset asséz grand (1) et on le remplit d'*hydrocarbonate de magnésie* pulvérisé par frottement sur un tamis n° 3. On couvre le creuset et on chauffe dans un fourneau en ayant bien soin de ne pas dépasser la température du *rouge naissant* (on maintient le creuset au rouge *sombre* sans le pousser jusqu'au rouge *blanc*). On prélève de temps en temps une petite quantité à l'aide d'une spatule en fer ; on laisse refroidir pendant quelques minutes et on délaye dans un peu d'eau distillée : lorsque cette bouillie se dissout complètement et sans *effervescence* par addition de quelques gouttes d'*acide sulfurique*, l'opération est terminée *(Codex 1884)*.

Cette calcination a pour effet de *déshydrader* et de *décarbonater* l'hydrocarbonate employé (produit en pains qu'on appelle en pharmacie *carbonate* de magnésie ou magnésie blanche).

La magnésie anhydre ainsi obtenue est blanche, très légère et rapidement soluble dans les acides (moins soluble si le feu a été trop poussé). Abandonnée au contact de l'air elle absorbe d'abord l'humidité, puis l'acide carbonique, de telle sorte qu'elle revient à l'état d'hydrocarbonate. On doit donc la conserver en flacons bien bouchés.

Le pharmacien qui achète la magnésie calcinée doit s'assurer qu'elle l'a été complètement et qu'elle ne s'est pas altérée à l'air. Il suffit de faire l'essai in-

______

(1) Si l'on doit opérer sur une certaine quantité (ce n'est guère le cas à l'examen de stage), le codex conseille d'employer deux *camions* en terre non vernissée renversés l'un sur l'autre et assujettis par un fil de fer. On perce le fond du vase supérieur, on introduit l'hydrocarbonate et on recouvre l'ouverture avec un tesson de pot.

diqué dans le cours de la préparation. (Voir Essai, Codex 1908).

La magnésie *lourde* s'obtient en chauffant plus fortement l'hydro-carbonate de magnésie, préalablement amené à l'état de pâte ferme à l'aide d'une petite quantité d'eau et tassé dans un creuset. La magnésie lourde est peu soluble à froid dans les acides étendus, elle s'hydrate difficilement (Codex 1908).

8. — Magnésie hydratée : $MgO^2 H^2$
(Hydrate de Magnésie)

On délaye de la Magnésie calcinée dans 20 fois son poids d'eau distillée et on porte le mélange à l'ébullition pendant vingt minutes ; on jette le tout sur une toile, et on laisse le liquide s'écouler complètement : La toile retient l'hydrate de magnésie à l'état humide. On le sèche dans une étuve chauffée à 50° jusqu'à ce qu'il ne perde plus de son poids (1). On conserve en flacons bouchés. (*Codex*).

Ainsi préparée, la magnésie hydratée a pour formule MgH^2O^2 et contient environ 31 p. 100 d'eau. Elle est plus soluble dans les acides que la magnésie calcinée. Elle durcit le copahu et les térébenthines ; enfin elle forme avec le sucre des *saccharates de magnésie*. Quand on l'emploie comme contrepoison de l'arsenic, il faut éviter la présence du sucre ; c'est le contraire contre l'antimoine et les sels métalliques.

9. — † Potasse à la chaux : KOH.
(Hydrate de Potasse ; Pierre à cautère)

Carbonate de potasse purifié............	100
Chaux vive........................	50
Eau distillée...........................	1200

---

1) A l'examen de stage le temps ne permet pas de remplir cette dernière condition : on doit se borner à remettre au jury le magma contenu dans la toile.

On éteint la chaux (comme il est dit p. 208) et on la délaye dans cinq ou six fois son poids d'eau distillée, de manière à obtenir un lait de chaux bien homogène. On dissout le carbonate de potasse dans le reste de l'eau prescrite et on fait bouillir cette solution dans une chaudière en fonte. On y ajoute le lait de chaux *par petites portions à la fois*, de manière à ne pas interrompre l'ébullition et en agitant chaque fois avec une spatule en fer. On maintient la liqueur bouillante pendant une demi-heure au moins en remplaçant l'eau qui s'évapore (important).

On prélève alors une petite portion du liquide, on étend de quantité égale d'eau et on filtre. Si le liquide filtré ne *trouble pas* par addition de quelques gouttes d'*eau de chaux*, c'est que la décomposition est terminée. S'il en est autrement, il faut continuer l'ébullition et au besoin rajouter du lait de chaux jusqu'à ce que cette condition soit remplie.

On filtre alors sur une toile et on verse deux ou trois fois de l'eau bouillante sur le magma. On réunit l'eau de lavage au liquide filtré, on laisse déposer pendant quelques minutes et on décante. On évapore rapidement le liquide clair jusqu'à *siccité* dans une bassine d'argent (?); puis on chauffe fortement jusqu'à *fusion* ignée. On verse alors le produit, soit par gouttes sur du marbre légèrement huilé (*pastilles de potasse*), soit dans une lingotière (*crayons de pierre à cautère*), ou simplement sur un plateau métallique si on veut l'avoir *en plaques* et en morceaux. On l'introduit rapidement dans des vases bien secs qu'on ferme avec des bouchons paraffinés.

La *lessive de potasse* (1) est la liqueur ci-dessus, concentrée seulement jusqu'à état sirupeux. (*Codex* 1884.)

(1) Le produit appelé dans le commerce *potasse d'Amérique* n'est pas de l'Hydrate de potasse, mais du *carbonate* de potasse très impur.

Dans cette opération la chaux hydratée déplace la potasse du carbonate de potasse pour former du carbonate de chaux : $CO^3K^2 + CaO^2H^2 = CO^3Ca + 2KOH$. Le carbonate de chaux étant insoluble reste avec l'excès de chaux sur la toile.

Il faut prendre grand soin de maintenir le liquide au même niveau dans la marmite en remplaçant fréquemment l'eau qui s'évapore. Si le liquide n'était pas assez étendu, la *réaction inverse* tendrait à se produire ; c'est-à-dire que la potasse déjà produite reprendrait sa place en décomposant le carbonate de chaux.

Il faut également que l'ébullition ne soit pas interrompue ; car d'une part, le précipité de carbonate de chaux formé à haute température est plus grenu et plus facile à isoler ; d'autre part, la production de vapeur d'eau empêche l'action de l'air qui tendrait à carbonater la potasse. C'est pour cette dernière raison qu'il faut mener rapidement l'évaporation finale et conserver en flacons hermétiquement clos.

La potasse ainsi obtenue est loin d'être pure. Outre les impuretés des matériaux employés, elle retient toujours un peu de chaux et elle s'est toujours quelque peu carbonatée à l'air. Pour avoir de la potasse *presque pure* il faut la dissoudre par macération dans de l'alcool qu'on enlève en distillant (potasse à l'alcool). (A séparer).

N. B. — A l'examen il est rare qu'on dispose d'une bassine *d'argent*. On se sert d'une capsule en fonte ; mais on ne peut obtenir ainsi qu'un produit plus ou moins coloré.

10. — † Soude à la chaux : NaOH

(Hydrate de soude liquide. Soude caustique liquide. Lessive de Soude. Lessive des savonniers)

Sous-carbonate de soude sec.............	100
Chaux vive...	80
Eau distillée........	1200

On opère exactement comme pour la potasse ; seulement on arrête l'évaporation quand le liquide bouillant marque 1,28 au densimètre. Il contient alors environ 30 p. 100 d'hydrate de soude *(Codex 1884)*.

La lessive de soude contient les mêmes impuretés que l'hydrate de potasse et possède les mêmes propriétés. On peut la purifier par le même procédé *(soude à l'alcool)*. (Voir Essai Codex 1908, page 672.)

En lisant les doses indiquées par le Codex, on peut remarquer, qu'il faut employer plus de chaux pour la soude que pour la potasse. En voici la raison : le poids atomique du sodium (Na $= 23$) étant moins élevé que celui du potassium (K $= 39$), il en résulte qu'un poids donné de CO^3Na^2 ; contient plus d'acide carbonique que le même poids de CO^3K^2 ; et que par suite il faut plus de chaux pour le transformer en *carbonate de chaux*.

(A séparer).

NOTE SUR LES OXYDES DE FER

On compte six oxydes de fer :

1° *Le Protoxyde* FeO qui est très peu stable et qui n'est pas employé.

2° *L'Oxyde salin* Fe^3O^4 ou Ethiops martial, supprimé au Codex de 1884.

3° *Le Sesquioxyde anhydre* Fe^2O^3, dont deux variétés qui ne diffèrent que par le mode de préparation et que le codex de 1884 mentionne seulement : *Colcothar* et *Safran de Mars astringent*.

4° Le *Sesquioxyde* **mono-**hydraté Fe^2O^3, H^2O qui existe dans la nature (minerai appelé Gœthite).

5° *Le Sesquioxyde* **bi-**hydraté GÉLATINEUX : Fe^2O^3, $2H^2O$.

6° Le *Sesquioxyde* **x-***hydraté* SEC. $Fe^2O^3 + Aqua$: *Safran de Mars* APÉRITIF du *Codex*.

N. B. — Il n'y a lieu de parler ici que de ces deux derniers.

11. — Sesquioxyde de fer hydraté gélatineux : Fe^2O^3, nH^2O

(Sesquioxyde de fer gélatineux).

Perchlorure de fer officinal (à 1,26)......	100
Ammoniaque liquide officinale...........	40
Eau distillée........................	Q. S.

On étend le perchlorure de *50* fois son poids d'eau et on le verse dans l'ammoniaque étendue de *5* fois son poids d'eau, par petites portions et en agitant sans cesse : il se forme un précipité brun gélatineux très ténu et très léger. Après s'être assuré que la liqueur offre bien une réaction alcaline on laisse déposer et on lave le précipité à l'eau *froide* par décantations successives. On prélève chaque fois un peu d'eau de lavage qu'on acidule par quelques gouttes d'acide azotique. Dès que cette eau acidulée ne trouble plus par la solution de *nitrate d'argent* (V. note page 208), le lavage est suffisant.

On doit conserver le produit sous l'eau distillée et *à la cave* pour éviter les variations de température. Pour être actif comme contrepoison de l'arsenic, il doit être de préparation très récente. (*Codex 1908*).

Dans cette opération, l'ammoniaque s'empare du chlore et de l'hydrogène de l'eau pour former du chlorure d'ammonium qu'on enlève par les lavages. L'oxygène de l'eau s'unit au fer, en remplacement du chlore, pour former de l'oxyde de fer : $Fe^2 Cl^6 + 6$ $(AzH^3) + 5(H^2O) = Fe^2O^3, 2H^2O + 6 (AzH^4Cl)$. Le lavage a pour but d'enlever le chlorure d'ammonium et aussi de maintenir la division et la légèreté du produit.

Le sesquioxyde bi-hydraté gélatineux est très soluble dans les acides au moment de sa préparation ; mais les variations de température lui font prendre rapidement une forme cristalline qui lui enlève cette propriété.

12. Sesquioxyde de fer x-hydrate sec :
$$Fe^2O^3 + Aqua$$

(Safran de Mars apéritif)
improprement appelé *Sous-carbonate* de fer.

Sulfate ferreux pur	100
Carbonate neutre de sodium crist. officinal	120
Eau distillée	1400

On dissout séparément le sulfate dans *dix fois* son poids d'eau et le sous-carbonate dans *deux fois* son poids d'eau ; on filtre les deux solutions. On verse la solution de sous-carbonate dans celle de sulfate par petites portions et en agitant. Il se forme un précipité blanc de carbonate ferreux qu'on lave par décantations à l'eau *froide* jusqu'à ce que l'on ait plus de précipité par le chlorure de baryum (sulfates) et en *agitant beaucoup* pour lui faire absorber l'oxygène de l'air. Le précipité devient alors successivement *vert*, puis *brun*, puis *ocracé*. On peut activer la transformation en l'exposant tout humide et en couches minces sur une toile au contact de l'air. Quand le produit est sec, on le pulvérise et on le passe au tamis n° 37 (*Codex 1908*).

Pendant cette opération, il se produit tout d'abord une double décomposition des sels ; ce qui donne du sulfate de soude et du carbonate ferreux : $SO^4Fe + CO^3Na^2 = SO^4Na^2 + CO^3Fe$. Au contact de l'air, le carbonate ferreux perd son acide carbonique et absorbe de l'oxygène pour se transformer successivement en oxyde salin Fe^3O^4, puis en sesquioxyde hydraté Fe^2O^3 + Aqua (les changements de couleur du précipité indiquent les phases de la transformation).

Il faut absolument faire les lavages *à froid* : si on les faisait à chaud on déshydraterait le produit.

On n'est pas bien fixé sur le degré d'hydratation du safran de mars apéritif (JUNGFLEISCH lui accorde 1 1/2 d'eau ; ANDOUARD dit simplement *qu'il est hydraté* : enfin le Codex de 1908 indique qu'il se rapproche de la formule $2 Fe^2O^3 + 3H^2O$ avec traces de carbonate.

Le safran de Mars apéritif est appelé à tort *sous-carbonate* de fer : il ne contient que *des traces* de carbonate.

On l'a fraudé quelquefois par addition *d'ocre* ou de *brique pilée*. On reconnaît ces matières à ce qu'elles sont insolubles dans l'acide chlorhydrique (V. *Essai* Codex 1908, page 594).

Quand on veut conserver le précipité blanc ci-dessus à l'état de carbonate ferreux il faut prendre beaucoup de précautions pour l'empêcher de s'oxyder au contact de l'air. C'est ce qu'on fait dans la préparation des pilules de Vallet (V. Troisième partie.)

13. — † Oxyde mercurique jaune : HgO

(Oxyde par voie humide)

Bichlorure de mercure............... 10
Potasse caustique à l'alcool......... 6
Eau distillée....................... Q. S.

On dissout le bichlorure dans 20 parties d'eau distillée *froide* et la potasse dans 20 parties d'eau distillée *chaude*. On verse la solution de sublimé dans la solution alcaline *peu à peu et en agitant sans cesse*. Il se produit un précipité de couleur jaune qu'on laisse bien déposer à l'abri de la lumière et qu'on lave ensuite par décantations successives jusqu'à ce que l'eau de lavage ne trouble plus par addition de quelques gouttes d'une solution de *nitrate d'argent*. (Voy. note p. 208). On jette alors sur un filtre *sans plis*, on sèche à une douce chaleur (ou simplement entre des doubles de papier à filtrer) et on conserve en flacons à l'abri de la lumière (*Codex 1884*).

Dans cette préparation le chlore du sublimé s'unit au potassium qu'on enlève par les lavages ; et de son côté l'oxygène de la potasse s'unit au mercure du sublimé pour produire de l'oxyde mercurique : $HgCl^2 - 2(KOH) = HgO + 2(KCl) + H^2O$.

L'oxyde jaune de mercure a sensiblement les mêmes propriétés chimiques que l'oxyde rouge, mais étant beaucoup plus divisé, *ses affinités sont beaucoup plus prononcées et il est plus actif*.

L'oxyde mercurique pur, chauffé dans un tube à essai, doit se *décomposer et disparaître totalement*.

(Toxique).

14. — † Oxyde mercurique rouge : HgO

(Oxyde de mercure par voie sèche)
Improprement appelé *Précipité* (1) *rouge*.

Mercure purifié,.....................	10
Acide azotique officinal.............	8
Eau distillée........................	2

(1) Divers produits chimiques, *à tort ou à raison*, portent le nom de PRÉCIPITÉ de telle ou telle couleur. Trois sont inscrits au Codex :

1° Précipité *blanc* : chlorure mercureux qui est réellement produit par précipitation (voie humide).

2° Précipité *jaune* : sous-sulfate mercurique (turbith minéral) obtenu lui aussi par précipitation.

3° Précipité *rouge* : oxyde mercurique rouge qui est obtenu SANS PRÉCIPITATION (par voie sèche).

N. B. — L'oxyde mercurique jaune, malgré sa couleur et bien qu'il soit réellement obtenu par précipitation, *ne porte pas le nom de précipité jaune* (bien retenir ceci).

Il faut opérer en plein air sous une hotte à bon tirage.

On introduit le mercure et l'acide étendu d'eau (acide azotique à 1,26) dans un petit matras à *fond plat* qu'on dispose (sans le boucher) *à la surface* d'un bain de sable fin. On chauffe très modérément jusqu'à dissolution complète du métal. On chauffe ensuite un peu plus jusqu'à ce que les azotates de mercure formés soient desséchés. On ajoute alors du sable autour du matras, *en dépassant d'un centimètre environ le niveau du produit.* On chauffe enfin davantage encore: mais *pas trop* cependant (de façon à ce que le dégagement des vapeurs rutilantes se fasse tout doucement et régulièrement). On maintient ainsi le feu jusqu'à cessation des vapeurs rutilantes. On éteint aussitôt et on laisse refroidir. On enlève enfin l'oxyde et on le conserve en flacons biens bouchés *à l'abri de la lumière (Codex 1884).*

Au début de l'opération le mercure s'oxyde aux dépens *d'une partie de l'acide azotique*: il se forme ainsi un mélange d'oxyde *mercureux* Hg^2O et d'Oxyde *mercurique* HgO, pendant que l'acide azotique réduit en acide *hypoazotique* se dégage en vapeurs rutilantes.

Le reste de l'acide azotique s'unit aussitôt à ces deux oxydes pour former un mélange d'azotate *mercureux* et d'azotate *mercurique* (ce dernier en minorité).

Quand ensuite on chauffe plus fort, les azotates se décomposent en plusieurs phases assez compliquées dont il nous suffira de retenir les points suivants :

A. *L'Azotate mercurique* se décompose en *oxyde rouge* vapeurs rutilantes et oxygène : $(AzO^3)^2Hg = HgO + 2(AzO^2) + O$.

B. — *L'Azotate mercureux* abandonne d'abord une partie de son acide et se trouve amené à l'état d'azotate mercureux *basique* de couleur jaune qui finalement se dédouble en *oxyde rouge* et vapeurs rutilantes. $(AzO^3)^2Hg^2 = 2(HgO) + 2 (AzO^2)$.

La préparation est terminée quand le dégagement des vapeurs rutilantes s'arrête et que l'atmosphère du ballon se décolore. A ce moment, si l'opération a été bien conduite le résidu présente une masse de couleur rouge brique qu'on peut facilement écraser avec une baguette de verre. Si au contraire il reste de l'azotate mercureux basique non .écomposé, la masse est de teinte jaune et offre une certaine résistance à l'introduction d'une baguette de verre.

Il est très important de ne pas dépasser la température de 400° : si l'on chauffe *trop ou trop longtemps,* l'oxyde est réduit en mercure et oxygène : si l'on chauffe insuffisamment, le produit reste mélangé d'azotate mercureux basique dont l'action est très caustique. Il faut donc éviter ce dernier inconvénient plus encore que le premier (1).

L'essai se fait comme celui de l'oxyde jaune).

(Toxique).

15. — ★ Oxyde de zinc : ZnO

(par voie humide)

On prépare d'abord de l'*hydrocarbonate* de zinc *pur* par voie humide (comme il est dit au n° 12), on en remplit un creuset en terre qu'on soumet à la température du *rouge sombre,* jusqu'à ce qu'une petite quantité de la matière *puisée au centre de la masse* et

---

(1) A cause des deux excès de température qu'il faut éviter, cette préparation ne peut être menée à bien si l'on ne s'y est préalablement exercé. Or on la donne assez souvent à l'examen et c'est une de celles que les candidats ne réussissent guère. Nous leur conseillons de l'étudier avec soin et de la faire plusieurs fois avant de se présenter.

délayée dans l'eau ne fasse plus effervescence par *l'acide sulfurique étendu* (1). On laisse refroidir le creuset et on garde en flacons bien bouchés. (*Codex 1884*).

Cette calcination transforme l'hydrocarbonate en oxyde ; l'acide carbonique se dégage avec la vapeur d'eau.

Il faut avoir bien soin de ne pas dépasser la température du rouge *sombre* ; car si l'on atteignait le rouge *vif*, l'oxyde prendrait une teinte *jaune* en s'emparant du fer que contient la matière des creusets.

Essai. — L'oxyde de zinc contient quelquefois du *fer* (précipité *bleu* avec le ferrocyanure de potassium).

On le fraude quelquefois par addition :

de *talc* (insoluble dans les acides) ;

de *craie* (précipité blanc par l'oxalate d'ammoniaque) ;

ou *d'amidon* (l'infusion du produit suspect est colorée en *bleu* par la teinture d'iode).

(L'oxyde de zinc par voie humide ne figure pas au Codex de 1908).

16. — † Oxyde de Zinc : ZnO

(par voie sèche : laine philosophique)

On introduit du zinc *pur* (exempt de fer et d'arsenic) dans un creuset de grande capacité qu'on dispose dans un fourneau, *en position inclinée* (sous un angle de 45° environ). On couvre *incomplètement* le creuset de façon à permettre l'accès de l'air et on porte à la température du *rouge sombre* en chauffant surtout la partie inférieure. On enlève l'oxyde de zinc à mesure qu'il se dépose à la surface du métal en fusion et sur

(1) Tant qu'il reste du carbonate non détruit, l'acide sulfurique le décompose, pour former du sulfate de zinc, et met en liberté l'acide carbonique qui se dégage avec effervescence.

les parois supérieures du creuset. Après refroidissement on le passe au tamis de crin n° 1 et on le conserve en flacons bien bouchés. (*Codex 1884*).

Pendant cette opération le métal entre d'abord en fusion, puis il émet des vapeurs de plus en plus abondantes qui s'oxydent immédiatement au contact de l'air.

Il y a plusieurs précautions à observer :

Agiter de temps en temps la surface du métal avec une tige de fer et enlever l'oxyde formé, afin de dégager et de favoriser le contact de l'air.

Ne pas dépasser le rouge *sombre* pour éviter qu'une partie du produit ne prenne une teinte *jaune* en s'emparant du fer des creusets. Si le fait se produit au début il faut rejeter les produits jaunes.

Ne pas laisser plus d'un demi-centimètre d'écart entre le couvercle et le bord du creuset : si l'ouverture est trop grande, de même que si l'on chauffe trop, les vapeurs métalliques sont entraînées trop rapidement; l'oxydation se fait au dehors du creuset et le produit est en partie perdu.

Enfin ne pas garnir de zinc *plus d'un tiers* de la capacité du creuset.

Essai (Codex 1908). — L'oxyde de zinc doit être blanc, soluble dans HCl dilué, sans effervescence (*Carbonate*).

La solution incolore obtenue ne doit pas précipiter par H^2S (*plomb, cadmium, arsenic*), ne doit pas donner avec le chlorure de baryum de précipité blanc (*sulfates*). Doit donner avec AzH^3 un précipité blanc, facilement soluble dans un excès de réactif (*aluminium, métaux alcalino-terreux*). La solution ammoniacale doit précipiter en blanc par le sulfure d'ammonium (métaux étrangers), ne doit pas précipiter par l'oxalate d'ammonium (*Calcium*).

17. — † Oxyde d'antimoine : Sb^2O^6

(par voie humide)

Protochlorure d'antimoine solide	100 gr.
Sesquicarbonate d'ammoniaque	80
Eau distillée	1 litre

On fait dissoudre à une douce chaleur le sesqui-carbonate d'ammoniaque dans l'eau distillée. On ajoute le protochlorure d'antimoine et on fait bouillir pendant une demi-heure environ, en ayant soin d'ajouter de temps en temps de l'eau distillée pour remplacer celle qui s'évapore. La liqueur étant encore légèrement acide et l'effervescence étant terminée, on laisse déposer, on lave le produit à plusieurs reprises par décantation et on le sèche. (*Codex 1884*).

Ce procédé est inscrit au Codex de 1884 comme *premier temps de la préparation de l'Emétique*.

Il se produit par double décomposition : de l'oxyde d'antimoine qui précipite. de l'acide carbonique qui se dégage avec effervescence, et enfin du chlorure d'ammonium qui reste dans la liqueur et qu'on enlève par lavages et décantations.

18. — † Acide benzoïque : C^6H^5, CO^2H.

(par voie humide)

Benjoin pulvérisé	100 gr.
Chaux éteinte	50
Eau	1200
Acide chlorhydrique officinal	Q.S.

On mélange la chaux et le benjoin, on fait bouillir dans une chaudière en fonte avec la moitié de l'eau pendant une demi-heure en agitant continuellement, et on filtre sur une toile. On fait subir au résidu la même opération et on *réduit* par évaporation l'ensemble des liqueurs obtenues à la moitié environ. Dans le liquide chaud on verse de l'acide chlorhydrique officinal jusqu'à réaction franchement acide au papier tournesol. L'acide benzoïque cristallise par refroidissement.

Pour le *purifier* on le fait cristalliser une seconde fois par dissolution dans l'eau bouillante, ou mieux dans une petite quantité d'alcool bouillant *(Codex 1884)*.

Pendant cette préparation la chaux amène d'abord l'acide benzoïque à l'état de benzoate de chaux qui est *soluble* ; et la résine à l'état de *savon résineux* de chaux *peu soluble* dont la plus grande partie reste sur le filtre.

Puis l'acide chlorydrique décompose le benzoate pour former du chlorure de calcium ; il met ainsi en liberté l'acide benzoïque, lequel étant *peu soluble* dans l'eau, cristallise par refroidissement.

Une petite quantité de savon résineux de chaux accompagne le produit : d'où la nécessité d'une deuxième cristallisation pour purifier.

19. — † Acide benzoïque : C^6H^5, CO^2H.

(par sublimation : *Fleurs de benjoin*)

On place dans un *camion* un mélange à poids égal de benjoin pulvérisé et de sable fin ; on recouvre d'une feuille de papier à filtrer gris bien tendue et collée sur les bords. On ajoute enfin un cône de carton dont la base s'adapte bien aux bords du camion et on lute avec du papier ordinaire. On chauffe *le fond du vase seulement* sur un feu modéré pendant une heure au moins. Après refroidissement on recueille l'acide qui s'est déposé en longues aiguilles dans le carton après avoir filtré à l'état de vapeur à travers le papier gris *(Codex 1884)*.

On est guidé dans la conduite de l'opération par les

vapeurs blanches qui s'échappent d'une très petite ouverture ménagée au sommet du cône : lorsque ces vapeurs sont abondantes on ralentit le feu ; on l'active quand elles sont peu apparentes.

Le résidu pulvérisé et chauffé de nouveau est capable de fournir encore un peu de produit moins blanc. En somme on peut retirer du benjoin 4 p. 100 d'acide benzoïque.

L'*Acide benzoïque* doit se volatiliser complètement quand on le chauffe sur une lame de platine, sans charbonner (*acide hippurique*).

20. — ★ Bromure ferreux en solution :
Fe Br²

Eau distillée	100
Brome	40
Limaille de fer	20

On introduit l'eau, puis le brome, dans un matras (ballon à fond plat) et on ajoute peu à peu la limaille de fer.

La réaction s'opère d'abord *à froid*. Après un quart d'heure environ on chauffe légèrement pour terminer l'opération jusqu'à ce que le liquide ait acquis une belle couleur verte. On enferme *le tout* (c'est-à-dire y compris le fer non attaqué) dans un flacon à l'émeri. Cette solution difficile à conserver renferme le *tiers* de son poids de bromure (*Codex de 1884*).

La seule difficulté que puisse présenter cette préparation consiste dans le maniement du brome : ce corps très volatil et dont les vapeurs sont très irritantes devant être conservé *sous une couche d'eau*. Au lieu de peser le brome il est bien plus facile de le *mesurer* avec une éprouvette ou une pipette graduée en centimètres cubes. La dose de 40 grammes employée ci-dessus correspond à *13 centimètres cubes et 4 dixièmes*. Il est bien évident que l'on ne doit pas dans ce volume tenir compte de la couche d'eau d'épaisseur variable qui recouvre le brome.

Le bromure ferreux n'est pas inscrit au nouveau Codex.

21. - Iodure mercureux : Hg^2I^2
(Protoiodure, Sous-iodure de mercure)

```
Mercure purifié...................... 10 gr.
Iode sublimé......................... 6
Alcool à 95°.........................      huit gr.
```

On triture l'iode dans un mortier en porcelaine, on délaye avec l'alcool et on ajoute immédiatement la totalité du mercure. On triture ensuite vivement et *sans interruption*, jusqu'à ce que la pâte soit séchée, le mercure disparu, et la poudre devenue *uniformément de couleur vert foncé*. On introduit dans un matras avec 40 ou 50 grammes d'alcool à 95° et on fait bouillir au bain-marie pendant quelques minutes. On décante et on verse sur un filtre sans plis. Puis on recommence la même opération avec une nouvelle quantité d'alcool jusqu'à ce que celui qui tombe du filtre ne contienne plus de bi-iodure. On sèche à l'air libre, mais à l'abri de la lumière) et on conserve en flacons jaunes (*Codex: 1908*).

Pendant cette préparation, il se forme tout d'abord de l'iodure *mercurique* (bi-iodure) ; puis l'excédent de mercure le transforme en iodure *mercureux*.

L'alcool a pour but de faciliter la combinaison en dissolvant l'iode, et aussi d'empêcher l'échauffement de la masse. La dose de 8 grammes représente assez bien ce que le Codex appelle un peu vaguement « *la quantité strictement nécessaire pour former une pâte homogène* ».

On ne doit jamais opérer sur de grandes quantités pour éviter l'échauffement et les projections qui pourraient se produire malgré l'alcool.

On reconnaît que le lavage est suffisant lorsque l'alcool de lavage ne contient plus de bi-iodure, c'est-à-dire lorsqu'une petite quantité qu'on fait évaporer ne laisse plus *aucun résidu*, et alors la solution ne doit pas donner de coloration brune avec $H^2 S$. Une solution concentrée de sel marin pourrait très bien remplacer l'alcool pour les lavages.

Les dose du Codex sont établies de façon à ce qu'il y ait plutôt excès d'iode que de mercure, car les lavages remédient au premier cas, mais non au second. Il faut donc avoir soin de ne pas dépasser le poids de mercure indiqué. On le pèse avec précaution, en bouchant partiellement le goulot du contenant, de façon à ne laisser tomber vers la fin de la pesée que de très fines gouttelettes de métal.

La lumière *noircit* l'iodure mercureux.

(A séparer)

22. — † Iodure mercurique: HgI^2

(*Biiodure. Iodure rouge de mercure*)

Iodure de potassium......................	10 gr.
Chlorure mercurique (Sublimé)........	8
Eau distillée..........................	250

On fait dissoudre séparément et à froid l'iodure de potassium dans 100 grammes d'eau et le sublimé dans 150 grammes d'eau. On verse la solution de sublimé dans l'autre. L'iodure mercurique se précipite en rouge vif; on le lave à l'eau distillée; on le sèche à une douce chaleur et à l'abri de la lumière. (*Codex 1884*).

Il se produit par double décomposition de l'iodure mercurique et du chlorure de potassium

$$2KI + HgCl^2 = HgI^2 + 2KCl$$

Tel est du moins le résultat final, car au début l'iodure mercurique disparaît au fur et à mesure de sa naissance, grâce à l'excès d'iodure de potassium en présence ; il en est ainsi tant que la double décomposition n'a pas eu lieu avec plus de *la moitié* de l'iodure de potassium employé. Cette disparition du biiodure dans la solution d'iodure de potassium (sirop de Gibert) n'est pas une simple dissolution : elle résulte de la formation d'un *iodure double* de mercure et de potassium, lequel est soluble dans l'eau : $4KI + HgCl^2 = 2KCl + HgI^2, 2KI$. Quand on continue à verser du sublimé, cet iodure double est décomposé et tout le mercure est enfin précipité à l'état de biodure.

Si l'on versait la solution d'iodure *dans celle de sublimé*, il se produirait tout d'abord un précipité rose-pâle de chloro-iodure décomposable par l'affusion du reste de l'iodure de potassium.

Pour obtenir un produit pur, exempt de chloroiodure, il faut donc, comme dans les doses du Codex, un excès d'iodure de potassium ; mais cet excès doit être très faible puisqu'il fait perdre en le dissolvant (combinaison) une partie du biiodure formé.

La lumière *noircit* l'iodure mercurique.

(Toxique)

23. — † Iodure de plomb : PbI^2

Azotate de plomb	10
Iodure de potassium	10
Eau distillée	200

On dissout séparément et à froid l'azotate de plomb dans 15 parties d'eau, et l'iodure de potassium dans 5 parties d'eau. On verse par petites portions la solution d'azotate dans celle d'iodure. On lave le dépôt d'iodure de plomb à l'eau distillée froide par décantations successives et filtration ; on le fait sécher à l'étuve vers 50° ; enfin on le conserve dans des flacons bouchés et à l'abri de la lumière. (*Codex 1884*).

Il se produit par double décomposition de l'iodure de plomb et de l'azotate de potasse;

$$Az O^3 {}_2 Pb + 2KI = PbI^2 + 2AzO^3K$$

L'iodure de plomb, très peu soluble dans l'eau froide, est soluble dans 195 parties d'eau bouillante et dans trois parties de solution saturée d'acétate de potasse; (c'est ce qui permet de l'obtenir cristallisé). L'air et la lumière, le décomposent en oxyde et en carbonate de plomb.

Le produit commercial peut contenir soit du *chromate* de plomb ajouté par fraude, soit de *l'oxyde* lorsqu'il a été préparé avec l'acétate au lieu d'azotate de plomb:

L'iodure exempt de chromate doit *se décolorer* si on en fait une pâte avec un peu d'eau et 2 parties de chlorhydrate d'ammoniaque.

L'iodure exempt d'oxyde doit se dissoudre *entièrement* dans 200 parties d'eau bouillante.   (A séparer).

24. - † Chlorure mercureux précipité
Hg^2Cl^2

(*Sous-Chlorure. Protochlorure. Précipité blanc*)

Azotate mercureux cristallisé........	100 gr.
Acide azotique dilué *au dixième*......	Q. S.
Acide chlorhydrique dilué *au cinquième*	250 gr.

On broie dans un mortier l'azotate mercureux on y ajoute à *plusieurs reprises* et en triturant, une quantité d'acide azotique au dixième (1) suffisante pour le dissoudre totalement. On verse dans cette solution l'acide chlorhydrique dilué. Le chlorure

---

(1) C'est-à-dire contenant 1 d'acide azotique officinal pour 9 d'eau distillée.

mercureux se précipite ; on le lave par décantation à plusieurs reprises avec de l'eau distillée tiède jusqu'à ce que l'eau de lavage soit neutre au papier tournesol. On verse le produit sur une toile, on laisse égoutter et on sèche à l'étuve. (*Codex 1884*).

La décomposition du nitrate de mercure par l'acide chlorhydrique produit du chlorure mercureux qui se précipite et de l'acide azotique qu'on enlève par les lavages :

$$(AzO^3)^2Hg^2 + 2HCl = Hg^2Cl^2 + 2AzO^3H$$

Le chlorure mercureux peut être falsifié par addition de sulfate de baryte ou autres poudres blanches et lourdes. Il laisse alors un résidu quand on le volatilise par la chaleur, tandis que le chlorure bien pur *se volatilise entièrement sans résidu.*

Le précipité blanc bien préparé est parfaitement pur et beaucoup plus divisé que le calomel. Il est par suite *plus actif* et c'est à tort qu'on ne l'emploie pas pour l'usage interne.

(A séparer)

25. — † Chlorure mercurique : HgCl^2

(Bichlorure de mercure. Sublimé corrosif)

Sulfate mercurique *pur*................	80 gr.
Chlorure de sodium *pur et décrépité*..	80

On pulvérise séparément les deux substances, on les mélange exactement et on introduit dans un matras à fond plat *qui ne doit être rempli que jusqu'à moitié* (1). On place le matras dans un bain de sable fin *en le recouvrant d'abord jusqu'au col.* On commence à chauffer modérément jusqu'à ce que l'humidité

---

(1) Un matras de 250 convient pour la dose indiquée et un matras de 125 pour une dose de 30 gr. ââ.

du mélange soit dissipée (1). A ce moment on place
sur le goulot une petite capsule (ou un cornet de papier), *on découvre le matras jusqu'au niveau de la matière y contenue* et on augmente le feu pour opérer la sublimation du bichlorure qui va se condenser à la partie supérieure du matras.

Vers la fin de l'opération on *couvre à nouveau de* sable chaud et l'on continue à chauffer pendant cinq à dix minutes, de façon à amener la *demi-fusion* et par suite à donner une cohésion suffisante au pain de sublimé. Enfin pour éviter la rupture du matras on le laisse refroidir lentement dans le sable ; puis on le casse avec précaution (2) pour en extraire le pain de bichlorure (*Codex 1884*).

La double décomposition produit du chlorure mercurique et du sulfate de soude :

$$SO^4Hg + 2NaCl = HgCl^2 + So^4Na^2$$

La partie délicate de l'opération est le chauffage final destiné à amener la demi-fusion. Cependant toute l'habileté consiste simplement à chauffer pendant 1 minute 1/2 environ, puis à modérer le feu pendant 1/4 de minute, et ainsi de suite alternativement : cette manœuvre est aisée quand on se sert du gaz. En tout cas il faut éviter avec le plus grand soin une température assez élevée pour volatiliser le pain de bichlorure et entraîner au dehors du matras des vapeurs très dangereuses pour l'opérateur. En prévision de ce dégagement possible, il faut toujours opérer *soit en plein air, soit sous une hotte à fort tirage.*

Si l'on n'avait pas soin de bien *découvrir* la moitié supérieure du matras pendant *le 2ᵉ temps* de l'opé-

____

(1) Pour s'en assurer on présente de temps en temps au-dessus du goulot un corps froid (spatule, lame de couteau, etc.) et l'on voit *s'il se couvre encore de buée.*

(2) A l'examen de stage, il vaut mieux présenter au jury le matras *entier.* ...

ration, le sublimé ne se condenserait pas sur cette partie trop chaude ; il irait se fixer *dans le col* du matras, et s'il venait à l'obstruer, une *explosion* pourrait se produire.

Le chlorure de sodium employé doit être absolument *décrépité* où mieux encore *fondu*. La décrépitation s'obtient en chauffant le sel dans une capsule de fonte ou de porcelaine, en agitant continuellement ; la fusion succède à la décrépitation.

Le sulfate mercurique doit être *pur* et surtout ne pas contenir de sulfate *mercureux* qui donnerait naissance à une certaine quantité de *calomel*.

Le sublimé exempt de calomel doit *se dissoudre complètement dans cinq parties d'éther officinal.*

(Toxique).

26. — † Sulfure d'antimoine pur : Sb^2S^3

(*Trisulfure d'Antimoine*)

Antimoine purifié...........................	125 gr.
Soufre sublimé...........................	50 gr.

On pulvérise *finement* l'antimoine dans un mortier en fer. On le mélange au soufre et on introduit dans un creuset en terre. On chauffe graduellement jusqu'à ce que la masse soit en pleine fusion et on donne un coup de feu vif pour chasser l'excès du soufre. On laisse refroidir le creuset, on le brise et on enferme les fragments de sulfure. (*Codex 1884*).

27. — Kermès minéral

Mélange de Sulfure d'Antimoine, de pyro-antimoniate de sodium et d'eau

(*Procédé officinal par voie humide dit de Cluzel*)

Sulfure d'antimoine pur...............	6 gr.
Carbonate de sodium cristallisé officinal	128 gr.
Eau distillée...........................	1280 gr.

On fait bouillir dans une chaudière en fonte la solution de carbonate de sodium. On ajoute le sulfure d'antimoine *très finement pulvérisé* et l'on continue l'ébullition pendant une heure environ en agitant de temps en temps avec une spatule en bois. On filtre la solution *bouillante* dans une terrine en grès plongée elle-même dans l'eau bouillante. On laisse refroidir *très lentement* ; on décante et on recueille sur un filtre *sans plis* en papier *blanc* le précipité formé. On lave à l'eau distillée froide jusqu'à ce que l'eau de lavage soit sans action sur le tournesol. On fait sécher (1) le kermès, soit à l'air *entre des feuilles de papier*, soit à l'étuve, à une température de $+ 30°$ à $+ 40°$. On passe au tamis de *soie* n° 37 et on conserve à l'abri de l'air et de la lumière. (*Codex 1908*).

Les réactions sont assez compliquées. En résumé pendant l'ébullition il se forme :

d'une part :

de l'oxysulfure d'antimoine *insoluble* dans l'eau, lequel par suite reste sur le filtre et ne fait aucunement partie du kermès ;

d'autre part :

1° du pyro-antimoniate de sodium soluble dans l'eau chaude ;

2° Un sulfure *double* d'antimoine et de sodium soluble dans l'eau bouillante.

Lors du refroidissement le sulfure double se dédouble et le sulfure d'antimoine insoluble se dépose (en entraînant des traces de sulfure de sodium) ; d'autre part le pyro-antimoniate de sodium peu soluble dans l'eau froide se dépose également. Pendant le début du refroidissement, c'est-à-dire jusqu'à 35°

(1) A l'examen le temps manque pour cela. On se borne à présenter son produit dans le filtre *sans plis* qui a servi à le recueillir.

environ, il ne se dépose guère que du sulfure d'antimoine, tandis que la portion précipitée au-dessous de
35° est plus riche en pyro-antimoniate de sodium.

Donc le kermès est un *mélange* contenant en majeure partie du *sulfure d'antimoine*, un peu de pyro-
antimoniate de sodium et un peu d'eau. Il renferme
d'autant plus de pyro-antimoniate de sodium que le
séjour dans l'eau-mère a été plus long.

Le kermès est décomposé par la *lumière* en oxyde
d'antimoine et en hydrogène sulfuré.

Il arrive qu'on falsifie le kermès par addition
d'ocre, de *brique pilée* ou de *sesquioxyde de fer*. Si on
traite par l'acide chlorhydrique du kermès fraudé,
l'ocre et la brique *ne se dissolvent pas*, et d'autre part la
solution précipite en *bleu* par le ferrocyanure de potassium si elle contient du fer. (V. Essai, Codex
page 368).

28. — ⋆ Sulfure ferreux anhydre : FeS

(par voie sèche)

Soufre sublimé...................... 100 gr.
Limaille de fer...................... 150

On mélange très exactement et on introduit dans
un creuset. On chauffe doucement d'abord, puis
jusqu'au rouge *sombre* ; on maintient cette température tant qu'il se dégage des vapeurs de soufre brûlant à la surface avec une flamme bleue. On enlève le
creuset, on coule le sulfure sur une plaque de fonte et
on le conserve en vase clos. (*Codex 1884*).

Le sulfure ainsi obtenu est anhydre et impur.

Si la température a été assez élevée et suffisamment prolongée, il ne reste plus de soufre, tout l'excès
ayant été brûlé, c'est-à-dire changé par oxydation en
acide sulfureux. Cette condition a son importance, car
le sulfure contenant un excès de soufre est difficile-

ment attaqué par les acides et par suite il n'est guère propre à la préparation de l'hydrogène sulfuré.

Le sulfure anhydre s'oxyde à l'air et surtout à l'air *humide* : le résultat de l'oxydation est du *sulfate* de fer.

29. — Sulfure ferreux hydraté : $FeS + nH^2O$

(par voie humide)

```
Sulfate ferreux cristallisé.............    139 gr.
Monosulfure de sodium cristallisé...    120
Eau distillée récemment bouillie.....    Q. S.
```

On dissout séparément le sulfate ferreux dans 20 fois son poids d'eau distillée *bouillie* chaude et le monosulfure de sodium dans Q. S. d'eau distillée *bouillie* chaude. On verse la deuxième solution dans la première. On recueille le précipité par décantation ; on le lave avec de l'eau *chargée d'hydrogène sulfuré* et on le conserve dans des flacons bien bouchés et remplis d'eau distillée *bouillie*. (*Codex 1908*).

Il se produit par double décomposition du sulfate de soude qui est enlevé par les lavages et du sulfure ferreux qui reste hydraté :

$$SO^4Fe + Na^2S = SO^4Na^2 + FeS$$

Le sulfure hydraté est beaucoup *plus oxydable* que l'autre : il se transforme rapidement en *sulfate* au contact de l'air *même sec*. C'est pour éviter cette altération qu'on le lave à l'eau sulfurée et qu'on le conserve dans l'eau distillée bouillie.

30. Trisulfure de potassium : K^2S^3

(Polysulfure. Sulfure de potasse. Foie de soufre)

```
Soufre sublimé..................    100
Carbonate de potasse sec. .......    200
```

On mélange exactement au mortier. On fait fondre

le mélange dans un matras à fond plat et l'on maintient la même température tant qu'il y a tuméfaction. Quand la matière commence à s'affaisser, on augmente le feu pour la liquéfier plus complètement, mais sans atteindre au rouge. Toute la masse prend l'état solide, et après refroidissement on casse en morceaux qui doivent être conservés en vases bien bouchés. (*Codex 1908*).

Le soufre s'unit au potassium et chasse l'acide carbonique et l'oxygène qui se dégagent en boursouflant la masse :

$$CO^3K^2 + 3S = K^2S^3 + CO^2 + O$$

Telle est la réaction la plus importante ; elle se complique d'autres réactions accessoires qui contribuent à donner un produit *très impur* :

1º Il se forme une certaine quantité *d'hyposulfite* de potasse quand la température est inférieure à 250º.

2º Il se forme une certaine quantité de *sulfate* de potasse lorsque la température atteint le rouge.

3º Enfin il arrive qu'une partie du carbonate de potasse n'est pas décomposée et reste avec le sulfure.

L'air humide décompose le trisulfure en hyposulfite de potasse, carbonate de potasse et soufre. C'est pourquoi une teinte *jaune verdâtre* remplace à la surface des morceaux la teinte *rouge-brun* du produit frais.

Le sulfure de potasse doit se dissoudre totalement dans 2 parties d'eau froide.

31. — Acétate d'ammoniaque liquide

(*Esprit de Mindererus*)

$$C^2 H^3 O^2, Az H^4 + Aqua$$

Acide acétique cristallisable	30 gr.
Eau distillée	170
Sesquicarbonate d'ammoniaque	31.6 environ

On chauffe légèrement l'eau et l'acide dans une capsule de porcelaine. On ajoute le carbonate d'ammoniaque par petits fragments jusqu'à cessation d'effervescence et réaction faiblement alcaline. On laisse refroidir, on filtre et on conserve en flacons bouchés. (*Codex 1908*).

Ce produit est une *solution* qui renferme environ *un cinquième* de son poids d'acétate d'ammoniaque cristallisé. La réaction alcaline ne se conserve pas longtemps : elle devient *acide* par suite de la dissociation de l'acétate qui perd peu à peu de l'ammoniaque.

L'acétate d'ammoniaque peut contenir comme impuretés des *sulfates* et des *chlorures*. On recherche :

Les sulfates par le chlorure de barium (précipité blanc de sulfate de baryte) :

Les chlorures par l'azotate d'argent (précipité blanc de chlorure d'argent).

L'esprit de Mindererus des anciennes pharmacopées était un acétate d'ammoniaque *très impur*.

32. — Sous-acétate de plomb liquide

(Acétate basique. Extrait de Saturne)

Acétate de plomb neutre cristallisé........	300 gr.
Litharge pulvérisée.......................	100
Eau distillée.............................	700

On introduit le tout dans un matras ; on agite de temps en temps jusqu'à dissolution de l'oxyde de plomb, qui laisse seulement un résidu blanc d'hydroxyde de plomb. On filtre et on conserve à l'abri de l'air dans un flacon bouché. (*Codex 1908*).

L'Extrait de Saturne est la solution d'un *mélange* d'acétate neutre et d'acétate tribasique. Il blanchit au contact de l'air : l'acide carbonique forme du carbonate de plomb. Il doit être incolore et marquer 1,32 au densimètre ; l'ammoniaque le précipite *en blanc*

sans donner *aucune coloration* à la liqueur surnageante.

Si la préparation était faite dans une bassine en
cuivre, il serait bon de mettre au fond un morceau de
plomb.

Le produit peut être obtenu à chaud très rapidement, mais alors il convient d'élever à 800 gr. le poids
d'eau distillée. On chauffe les substances dans une
capsule en porcelaine jusqu'à disparition de l'oxyde
de plomb.

(A séparer).

33. — † Acétate de potasse sec : $C^2H^3O^2K$

Carbonate de potasse pur............... 100 gr.
Acide acétique à 1.060.................. 170
Eau distillée........................... 175

On mélange l'eau et l'acide acétique; on y ajoute
le carbonate de potasse par petites portions et en agitant pour favoriser la dissolution. Après s'être assuré
que la liqueur est légèrement *acide* (sinon ajouter q.
s. d'acide acétique) au papier tournesol, on évapore
dans une capsule de porcelaine. On enlève avec une
spatule la pellicule épaisse qui se forme vers la fin
et on achève d'évaporer jusqu'à siccité, *mais en évitant
de fondre le produit*. On l'enferme *encore chaud* dans
un flacon bien clos. (*Codex 1884*).

L'acétate de potasse est très déliquescent ; il doit
toujours présenter une réaction *acide*. Le produit
commercial contient souvent des sels de *chaux* et de
plomb. On recherche :

La chaux, par l'oxalate d'ammoniaque (précipité
blanc d'oxalate de chaux) ;

Le plomb, par l'hydrogène sulfuré (précipité noir
de sulfure de plomb).

Il doit se dissoudre dans l'alcool à 95°, sans laisser
de résidu sensible (matières étrangères).

34. — Antimoniate acide de potassium.

(Antimoine diaphorétique lavé)

$(SbO^3)^2KH + 2H^2O$

improprement appelé *oxyde* blanc d'antimoine

    Nitrate de potasse.....................   100 gr.
    Antimoine purifié.....................   50
    Eau distillée.........................   Q. S.

On pulvérise finement chacun des deux corps et
on les mélange très exactement. On projette le mélange par petites portions (1) dans un creuset préalablement chauffé au rouge. On remplit ainsi presque
complètement, on place le couvercle et on maintient
au rouge pendant un quart d'heure environ. On laisse
refroidir, on porphyrise finement et on lave la poudre
avec 15 fois au moins son poids d'eau, employée en
plusieurs reprises jusqu'à ce que l'eau de lavage ne
renferme plus d'azotate de potasse, et ne laisse pas de
résidu sensible après évaporation sur une lame de
platine. On égoutte sur une toile et on fait sécher à
l'étuve. *(Codex 1908)*.

Dans cette préparation l'antimoine se change en
acide antimonique et pour cela il emprunte de l'oxygène à l'azotate de potasse. Ce dernier est par suite
de cet emprunt, *en partie* réduit à l'état *d'azotite ; en
partie* décomposé en acide azoteux qui se dégage
(déflagration) et *potasse* qui s'unit à l'acide antimonique ci-dessus, pour former l'antimoniate acide de
potasse. Les lavages ont pour but d'enlever l'azotite
formé et l'azotate non décomposé. On a attribué à ce
produit l'épithète « *lavé* » par opposition à celui des
anciennes pharmacopées qui était employé *non lavé*,

----

(1) A cause de la *déflagration* produite par le dégagement des
produits nitrés.

tel qu'il sortait du creuset. (V. Essai Codex 1908 page 46).

35. — Arséniate ferreux : $(AsO^4)^2Fe^3+3H^2O$

(*Arséniate de fer*)

Sulfate ferreux *pur* cristallisé........ 8 gr.
Arséniate de soude cristallisé........ 10
Eau distillée......................... Q.S.

On dissout séparément chacun des deux sels dans 10 fois son poids d'eau distillée. On lave le précipité à l'eau distillée par décantations successives jusqu'à ce que l'eau de lavage ne précipite plus par l'azotate de baryte (1). On sèche rapidement dans du papier. (*Codex 1908*).

Il se produit par double décomposition de l'arséniate ferreux et du sulfate de soude qui est entraîné par les lavages :

$$3(SO^4\,Fe)+2(AsO^4HNa^2)=(AsO^4)^2Fe^3+2(SO^4Na^2)+SO^4H^2$$

L'arséniate de fer constitue une poudre amorphe de couleur vert-grisâtre, insoluble dans l'eau, soluble dans l'ammoniaque.   (A séparer).

36. — Sous-azotate de bismuth :

$AzO^3Bi\,(OH)^2$

(*Azotate basique, Magistère de Bismuth Blanc de fard*)

Azotate neutre de bismuth cristallisé. 200 gr.
Acide azotique officinal.............. 42
Eau distillée......................... 5318

On mélange 26 gr. d'acide azotique officinal avec

(1) Tant qu'elle entraîne du *sulfate* de soude, l'azotate de baryte y détermine un précipité blanc de sulfate de baryte.

174 gr. d'eau pour obtenir 200 gr. d'une solution à 8,3 d'acide azotique pour 100.

D'autre part on prépare 160 gr. de solution aqueuse d'acide azotique à 6,3 pour 100, en mélangeant 16 gr. d'acide azotique officinal à 144 gr. d'eau.

On dissout à froid, l'azotate neutre de bismuth dans 200 gr. de solution d'acide azotique à 8,3 pour 100 ; on ajoute 4000 gr. d'eau distillée. Après 24 h., on met en suspension le précipité cristallin qui s'est formé, on ajoute encore 1000 gr. d'eau distillée pour terminer la précipitation ; on agite le tout à plusieurs reprises et on laisse déposer.

L'eau mère est décantée ; le produit égoutté et essoré. On le délaye dans 80 grammes de solution d'acide azotique à 6,3 pour 100, on essore ; ce traitement est renouvelé avec 80 gr. de solution d'acide azotique à 6,3 pour 100, on essore ; puis on lave une dernière fois avec 80 gr. d'eau distillée, on essore et on sèche à l'air, à l'abri de la lumière et surtout de la lumière solaire directe.

Les deux tiers du bismuth contenu dans l'azotate neutre cristallisé passent à l'état de sous-azotate. Le dernier tiers, resté en solution dans les eaux-mères, peut facilement être recueilli par cristallisation, après évaporation de la liqueur ; le sel neutre obtenu est prêt à servir pour une nouvelle opération (*Codex 1908*).

COMPOSITION. — L'azotate basique de bismuth officinal correspond pour 100 parties : à 76,3 parties d'oxyde de bismuth anhydre, Bi^2O^3, à 5,9 parties d'eau et à 20,7 parties d'acide azotique Azo^3H.

CARACTÈRES. — L'azotate basique de bismuth officinal constitue une poudre microcristalline, blanche et nacrée.

A l'air, le produit perd de l'eau et devient grenu.

A la lumière, surtout à la lumière solaire, il dégage des vapeurs nitreuses.

Il perd un peu d'eau dès la température ordinaire et se décompose quand on le soumet à l'action de la chaleur.

La décomposition est complète à + 260°, il ne reste plus que de l'oxyde de bismuth.

Insoluble dans l'eau, il lui communique une réaction acide. Soluble dans l'acide azotique dilué

ESSAI. — L'Azotate basique de bismuth officinal examiné au microscope doit être entièrement cristallisé. Doit se dissoudre sáns effervescence dans l'acide azotique étendu (*Carbonates*). Chauffé en présence d'un alcali, il ne doit pas dégager de vapeurs bleuissant le papier rouge de tournesol (*Ammoniaque*).

On chauffe 0,50 cgr. de sous-azotate de bismuth avec 2 gr. d'acide sulfurique concentré, de manière à chasser l'acide azotique ; on dissout le résidu dans 10 cent. cubes de solution chlorhydrique d'hypophosphite de sodium et on chauffe doucement ; il ne doit se produire aucune coloration brune (*Arsenic*).

En solution dans l'acide azotique, additionnée de 20 parties d'eau distillée, il donne une solution qui après filtration ne doit pas précipiter par l'acide sulfurique dilué (*plomb*).

Cette même solution acide traitée par l'azotate d'argent, ne doit pas donner de précipité blanc insoluble dans l'acide azotique (*chlorures*) ; soumise à l'action de l'hydrogène sulfuré jusqu'à refus, puis filtrée à nouveau, elle ne doit pas laisser après évaporation de résidu fixe (*sels minéraux*).

(V. Codex, page 89, les dosages de l'eau, de l'oxyde de bismuth et de l'acide azotique).

CONSERVATION. — On doit conserver l'azotate basique de bismuth dans des flacons en verre coloré, bouchés, que l'on place dans l'obscurité.

37. — ⋆ Sous-azotate mercureux (1) :

$$(AzO^4)^2Hg^4H^2$$

(Turbith nitreux)

Azotate mercureux cristallisé........ 10 gr.
Eau distillée bouillante............. 100 gr.

On pulvérise *très finement* le sel mercureux et on le triture avec l'eau jusqu'à ce que la poudre soit devenue *jaune-verdâtre*. On laisse déposer pendant quelques minutes et on décante *sans tarder*. On lave *vivement* le dépôt avec de l'eau froide, on le sèche et on le conserve à l'abri de la lumière (*Codex de 1884*).

Ce produit ne figure pas au nouveau Codex.

Cette préparation présente beaucoup d'analogie avec la précédente. En effet : l'azotate mercureux qu'on emploie est obtenu de la même façon et par les mêmes réactions que l'azotate *neutre* de bismuth, et il est dédoublé par l'eau de la même manière que ce dernier. Enfin le turbith nitreux lui-même se comporte avec l'eau comme le S. N. de bismuth : elle tend à le rendre de plus en plus basique en lui soustrayant de l'acide azotique ; c'est pourquoi ici encore, on doit opérer vivement le lavage du produit.

(A séparer).

38. — Azotate mercurique liquide.

(Nitrate acide de mercure)

Mercure purifié....................... 20 gr.
Acide azotique officinal.............. 33
Eau distillée.........................   7

(1) Étudier après le S. N. de Bismuth, à cause de l'analogie, les sujets suivants : *sous-azotate mercureux, sous-sulfate mercurique, phosphate bicalcique*.

On mélange l'acide azotique et l'eau dans une capsule de porcelaine préalablement tarée ; on ajoute le mercure et on fait dissoudre à une douce chaleur, en dirigeant les vapeurs nitreuses dans une cheminée. On évapore la solution jusqu'à ce qu'elle soit réduite à 45 gr. (*Codex 1908*).

La solution d'azotate mercurique ainsi obtenue est incolore, elle a pour densité 2,246, très caustique.

Réaction fortement acide, se décompose dans l'eau.

ESSAI. — Ne doit pas donner de précipité avec le soluté de chlorure de sodium (*azotate mercureux*).

(Toxique).

39, — Les benzoates : $(C^7H^5O^2)^2,M$

† BENZOATE DE LITHINE

Acide benzoïque	20 gr.
Carbonate de lithine	6,06

On chauffe d'abord pendant quelques minutes l'eau et le carbonate dans une capsule de porcelaine ; puis sans attendre la dissolution du sel, on ajoute *peu à peu* l'acide benzoïque tant qu'il se produit une effervescence. On concentre *légèrement* et on laisse cristalliser le produit par refroidissement. On sèche les cristaux à l'air libre *dans du papier à filtrer blanc* et on les conserve à l'abri de la lumière (*Codex 1884*).

Les trois autres *benzoates* sont préparés par l'action directe, *à chaud*, de l'acide benzoïque sur Q. S. de :

★ 1° AMMONIAQUE : cristallisation à froid sans concentrer (*Codex 1884*) ;

★ 2° CHAUX : étendre en lait ; concentration et cristallisation (*Codex 1884*) ;

† 3° Soude : concentration et cristallisation sous une cloche à acide sulfurique (*Codex 1884*).

40. — † Carbonate de chaux précipité : CO^3Ca

(Carb. de chaux préparé. Craie préparée)

Chlorure de calcium fondu.............   10 gr.
Carbonate de soude cristallisé..........   26
Eau distillée ....   Q. S.

On dissout chacun des deux sels séparément dans un litre d'eau distillée et on filtre. On mélange les deux solutions. Quand le précipité est bien déposé, on décante et on lave à plusieurs reprises par décantation avec de l'eau distillée, jusqu'à ce que l'eau de lavage filtrée ne trouble plus par l'azotate d'argent (réactif des *chlorures*). On sèche à l'air libre. (*Codex 1884*).

Il se produit par double décomposition du carbonate de chaux qui se précipite et du chlorure de sodium qui est entraîné par les lavages.

$$CaCl^2 + CO^3Na^2 = CO^3Ca + 2\,NaCl$$

Cette opération a pour but d'obtenir du carbonate de chaux *pur*. Le commerce y mélange parfois de la craie naturelle *lavée* : celle-ci contient beaucoup d'impuretés et notamment du *fer*, des *phosphates* et de *l'argile*.

Le carbonate de chaux vraiment *précipité* doit être *entièrement soluble dans l'acide acétique* et cette solution ne doit pas précipiter en bleu par le *ferri-cyanure de potassium* (fer), ni en blanc par *l'ammoniaque* (phosphates et argile), ni brunir par le *sulfure d'ammonium* (fer, cuivre, plomb).

41. — † Carbonate de Manganèse : CO^3Mn

Sulfate de manganèse cristallisé ....   20 gr.
Carbonate de soude cristallisé   26
Eau distillée... ....   Q. S.

On dissout les deux sels séparément dans un litre d'eau distillée *chaude* et on filtre. On mélange les deux solutions. Quand le précipité est bien déposé on décante et on lave à plusieurs reprises par décantation à l'eau distillée *chaude* jusqu'à ce que l'eau de lavage filtrée ne trouble plus par le chlorure de baryum (réactif des *sulfates*). On sèche à l'air libre. (*Codex 1884*).

Cette préparation est tout à fait analogue à la précédente, sauf l'emploi de l'eau *chaude*. Il se produit par double décomposition du carbonate de manganèse et du sulfate de soude qui est enlevé par les lavages :

$$SO^4Mn + CO^3Na^2 = CO^3Mn + SO^4Na^2$$

Le carbonate de manganèse est *entièrement soluble dans l'acide acétique*. Cette solution ne doit pas précipiter en bleu par le ferrocyanure de potassium (présence de fer), mais en *blanc rosé* qui est la teinte caractéristique du carbonate de manganèse pur.

42. — ★ Hydrocarbonate de zinc

(ne pas confondre avec l'*oxyde* de zinc)

Sulfate de zinc pur cristallisé.......... 160 gr.
Sous-carbonate de soude pur cristallisé 110
Eau distillée............................ 1 litre.

On dissout séparément chacun des deux sels dans cinq parties d'eau distillée. On chauffe la solution de carbonate dans une capsule de porcelaine jusqu'à ébullition : on y verse alors, *peu à peu, en agitant*, et sans interrompre l'ébullition, la solution de sulfate de zinc : il se produit effervescence et précipité. On fait bouillir pendant un quart d'heure (pour détruire l'état gélatineux du précipité et l'obtenir plus dense et plus facile à laver). On lave le précipité à l'eau distillée par décantations successives jusqu'à ce que l'eau de lavage ne précipite plus par le chlorure de baryum (réactif des *sulfates*) ; on l'égoutte sur une toile et on le sèche dans une étuve à 50° jusqu'à ce qu'il ne perde plus de son poids (1). On réduit en poudre et on conserve en flacon bouché (*Codex 1884*). Ce produit n'est pas inscrit au Codex de 1908.

Il y a d'abord double décomposition : il se produit, par échange de bases et d'acides, du sulfate de soude qu'on enlève par les lavages et de l'hydrocarbonate de zinc qui se précipite. Mais ce dernier étant, dès sa naissance, au contact de l'eau, commence à se décomposer *graduellement* à mesure que l'on chauffe et en passant par plusieurs phases : de l'acide carbonique se dégage, et il reste finalement *un mélange d'hydrocarbonate et d'oxyde hydraté*. Les proportions du mélange varient avec la *température* employée, la *durée* de l'opération et la *quantité d'eau* en présence. Le titre moyen est de 75 p. 100 d'oxyde.

Si l'on veut obtenir un précipité non gélatineux, très dense et par suite plus facile à laver, il faut avoir soin *de verser le sulfate dans le carbonate*, de ne pas interrompre l'ébullition par des additions trop abondantes, et enfin de prolonger l'ébullition pendant un quart d'heure environ.

43. — ★ Lactate de zinc : $(C^3H^5O^3)^2,Zn \dotplus 3(H^2O)$

Hydrocarbonate de zinc lavé............	Q. V.
Acide lactique, officinal...............	Q. S.
Eau distillée...........................	Q. S.

On délaye dans un peu d'eau l'hydrocarbonate de zinc récent et encore humide (V. p. 246). On chauffe modérément et on ajoute l'acide, étendu de 5 parties

(1) À l'examen de stage le temps ne permet pas de remplir cette dernière condition : on se borne à présenter au jury le magma contenu dans la toile.

d'eau chaude, par petites portions et en agitant, jusqu'à dissolution de l'hydrocarbonate et en réaction légèrement acide. On filtre à chaud et on laisse cristalliser par refroidissement *(Codex de 1884)*.

Le *Lactate de quinine* se prépare de même.

Ces deux produits ne sont pas inscrits au nouveau Codex.

44. — † Lactate ferreux : $(C^3H^5O^3)^2$, Fe $+ 3(H^2O)$

(Lactate de fer)

```
Lactate de chaux purifié...............   100 gr.
Sulfate ferreux pur cristallisé..........    98
Eau distillée............................  Q. S.
```

On dissout séparément chacun des deux sels dans *le moins possible* d'eau et on mélange les deux solutions. On ajoute à la liqueur le quart de son volume d'alcool pour compléter la précipitation. On filtre et on s'assure que le liquide ne précipite ni par le lactate de chaux ni par le sulfate de fer ; et dans le cas contraire on ajoute un peu de l'un ou de l'autre pour obtenir le résultat désiré. On concentre au bain-marie jusqu'à consistance sirupeuse et on laisse à l'étuve ; le lactate ferreux se dépose en *croûtes verdâtres* que l'on conserve à l'abri de l'air et de la lumière. *(Codex 1884)*.

Il se produit par double décomposition du lactate ferreux soluble et du sulfate de chaux peu soluble qu'on achève de précipiter par l'alcool :

$$(C^3H^5O^3)^2Ca + SO^4Fe = (C^3H^5O^3)^2Fe + SO^4Ca$$

Si on néglige l'addition d'alcool, le produit retient du sulfate de chaux. On constate la présence de ce dernier sel en dissolvant le lactate et en traitant la solution par l'oxalate d'ammoniaque (précipité blanc d'oxalate de chaux).

45. — Lactophosphate de chaux dissous

Phosphate bicalcique.................... 17 gr.
Acide lactique officinal................. 19
Eau distillée............................ 964

On divise avec soin le phosphate dans l'eau distillée ; on ajoute l'acide lactique officinal. On laisse la dissolution s'achever pendant quelques minutes et on filtre. (*Codex 1908*).

Cette solution contient environ 0,25 cgr. de phosphate bicalcique pour 15 gr.

46. — Phosphate monocalcique

$$(PO^4)^2 H^4 Ca + 2H^2O$$

(*Phosphate di-acide de calcium — Biphosphate de chaux*)

Phosphate mono-acide de calcium...... 154 gr.
Solution officinale d'acide phosphorique 200
Eau distillée......................... Q. S.

On mélange les deux produits dans une capsule, de manière à obtenir une masse pâteuse, que l'on porte vers 50° pendant une heure environ. On ajoute q. s. d'eau pour faire une bouillie claire et on fait bouillir un quart d'heure. On dissout le tout dans de l'eau bouillante. La solution limpide est évaporée jusqu'à ce que le densimètre marque 1,40 dans la liqueur chaude qui est abandonnée au refroidissement.

Le phosphate monocalcique cristallise peu à peu.

On sépare le liquide, et les cristaux sont rapidement séchés sur du papier à filtrer. Le produit est renfermé dans des flacons bien bouchés. (*Codex 1908*).

Le phosphate monocalcique officinal doit être entièrement soluble dans l'eau (*phosphate bicalcique, p. tricalcique, sulfate de calcium*).

Il ne doit rien abandonner à l'alcool (acide phosphorique libre).

Le phosphate monocalcique se préparait autrefois avec des os calcinés. (*Codex 1884*).

46 *bis*. — † Phosphate bicalcique :

$$PO^4HCa + 2H^2O$$

(*Phosphate monoacide de calcium — Phosphate monocalcique-monoacide.*)

Phosphate de soude......................	100 gr.	
Chlorure de calcium *cristallisé* (1).......	65	
Acide chlorhydrique officinal............	3 cent. cubes.	
Eau distillée.........................	Q. S.	

On fait une solution avec le phosphate de soude l'acide chlorhydrique, et q. s. d'eau pour former un total de 700 centimètres cubes. D'autre part on fait avec le chlorure de calcium une solution d'un volume total de 300 centim. cubes. On mélange à froid les deux solutions et on laisse en contact pendant quelques heures (2) en ayant soin d'agiter de temps en temps. On lave par décantation le précipité cristallisé, on l'égoutte sur un filtre sans plis et on le laisse sécher. (*Codex 1884*).

Il se produit par double décomposition du phosphate bicalcique et du chlorure de sodium qui est enlevé par les lavages :

$$PO^4HNa^2 + CaCl^2 = PO^4HCa + 2NaCl$$

---

(1) On peut remplacer par demi-poids de chlorure de calcium *fondu* : mais alors il faut neutraliser exactement par HCl la solution de chlorure, *avant* de la mélanger à celle de phosphate.

(2) *Trois heures au moins*, c'est-à-dire tout le temps accordé pour l'épreuve : il faut donc commencer cette préparation *dès le début de la séance*.

La présence d'une petite quantité d'acide chlorhydrique est nécessaire pour dissoudre (et par suite permettre d'enlever par les lavages) la petite quantité de phosphate *tricalcique* qui se forme pendant la réaction. En outre, sans cette précaution, le précipité est beaucoup moins cristallin et plus difficile à laver.

L'eau chaude altère le phosphate bicalcique comme le S. N. de bismuth (V. p. 242) ; elle a tendance à le rendre *plus basique* (tricalcique) en lui enlevant de l'acide phosphorique, en quantité d'autant plus forte que la température est plus élevée. Il faut donc se garder de laver le produit à l'eau chaude.

Observation. – Ce sel est appelé à tort : phosphate neutre de chaux.

46 *ter*. - **Phosphate tricalcique** :

$$(PO^4)^2 Ca^3$$

(Phosphate neutre de calcium — Diphosphate tricalcique)

Phosphate mono-acide de sodium..........	100 gr.
Chlorure de calcium cristallisé.............	70
Ammoniaque officinale...................	25
Eau distillée............................	1250

On dissout dans 250 gr. d'eau le chlorure de calcium cristallisé, on alcalinise avec 20 gr. d'ammoniaque officinale et on filtre. D'autre part on dissout le phosphate disodique dans un litre d'eau, on ajoute 5 gr. d'ammoniaque et on porte à l'ébullition. Dès que l'ébullition est commencée, on verse peu à peu et en agitant, la solution alcaline de chlorure de calcium dans la solution bouillante de phosphate disodique, sans interrompre l'ébullition.

Lorsque la totalité du chlorure de calcium est introduite, on retire du feu pour laisser refroidir.

Le précipité est lavé par décantation avec de l'eau

bouillie, jusqu'à ce que l'eau de lavage cesse de troubler la solution d'azotate d'argent acidulée d'acide azotique (*chlorures*).

Le produit essoré est séché à l'étuve. (*Codex 1908*).

Essai. — Le phosphate tricalcique doit se dissoudre dans l'acide chlorhydrique sans effervescence (*carbonates*) ; la solution ne doit pas donner de taches par le traitement à l'appareil de Marsh (*arsenic*). Elle ne doit pas se colorer en bleu par le ferrocyanure de potassium (*fer*), ni précipiter par l'hydrogène sulfuré (*plomb, cuivre*).

La liqueur chlorhydrique, saturée et alcalinisée par l'ammoniaque, puis filtrée ne doit pas laisser de résidu fixe après évaporation et calcination (*sels alcalins*). Le produit solide, séché à $-100°$, ne doit plus perdre de poids (*matières volatiles*), ni se colorer quand on le calcine (*matières organiques*). (*Codex*).

Observation. — Ce sel est appelé aussi, à tort, phosphate basique de chaux.

Le phosphate tricalcique se préparait autrefois avec des os calcinés. (*Codex 1884.*)

NOTE SUR LES PHOSPHATES DE CHAUX

1° *Phosphate* MONOCALCIQUE $PO^4 2H^4Ca$; phosphate *acide* ou *bi*phosphate.

Ce phosphate est cristallisé, l'eau froide le dissout ; l'eau bouillante agit sur lui comme sur l'azotate mercureux et l'azotate de bismuth : elle le dédouble en phosphate bicalcique et en phosphate acide.

2° *Phosphate* BICALCIQUE PO^4HCa ou $(PO^4)^2H^2Ca^2$; phosphate *neutre*. — Ce phosphate est insoluble dans l'eau froide ; il est dédoublé par l'eau chaude (V. ci-dessus) : les acides le dissolvent ; c'est lui qui sert à préparer les divers *sirops* phosphatés du Codex, ainsi que la *solution* de lactophosphate de chaux.

3° *Phosphate* TRICALCIQUE $(PO^4)^2Ca^3$; phosphate *basique*; phosphate *tribasique*; *Sous*-phosphate; phosphate *des os* ou phosphate *ordinaire*.

Ce phosphate est insoluble dans l'eau froide ; l'eau bouillante le dédouble en phosphate monocalcique (BOURGOIN) ; les acides, même les plus faibles (Co^2) le dissolvent ou le dédoublent de la même manière.

N. B. — Il existe un phosphate de chaux tricalcique *hydraté gélatineux* qui est le plus soluble et le meilleur de tous comme médicament. On l'obtient en opérant comme pour la préparation du bicalcique, mais *en additionnant d'ammoniaque* le soluté de chlorure de calcium.

47. — Phénol aqueux

(Phénol liquéfié)

Phénol officinal................... 100 gr.
Eau distillée...................... 10

On fait fondre le phénol en chauffant doucement, on ajoute l'eau et on mêle. On obtient un liquide limpide, incolore, à odeur de phénol, d'une densité égale à 1,069 (*Codex 1908*).

(A séparer).

Le phénol aqueux sert à préparer le soluté de phénol ou Eau phéniquée.
L'eau phénolée renferme 2 °/₀ de phénol.
(Convention internationale).

47 *bis*. — Phénol sodique dissous

(Phénate de soude liquide)

Phénol officinal................... 100 gr.
Soude caustique liquide.......... 20
Eau distillée..................... Q. S.

On fait dissoudre la soude caustique dans 500 gr.
d'eau environ, on ajoute le phénol ; après avoir fait
dissoudre par agitation, on complète avec de l'eau
distillée le volume à 1 litre.

Cette solution ne doit être employée qu'après avoir
été étendue de plusieurs fois son volume d'eau selon
les prescriptions. (*Codex 1908*).

(A séparer).

47 ter. — Crésylol sodique dissous

(Soluté alcalin concentré de crésylol officinal)

```
Crésylol officinal............... 1.000 gr.
Soude caustique liquide........ 1 000
```

On effectue le mélange dans un récipient en grès
ou en métal. La réaction dégage beaucoup de chaleur
et pourrait provoquer la rupture des récipients en
verre épais. (*Codex 1908*).

Le crésylol sodique dissous ne doit pas être employé en nature ; il sert à préparer les *solutions désin-
fectantes de crésylol* par addition d'eau.

Le crésylol officinal, base de cette préparation, est
un mélange de trois crésylols isomères que fournit le
goudron de houille (orthocrésylol, métacrésylol et
paracrésylol).

(A séparer).

48. — † Sulfate de zinc officinal :

$$SO^4Zn + 7H^2O$$

*(Sulfate de zinc pur. Couperose blanche.
Vitriol blanc)*

```
Zinc pur en grenaille................ 20 gr.
Acide sulfurique officinal........... 25
Eau distillée....................... 150
```

On place le tout dans une capsule en porcelaine avec quelques fragments de fil de platine. Lorsque le dégagement de bulles gazeuses a cessé, on filtre la liqueur, on fait évaporer et on laisse cristalliser par refroidissement. (*Codex 1884*).

Le zinc s'unit à l'acide sulfurique pour former du sulfate, en prenant la place de l'hydrogène qui est mis en liberté et se dégage :

$$SO^4H^2 + Zn = SO^4Zn + 2H$$

C'est du reste avec les mêmes éléments qu'on prépare surtout l'Hydrogène dans les laboratoires.

Le sulfate de zinc officinal ainsi préparé ne doit pas contenir de *fer*, comme cela arrive pour le produit commercial. Il doit en conséquence donner par le ferrocyanure de potassium un précipité *absolument blanc*, nullement teinté en bleu.

(A séparer).

49. — † Sulfate ferreux officinal

$$SO^4Fe + 7H^2O$$

(*Vitriol vert. Sulfate de fer pur, couperose verte*)

Fer *pur* en tournure (ou pointes de Paris)... 10 gr.
Acide sulfurique officinal.................... 16
Eau distillée................................. 80

On mélange l'eau et l'acide dans un ballon de 1 litre 1/2 ou 2 litres et on ajoute peu à peu la tournure de fer. Quand le dégagement gazeux cesse de se produire à froid on porte à l'ébullition (en interposant bien entendu une toile métallique entre le ballon et le foyer), et on filtre rapidement en évitant autant que possible le contact de l'air. On ajoute au liquide filtré 20 gr. d'acide sulfurique *dilué au quart* (5 gr. acide sulfurique + 15 gr. d'eau), on concentre *rapidement* jusqu'à 1,29 au densimètre et on laisse cristalliser au frais (1). On égoutte les cristaux dans un entonnoir en verre, on les lave avec un peu d'alcool à 60° on les sèche *rapidement* dans du papier à filtrer et on les conserve à l'air. (*Codex 1884*).

La réaction qui se passe ici est analogue à la précédente ; le fer s'unit à l'acide sulfurique en prenant la place de l'hydrogène qui se dégage.

$$SO^4H^2 + Fe = SO^4Fe + 2H$$

Le sulfate de fer officinal se décompose à l'air en sesquioxyde et en sous-sulfate ferrique : par suite de cette altération la surface des cristaux prend une teinte jaune ocreuse.

Le sulfate ferreux ne doit contenir ni *cuivre*, ni *zinc*, ni *arsenic*. On reconnaît :

1° le *cuivre*, en plongeant dans la solution une lame de fer bien décapée qui se recouvre de cuivre ;

2° le *zinc*, en précipitant le fer de la solution par l'hypochlorite de soude : le zinc reste dans la liqueur et précipite *en blanc* par l'hydrogène sulfuré (sulfure de zinc).

3° l'*arsenic*, taches ou anneaux par le traitement à l'appareil de Marsh.

50. — † Sous-sulfate mercurique

$$SO^4Hg.2HgO$$

(*Sulfate tribasique. Turbith minéral. Précipité jaune*)

Sulfate mercurique (2) *pur* . . . . 100 gr.
Eau bouillante . . . . 1500 gr.

---

(1) Le temps accordé à l'examen de stage ne permet guère d'aller au-delà de cet abandon de la liqueur dans le cristallisoir. On présente ordinairement au jury les cristaux baignés dans l'eau-mère.

(2) C'est-à-dire : Sulfate de *bioxyde* de mercure, ou sulfate de mercure *au maximum*.

On pulvérise finement le sulfate mercurique, on le place dans une terrine et on verse dessus l'eau bouillante en agitant *continuellement* (pour faciliter l'action de l'eau) et *énergiquement* (pour soulever le précipité qui est très dense). On décante le liquide, on lave à l'eau *froide* la poudre jaune obtenue et on la fait sécher. (*Codex 1884*).

La réaction est analogue à celle qui produit le S. N. de bismuth (V. page 240): l'eau bouillante décompose le sulfate mercurique neutre en sulfate tribasique qui se dépose et en sulfate *acide* qui est entraîné par les lavages.

Pour que le produit soit d'une belle nuance, il faut absolument que le sulfate mercurique employé soit *exempt de sulfate mercureux.*

(A séparer).

51. — † **Alun calciné** : $(SO^4)^3Al^2, SO^4K^2$

(Sulfate d'alumine et de potasse desséché)

Alun de potasse (1) .... Q. V.

On pulvérise grossièrement l'alun et on remplit un *têt à rôtir* (V. p. 193) jusqu'à moitié seulement. On chauffe *modérément* : le sel fond puis se boursoufle en formant une sorte de *chapeau*. On retourne plusieurs fois la masse dans le têt avec une tige de fer et l'on continue à chauffer jusqu'à ce qu'il ne se dégage plus de vapeur d'eau. (*Codex 1884*).

Cette opération enlève les *12 molécules* (45 p. 100 de son poids) d'eau de *cristallisation* de l'alun. Une fois calciné ainsi, il ne reprend l'eau que très difficilement et met au moins 24 heures pour s'y dissoudre.

(1) Il existe d'autres *aluns* (c'est-à-dire *sulfates doubles d'alumine et d'une autre base*) : Alun d'ammoniaque, alun de chrome.

Il faut éviter de pousser la température au-delà de 240° sous peine de décomposer le sulfate d'alumine.

52. — † Tartrate de potasse et de soude :

$$C^4H^4O^6KNa + 4H^2O$$

(Sel de Seignette).

Bitartrate de potasse (crème de tartre) pulvérisé   100 gr.
Carbonate de soude cristalisé....................   75
Eau distillée...................................   350

On fait bouillir la crème de tartre avec l'eau dans une capsule en porcelaine. On ajoute le carbonate de soude, par petites portions et en agitant, jusqu'à ce qu'il ne se produise plus d'effervescense. On filtre, on évapore jusqu'à 1.38 au densimètre, et on laisse cristalliser par refroidissement. *(Codex 1884).*

Il se produit du tartrate de potasse et de soude pendant que l'acide carbonique se dégage :

$$2[C^4H^5O^6,K] + CO^3Na^2 = 2[C^4H^4O^6, KNa] + CO^2 + H^2O$$

53. — Tartrate borico-potassique :

$$C^4H^4O^6, BoO, K$$

(Crème de tartre soluble)

Carbonate acide de potassium................   100 gr.
Acide tartrique pulvérisé   100
Acide borique..............................   50
Eau distillée..............................   600

On dissout le carbonate acide de potassium dans l'eau bouillante et on projette peu à peu dans la liqueur 75 grammes d'acide tartrique. On ajoute l'acide borique, après dissolution le reste de l'acide tartrique. On filtre, puis on évapore, dans une capsule, jusqu'à consistance sirupeuse ; on sèche (1) sur des assiettes dans l'étuve, à + 40°. La masse concassée est conservée dans un flacon bien bouché.

Pour obtenir le produit sous forme de paillettes, il faut étendre à l'aide d'un pinceau la solution sirupeuse sur des plaques de verre et achever la dessicatio comme précédemment. (*Codex 1908*).

Au point de vue chimique, la crème de tartre soluble fait partie d'un groupe de tartrates (2) répondant à la formule générale $C^4H^4O^6,MO,R$ et auquel on a donné le nom générique d'*émétiques* (ce mot n'a ici nullement la signification de *vomitif*).

(V. Essai Codex 1908, page 509.

54. — ⋆ Tartrate ferri-ammonique :

$$C^4H^4O^6, FeO, AzH^4$$

Solution offic. de perchlorure de fer à 1.26	415 gr.
Ammoniaque liquide officinale à 0,90 (3)	Q. S. (165 environ)
Acide tartrique pulvérisé...............	100 gr.

On prépare d'abord du sesquioxyde de fer gélatineux comme il est dit page 215). On le chauffe au bain-marie dans une capsule avec l'acide tartrique. Quand le mélange est devenu jaune ocreux on y ajoute *peu à peu* un léger excès d'ammoniaque jusqu'à ce que la liqueur devienne limpide. On concentre jusqu'à consistance sirupeuse à l'étuve *sans dépasser la température de 60°* (faute de quoi le produit serait plus ou moins insoluble). On étend au pinceau sur des as-

(1) A l'examen de stage le temps matériel manque pour remplir cette condition : il suffit de présenter au jury le produit sirupeux.

(2) Antimonio-potassique (tartre stibié ou émétique) : ferrico-ammonique ; ferrico-potassique.

(3) Ammoniaque officinale pure (Voir page 267).

siettes et on sèche à l'étuve (1) jusqu'à ce qu'on puisse détacher les écailles. (*Codex de 1884*).

Ce produit ne figure pas au Codex de 1908.

55. — Tartrate ferrico-potassique :

$$C^4H^4O^6, FeO, K$$

(Tartrate de fer et de potasse)
(Ferritartrate de potassium)

Tartrate acide de potassium pulvérisé.   100 gr.
Sesquioxyde de fer hydraté (quantité
correspondante à 42 gr. d'oxyde
anhydre .... Q. S.

On détermine par dessication et calcination la quantité de sesquioxyde de fer anhydre, contenue dans le sesquioxyde de fer hydaté officinal, récemment préparé (V. p. 215) et on prend de cet oxyde hydraté, un poids correspondant à 42 gr. d'oxyde anhydre. On le met dans une capsule en porcelaine avec la crème de tartre pulvérisée ; on fait digérer pendant deux heures, en agitant, sans dépasser la température + 60°. Après avoir filtré et concentré jusqu'à consistance sirupeuse, toujours sans dépasser + 60°, on distribue la liqueur en couches minces, sur des assiettes que l'on place dans une étuve à + 50°. On détache le sel lorsqu'il est sec et on le conserve dans des flacons bien bouchés. Pour obtenir le ferritartrate de potassium sous forme de paillettes, on étend à l'aide d'un pinceau, la solution sirupeuse sur des plaques de verre, et on achève la dessication comme précédemment.

(1) La double condition de concentrer d'abord dans une étuve à *température réglée*, puis de sécher ensuite à l'étuve fait que cette préparation est peu probable. Elle devrait même ne pas être donnée, ainsi que les deux suivantes.

Le produit contient sensiblement, pour 100 parties, 21,6 parties de fer. (*Codex 1908*).

56. — Citrate de fer ammoniacal

Perchlorure de fer officinal................	200 gr.
Eau distillée..........................	11.000
Ammoniaque officinale..............	118
Acide citrique....	100

On fait réagir le perchlorure de fer et l'ammoniaque en présence d'une grande quantité d'eau ; à cet effet on mélange séparément le perchlorure de fer avec 10 litres d'eau, et 100 gr. d'ammoniaque avec 1 litre d'eau ; on verse le soluté de perchlorure de fer dans la solution ammoniacale, en agitant pour bien mélanger et on s'assure que, finalement, la liqueur présente une réaction alcaline au tournesol. Le précipité d'hydrate ferrique étant déposé, on décante la liqueur surnageante et on lave par décantation jusqu'à ce que les eaux de lavage, *acidulées* à l'acide azotique, ne se troublent plus par l'azotate d'argent (chlorure).

On place alors dans une capsule de porcelaine l'hydrate ferrique gélatineux obtenu ; on ajoute 100 grammes d'acide citrique et enfin 18 gr. d'ammoniaque officinale, on fait digérer pendant quelque temps au voisinage de + 60° puis on laisse refroidir. La liqueur est enfin filtrée et évaporée sur des assiettes ou sur des lames de verre, en chauffant à l'étuve entre + 40° et + 50° (*Codex 1908*).

57. — ⋆ Pyrophosphate de fer citro-ammoniacal

1°	Pyrophosphate de soude cristallisé.	4 gr.
	Perchlorure de fer officinal (à 1.26).	78
2°	Acide citrique.....................	13 gr.
	Ammoniaque liquide officinale.....	Q. S.

D'une part on dissout le pyrophosphate de soude dans Q. S. d'eau *froide* ; et on verse peu à peu dans le perchlorure étendu de 3 parties d'eau *froide* ; on lave à l'eau froide la gelée de pyrophosphate de fer obtenue,]

D'autre part on dissout l'acide citrique dans Q. S. d'eau et on y verse Q. S. d'ammoniaque [pour former un *citrate d'ammoniaque avec excès d'alcali.*

Enfin on verse dans ce dernier liquide la gelée de pyrophosphate de fer qui s'y dissout en donnant une liqueur jaunâtre. On évapore à *très douce chaleur* jusqu'à consistance sirupeuse, on étend sur des assiettes et on sèche (1) à l'étuve vers 45° *ou mieux à froid* (*Codex de 1884*)..

Ce produit n'est pas inscrit au nouveau Codex.

Pendant le *premier temps* de la préparation il se produit, par double décomposition, du pyrophosphate de fer et du chlorure de sodium qui est entraîné par les lavages.

58. — ★ Pyrophosphate de fer et de soude

Pyrophosphate de soude cristallisé	10 gr.
Pyrophosphate de fer *en gelée*.........	40

On chauffe au bain-marie, dans une capsule, les deux sels, dont le second doit être récemment préparé *comme il est dit au numéro précédent*. Au bout de peu de temps le mélange se liquéfie. On l'étend dans des assiettes ou sur des plaques de verre et on le fait sécher (2) à l'étuve. (*Codex de 1884*).

Ce produit ne figure pas au Codex de 1908.

(1) Voir note (1) page 259.
(2) Voir note (1) page 259.

59. — ⋆ Ferrocyanure ferrique

(*Bleu de Prusse*)

Solution officinale de perchlorure de fer   50 gr.
Ferrocyanure de potassium   30
Eau distillée........................   Q. S.

On étend le perchlorure avec 4 volumes d'eau distillée froide, puis on y verse peu à peu et jusqu'à cessation de précipité, une solution au dixième de ferrocyanure de potassium.

On recueille sur un filtre sans plis le dépôt de bleu de Prusse formé et on le lave à plusieurs reprises à l'eau distillée jusqu'à ce que l'eau de lavage ne précipite plus par l'azotate d'argent (réactif des chlorures); enfin on le sèche à l'étuve. (*Codex de 1884*).

Il se produit par double décomposition du ferrocyanure ferrique et du chlorure de potassium qui est enlevé par les lavages.

Le ferrocyanure ferrique ne figure pas au Codex de 1908.

60. — Chlorure de soude (1) liquide :

$$CaCl^2 + ClONa$$

(*Liqueur de Labarraque, Hypochlorite de soude liquide*)

Chlorure de chaux sec officinal........   100 gr.
Carbonate de soude cristallisé   200
Eau distillée   4500

On triture le chlorure de chaux dans un mortier avec un peu d'eau. Quand il est bien divisé on dé-

---

(1) L'expression « chlorure de soude » (comme du reste celle de « chlorure de chaux ») est une appellation irrégulière, non conforme à la nomenclature. C'est une manière abrégée de désigner, par premier et dernier mot, cette substance qui est un *mélange* de CHLORURE *de sodium* et *d'hypochlorite de* SOUDE.

cante immédiatement les parties les plus ténues. On reprend le dépôt de la même façon par trituration et décantation, jusqu'à emploi des deux tiers de l'eau prescrite (c'est-à-dire *deux* litres). Dans le dernier tiers on dissout le s. carb. de soude et on mélange les deux solutions ; on laisse déposer et on filtre. (*Codex 1908*).

Les réactions qui ont lieu dans la préparation du chlorure de soude consistent en un triple échange :

D'une part : 1° Le chlorure de calcium devient chlorure de sodium ; 2° l'hypochlorite de chaux devient hypochlorite de soude.

D'autre part : 3° Le carbonate de soude devient en retour carbonate de chaux qui précipite et qu'on enlève :

$$[CaCl^2 + (ClO)^2Ca] + 2(CO^3Na^2) =$$
$$2[NaCl + ClONa] + (CO^3Ca)$$

Le chlorure de chaux qu'on emploie ici doit d'après le Codex titrer *90 degrés chlorométriques*.

La chlorométrie est une opération qui a pour but de mesurer la quantité de *chlore actif* que peut dégager un chlorure-hypochlorite, quand on le traite *par un acide*. Chaque *degré chlorométrique* correspond à *1 litre* de chlore gazeux (1) *par kilog.* de produit essayé.

D'après le Codex, la liqueur de Labarraque doit contenir *deux fois son volume* de chlore actif ; cela revient à dire qu'elle doit titrer *2 degrés chlorométriques*. On y laisse toujours un léger excès de carbonate alcalin qui favorise sa conservation.

---

(1) Mesuré à zéro et sous pression de 0,76.

61. — Benzoate de Mercure

$$(C^6H^5CO^2)^2Hg + H^2O$$

Oxyde mercurique jaune..................	10 gr.
Acide acétique cristallisable...........	20
Benzoate de sodium	14
Eau distillée	200

On dilue les 10 gr. d'acide acétique dans 100 gr. d'eau distillée, on ajoute l'oxyde de mercure et on fait dissoudre par agitation à froid. D'autre part, on dissout le benzoate de sodium dans le reste de l'eau. On verse la seconde solution dans la première. Le précipité formé est lavé à l'eau distillée, jusqu'à ce que l'eau de lavage ne présente plus de réation acide. On fait sécher le précipité à + 100°. (*Codex 1908*).

L'acide acétique en dissolvant l'oxyde mercurique forme de l'acétate de mercure, qui est décomposé par le benzoate de sodium, en benzoate de mercure (très peu soluble dans l'eau) qui se précipite. L'acétate de sodium produit dans cette double décomposition, étant très soluble est entraîné par les lavages à l'eau distillée.

$$(CH^3CO^2)^2Hg + 2(C^6H^5CO^2Na) =$$
$$2(CH^3CO^2Na) + (C^6H^5CO^2)^2Hg$$

Le benzoate de mercure constitue une poudre blanche cristalline peu soluble dans l'eau, insoluble dans l'alcool et dans l'éther.

62. — Gallate de Bismuth

Sous-Gallate de Bismuth $C^7H^7O^7Bi$

Azotate neutre de Bismuth........ ..	100 gr.
Acide acétique cristallisable	200
Acide gallique......................	37
Eau distillée	2.000

On fait dissoudre l'azotate neutre de Bismuth dans l'acide acétique, on dilue cette solution avec 500 gr. d'eau distillée et on filtre. On ajoute ensuite en agitant, l'acide gallique que l'on a fait dissoudre dans 1500 gr. d'eau distillée chaude. Le précipité jaune formé étant déposé, on le lave à l'eau tiède, jusqu'à ce que les eaux de lavage ne rougissent plus sensiblement le papier bleu de tournesol. Le gallate de bismuth ainsi préparé est séché à l'étuve sans dépasser la température de + 60°. (*Codex 1908*).

Poudre jaune de soufre inodore, insoluble dans l'eau, l'alcool, l'éther et les acides étendus.

(V. Essai, Codex de 1908 page 91).

63. — Hydrate de quinine

$$C^{20}H^{24}Az^2O^2 + 3H^2O$$

Sulfate de quinine basique officinal .	100 gr.
Eau distillée	2.000
Acide sulfurique dilué	112
Ammoniaque officinale...............	120

On fait dissoudre le sulfate de quinine dans l'eau, en ajoutant l'acide sulfurique dilué. On verse l'ammoniaque dans le mélange agité ; la quinine se précipite. Le tout est laissé en contact pendant 12 heures en agitant de temps en temps. Sous l'influence de l'ammoniaque restée libre, le précipité caséux formé d'abord, devient peu à peu cristallisé et se change en hydrate de quinine cristallisé.

On lave le précipité à l'eau distillée jusqu'à ce que l'eau de lavage ne se trouble plus par le chlorure de baryum, on le recueille sur un filtre pour le laisser sécher à la température normale.

Les cristaux d'hydrate de quinine contiennent 3 molécules d'eau. Ils renferment pour 100 parties : 85,72 parties de quinine et 14,28 parties d'eau. Ce produit est très efflorescent. (*Codex 1908*).

CHAPITRE III

EXPOSÉ SOMMAIRE

DE DIVERSES

PRÉPARATIONS CHIMIQUES

OFFICINALES

Produits à purifier

N. B. — Les produits dont les noms sont précédés d'une croix (†) sont mentionnés au Codex de 1908, mais leur préparation n'y figure plus. Ceux qui sont précédés d'un astérisque (*) sont supprimés.

† ACIDE AZOTIQUE. — Après un contact de douze heures avec du *nitrate d'argent* (HCl à enlever) et de *l'azotate de baryte* (SO^4H^2 à enlever) on étend d'eau et on distille sur du *bichromate de potasse* (produits nitreux à enlever).

(A séparer).

† ACIDE SULFURIQUE. — On additionne d'un centième de *sulfate d'ammoniaque* (décomposition des produits nitreux) et on distille avec de grandes précautions. On rejette le *premier dixième* qui passe

17

(acide sulfureux et acide chlorhydrique) et aussi le *dernier tiers* restant dans la cornue (arsenic et sulfates).

(A séparer).

† AMMONIAQUE. — On distille et on reçoit dans une série de Woulf. Un flacon à lessive de soude retient les *matières organiques* ; les flacons suivants garnis d'eau distillée se saturent de gaz ammoniac purifié (les sels de plomb, de cuivre, etc. restent dans le matras).

CHARBON ANIMAL. — Le noir animal du commerce est mis à macérer pendant 12 heures dans l'eau additionnée d'HCl. On entraîne l'excédent d'HCl par des lavages à l'eau distillée chaude, jusqu'à ce qu'elle ne précipite plus par l'azotate d'argent.

Cette opération enlève les *matières animales*, les sels calcaires et les sulfures (*Codex 1908*).

† SOUS-CARBONATE DE SOUDE. — On dissout le sel dans 2 fois 1/2 son poids d'eau chaude et on laisse cristalliser : les sels étrangers (chlorure de sodium et sulfate de soude), bien plus solubles, restent dans les eaux-mères.

† MERCURE. — On le fait macérer pendant 24 heures avec *un centième* d'AzO³H étendu d'eau. On décante et on lave (les *métaux étrangers* sont changés à froid par AzO³H en sels que le laxage enlève).

† POTASSE A L'ALCOOL. — On fait trois macérations dans l'alcool (enlèvement de la chaux et des sels de potasse) ; on retire l'alcool par distillation et on concentre dans une capsule en rejetant la pellicule charbonneuse qui se forme vers la fin.

(A séparer).

CHLOROFORME ANESTHÉSIQUE. — Le Chloroforme du commerce contient toujours de l'*alcool*, du *chloral* et *divers produits* brunissant au contact de l'acide sulfurique. Pour le purifier on opère de la façon suivante :

1° On le *lave* à l'eau distillée (pour enlever l'alcool).

2° On fait macérer avec 6 p. 100 d'acide sulfurique ; on décante et on renouvelle ce traitement tant que l'acide se colore ; puis on décante une dernière fois (pour enlever les produits organiques qui brunissent).

3° On fait macérer avec 4 p. 100 de lessive de soude (pour enlever l'excès d'acide sulfurique).

4° On le fait macérer après l'avoir lavé avec 3 p. 100 de chlorure de calcium fondu et on décante (enlèvement des dernières traces d'humidité).

5° On le *brasse* vivement avec 5 p. 100 d'huile d'œillette et on distille au bain-marie (pour enlever l'excès de soude : savon de soude).

6° Enfin on le distille au bain-marie en rejetant *le premier et le dernier sixième.*

Le chloroforme pur ainsi obtenu, additionné de 5 millièmes en poids d'alcool éthylique constitue le *chloroforme anesthésique (Codex 1908).*

(Toxique).

† ÉTHER. — On agite l'éther du commerce avec 2 volumes d'eau ; on décante après repos. On fait macérer 36 heures avec du chlorure de calcium et de la chaux éteinte ; on décante et on distille en ne recueillant que les *neuf dixièmes.* On a ainsi l'éther *officinal* ; sa densité est de 0,720 à 15°.

Corps simples

★ CHLORE DISSOUS. — Au moyen d'un tube en S on verse de l'acide chlorhydrique sur du bioxyde de manganèse contenu dans une cornue. On reçoit le gaz chlore dans une série de Woulf qui est terminée par un flacon à lessive de soude destinée à absorber l'excédent. Le premier flacon sert de laveur pour retenir l'acide entraîné ; les deux autres remplis *aux trois quarts* d'eau distillée donnent la solution de chlore désirée.

† CHARBON VÉGÉTAL. — On chauffe au rouge, pendant une heure, dans un creuset, des fragments de bois *non résineux* (peuplier, etc.), disposés sous une couche de charbon ordinaire

† FER RÉDUIT. — On déshydrate par calcination du peroxyde de fer gélatineux (V. p. 215) et on le place dans un tube en porcelaine traversé par un courant *lent et régulier* d'hydrogène *non sulfureux*. On chauffe alors jusqu'au *rouge sombre*, mais pas plus : au-dessous le produit serait pyrophorique ; au-dessus il serait aggluriné en masses.

† OXYGÈNE. — On chauffe à feu nu *graduellement et avec précaution* dans une cornue (ou mieux dans une marmite en fer) un mélange de chlorate de potasse et de bioxyde de manganèse. On recueille le gaz après l'avoir fait barboter dans la lessive de soude (pour absorber le chlore). Il se produit de l'oxygène et du chlorure de potassium : $ClO^3K = O^3 + KCl$.

Le bioxyde de manganèse ne sert qu'à diviser la masse et à l'empêcher de fondre. On doit le *griller* préalablement à l'air pour détruire les poussières combustibles qui pourraient s'enflammer et déterminer une explosion ; enfin on doit le mélanger très exactement au chlorate. Il faut chauffer *assez doucement* (afin d'éviter un dégagement brusque et par suite explosion) ; non pas seulement le fond de la cornue, mais aussi *le pourtour* (afin d'éviter la formation de perchlorate).

Acides minéraux

† ACIDE BROMHYDRIQUE DISSOUS. — On décompose une solution de bromure de baryum par de l'acide sulfurique *étendu* : il se produit du sulfate de baryte qui est précipité et de l'acide bromhydrique qui se dissout dans l'eau.

(A séparer).

† ACIDE CHLORHYDRIQUE OFFICINAL. — On décompose au bain de sable du chlorure de sodium par l'acide sulfurique : il se produit du sulfate de soude et de l'acide chlorhydrique que l'on reçoit dans une série de flacons laveurs de Woulf.

(A séparer).

† ACIDE SULFHYDRIQUE DISSOUS. — On distille à froid d'abord, puis à une douce chaleur un mélange d'acide chlorhydrique, de sulfure d'antimoine et de sable ; on reçoit le gaz dans une série de Woulf. La réaction donne de l'hydrogène sulfuré (acide sulfhydrique) et du chlorure d'antimoine (V. p. 273).

† ACIDE PHOSPHORIQUE OFFICINAL. — On distille et on redistille (pour compléter l'oxydation) au bain de sable, un mélange de phosphore rouge et d'acide azotique (*oxydant*). On concentre pour chasser l'excès d'acide azotique et on étend d'eau pour amener à la densité de 1.35.

(A séparer).

ACIDES DILUÉS AU DIXIÈME. — Le Codex de 1908 donne pour la plupart des acides et des produits caustiques des formules de solutions aqueuses au dixième pour en faciliter les manipulations.

Acides organiques

† ACIDE CYANHYDRIQUE DISSOUS. — On distille en présence de beaucoup d'eau un mélange d'acide sulfurique et de ferrocyanure de potassium. On opère le titrage de l'acide cyanhydrique et on ramène, par addition d'eau au titre de 2 p. 100 en poids (*Codex 1908*) ; (dose double de celle adoptée par le Codex de 1884).   (Toxique).
(Voir dosage Codex 1908, page 190).

† ACIDE LACTIQUE. — On décompose du lactate de de chaux dissous par de l'acide sulfurique étendu ; il se produit de l'acide lactique et du sulfate de chaux qu'on sépare après l'avoir rendu insoluble par addition d'alcool.

ACIDE TANNIQUE (Tanin). — On pulvérise la noix de galle et on l'épuise par déplacement au moyen d'un mélange d'eau, d'alcool et d'éther. On évapore la couche *la plus dense* du liquide obtenu. (*Codex 1908*).

† ACIDE VALÉRIANIQUE. — On fait macérer la racine de valériane avec de l'eau additionnée de bichromate de potasse et d'acide sulfurique. On distille et on transforme en valérianate de soude qu'on décompose ensuite par l'acide sulfurique. Dans cette opération l'essence de valériane qui est de *l'aldéhyde valérianique* est changée en acide, par *oxydation*.

Oxyde

OXYDE DE BISMUTH HYDRATÉ. — On dissout de l'azotate neutre dans de l'eau additionnée de glycérine ; on précipite par un léger excès de potasse caustique ; on neutralise avec de l'acide sulfurique dilué ;

on lave le précipité blanc d'oxyde de bismuth obtenu. (*Codex 1908*).

Bromure, Iodure

† BROMURE DE POTASSIUM. — Avec un entonnoir à douille très effilée, on fait arriver *peu à peu en agitant* du brome *au fond* d'une solution de potasse. On évapore, on fait fondre, et on maintient en fusion *au rouge sombre* pendant quelques minutes pour opérer la réduction (1) du *bromate* formé en bromure. On reprend par l'eau et on fait cristalliser.

† IODURE DE POTASSIUM. — On introduit *peu à peu en agitant* l'iode pulvérisé dans une solution de potasse ; *on opère ensuite absolument comme pour le bromure.*

Chlorures

† CHLORURE D'ANTIMOINE. — On décante le résidu de la préparation de l'acide sulfhydrique (V. p. 271) et on évapore le liquide jusqu'à ce qu'une goutte se solidifie par refroidissement. A ce moment on distille au bain de sable : le chlorure d'antimoine se condense *en cristaux* avec du liquide qu'on décante. On fond ensuite la masse cristalline avant de la recueillir.

(A séparer).

† CHLORURE FERREUX OU PROTOCHLORURE. — On chauffe légèrement et en agitant un excès de fer avec de l'acide chlorhydrique étendu d'eau, jusqu'à cessation d'effervescence (hydrogène). On concentre ; on laisse cristalliser au frais pendant 12 heures ; puis on égoutte les cristaux, on les lave et on les sèche au papier.

(1) Perte de l'oxygène.

† **Chlorure ferrique ou Perchlorure de fer dissous.** — On place dans une série de Woulf une solution de chlorure ferreux et on y fait passer *bulle à bulle* du chlore *lavé* jusqu'à perchloruration totale (1). On réunit tous les liquides et on neutralise *exactement* l'excès de chore avec un peu de solution de chlorure ferreux. Enfin on ajoute l'eau nécessaire pour amener la solution à la densité officinale : 1,26.

† **Chlorure mercureux ou Calomel.** — On distille au bain de sable, un mélange de mercure et de chlorure mercurique (Sublimé). On obtient ainsi une masse cristalline qu'il s'agit de *diviser*. Pour cela on chauffe le produit dans un tube en terre qui débouche dans une *très grande* cruche en grès dont toutes les issues sont lutées, sauf un tout petit trou supérieur destiné à l'échappement de l'air dilaté (2). Pour enlever les traces de sublimé que le produit peut contenir on le lave jusqu'à ce que l'eau ne précipite plus par l'hydrogène sulfuré, ni par l'ammoniaque.

(A séparer).

* **Chlorure d'or.** — On place dans un matras l'or avec de l'acide azotique étendu, puis on y ajoute HCl et on chauffe au bain de sable. Pour chasser l'eau et l'excès d'acide, on évapore dans une capsule jusqu'à dégagement d'un peu de chlore.

† **Chlorure d'or et de sodium.** — On opère comme ci dessus et on ajoute au produit évaporé du chlorure

---

(1) Quand un peu de liquide du dernier flacon ne précipite plus en *bleu* par le ferricyanure.

(2) C'est ainsi qu'on a simplifié l'ancien procédé qui consistait à faire arriver simultanément dans un récipient les vapeurs de calomel et de la *vapeur* d'eau (d'où est resté au produit le nom de calomel *à la vapeur*).

de sodium et un peu d'eau. On concentre jusqu'à
siccité. (Contient environ la moitié de son poids d'or).

(A séparer).

Sulfures

★ QUINTISULFURE D'ANTIMOINE IMPUR OU KERMÈS
VÉTÉRINAIRE. — On fait fondre dans un creuset un
mélange de sulfure d'antimoine, de soufre et de carbonate de potasse. — Ce produit *est toujours quelque
peu arsenical*.

SOUFRE DORÉ D'ANTIMOINE. — On fait fondre dans
un creuset un mélange de sulfure d'antimoine, de
soufre. On pulvérise le produit obtenu et on le chauffe
dans un ballon incomplètement fermé par un bouchon percé, avec une solution de sulfure de sodium.
Le liquide ainsi obtenu, filtré, est concentré jusqu'à
pellicule. Par refroidissement on obtient de beaux
cristaux de sulfo-antimoniate de sodium ou *sel de
Schlippe*. Le sulfo-antimoniate de sodium est transformé en soufre doré d'antimoine (ou *pentasulfure*
d'antimoine) par addition d'acide sulfurique dilué.

(*Codex 1908*.

SULFURE JAUNE D'ARSENIC. — On dissout à chaud
de l'acide arsénieux dans l'acide chlorhydrique dilué
et on fait passer dans le liquide un courant d'hydrogène sulfuré. Le lendemain on lave le précipité et on
le sèche à l'étuve. (*Codex 1908*).

(A séparer).

† MONOSULFURE DE SODIUM. — On fait passer dans
la lessive de soude un courant d'hydrogène sulfuré,
jusqu'à refus. On laisse cristalliser le monosulfure
produit.

(A séparer).

17*

Cyanures

† Cyanure de mercure. — On fait bouillir à deux reprises dans l'eau distillée, de l'oxyde rouge de mercure et du bleu de Prusse porphyrisés. On filtre : on concentre jusqu'à légère pellicule ; on laisse cristalliser au frais et on fait sécher les cristaux à l'étuve.
(Très toxique).

† Cyanure de potassium. — On chauffe graduellement jusqu'au rouge sombre, dans un creuset, du ferrocyanure de potassium pulvérisé ; on filtre sur une toile métallique.
(Extrêmement toxique).

† Cyanure de zinc. — On traite une solution de sulfate de zinc par une solution de cyanure de potassium. On lave et on sèche à l'étuve le précipité de Cyanure de zinc.
(A séparer).

Arséniate, Citrate

† Arséniate de soude. — On chauffe au rouge dans un creuset de l'acide arsénieux et de l'azotate de soude. On reprend par l'eau et on neutralise au moyen du carbonate de soude. On concentre et on laisse cristalliser au frais.
(Très toxique).

Citrate de magnésie. — On dissout de l'acide citrique dans l'eau bouillante et on y ajoute peu à peu du carbonate de magnésie. Le produit obtenu est séché et pulvérisé. (*Codex 1908*).

Azotates (*minéraux*)

† Azotate d'argent. — On chauffe au bain de sable de l'argent avec de l'acide azotique étendu. On

laisse cristalliser ; on reprend par l'eau et on laisse cristalliser une seconde fois pour avoir un sel bien neutre.   (A séparer).

AZOTATE MERCURIQUE LIQUIDE. — On dissout à une douce chaleur le mercure dans un mélange d'acide azotique et d'eau. On évapore la solution jusqu'à ce qu'elle soit réduite à 225 gr.

Liquide incolore de densité 2,246, excessivement caustique. (*Codex 1908*).   (Toxique).

Azotates (*organiques*)

† AZOTATE D'ACONITINE. — Sur l'aconitine délayée dans l'eau, on verse jusqu'à neutralisation, de l'acide azotique étendu ; on évapore et on laisse cristalliser par refroidissement.   (Extrêmement toxique).

✻ AZOTATE DE STRYCHNINE. — Il se prépare comme celui d'aconitine.   (Très toxique).

† AZOTATE DE PILOCARPINE. — On prépare au moyen de l'alcool aiguisé d'HCl, un extrait de Jaborandi. On dissout l'extrait dans l'eau, on additionne d'ammoniaque et on agite avec du chloroforme. Ce chloroforme contenant la pilocarpine est ensuite agité avec de l'eau qu'on additionne d'acide azotique *goutte à goutte*, jusqu'à léger excès. On sépare la liqueur aqueuse, on l'évapore et on la fait cristalliser.

                                        (Toxique).

Bromhydrates (*organiques*)

✻ BROMH. DE CAFÉINE. — On dissout à une douce chaleur, la caféine dans un excès d'acide bromhydrique. On laisse cristalliser par refroidissement.

(Le Bromhydrate et tous les sels de caféine ont été *supprimés* au Codex de 1908).

*** Bromh. de Morphine.** — On délaye la morphine dans un peu d'eau et on la traite par l'acide bromhydrique, jusqu'à neutralisation exacte. On concentre et on fait cristalliser.   (Toxique).

† Bromh. de quinine basique. — On traite par une solution de bromure de baryum, du sulfate de quinine *basique* (officinal) délayé dans l'eau bouillante jusqu'à ce qu'il ne se produise plus de précipité. On évapore et on fait cristalliser.

† Bromh. de quinine neutre. — On opère de même ; mais on délaye le sulfate basique dans l'eau additionnée d'*acide sulfurique* qui le transforme préalablement en *sulfate neutre*.

Chlorhydrates (organiques)

Les *chlorhydrates* de Caféine, Morphine et Quinine se préparent de même que les bromhydrates. Il suffit de substituer HCl à l'acide bromhydrique et le *chlorure* de baryum au bromure. (Le chlorhydrate de caféine ne figure pas au Codex de 1908).

Phosphates

(*Voir pages 249, 250 et 251 les phosphates de chaux*)

Sulfates

*** Sulfate de cuivre ammoniacal.** — On dissout du sulfate de cuivre dans q. s. d'ammoniaque, et on verse sur la solution, doucement et sans mélanger, un volume égal d'alcool à 90°. Le mélange s'opère lentement seul et le sulfate cristallise.

† Sulfate de quinine basique ou officinal. — On fait un décocté de quinquina jaune dans l'eau *légé-*

rement acidulée par HCl. On traite par un lait de chaux qui se dépose et entraîne les alcaloïdes. On sèche le dépôt et on l'épuise par l'alcool à 90° ; on distille et on délaye le résidu dans l'eau, puis on ajoute un peu d'acide sulfurique pour dissoudre. On fait bouillir avec du charbon animal et on neutralise presque complètement par l'ammoniaque. Par refroidissement on obtient le sulfate qu'on fait cristalliser plusieurs fois pour le purifier.

Le sulfate de quinine officinal doit répondre à plusieurs essais, mais avant tout il ne doit contenir *aucun des autres alcaloïdes du quinquina* (V. p. 36) ; ce dont on s'assure de la façon suivante :

On laisse en contact le sulfate avec 10 parties d'eau distillée, chauffée au bain-marie. 1° cette eau évaporée ne doit pas laisser un résidu supérieur à *3 centigrammes par gramme* de sulfate essayé ; 2° cette eau additionnée, *doucement et sans mélange*, de son poids environ d'ammoniaque, doit *demeurer limpide*, *même après 24 heures*. (V. *Essai Codex 1908* page 569).

† SULFATE DE QUININE NEUTRE. — On traite par l'acide sulfurique *étendu*, le sulfate de quinine officinal ; on concentre et on laisse cristalliser.

Salicylates, Tannate

★ SALICYLATE DE QUININE. — On ajoute du sulfate de quinine à une solution de salicylate de soude. On lave le précipité jusqu'à ce que l'eau de lavage ne précipite plus par le chlorure de baryum, c'est-à-dire jusqu'à entraînement complet du sulfate de soude.

SALICYLATE DE BISMUTH. — On délaye dans l'eau de l'oxyde de bismuth hydraté (V. p. 272), avec un léger excès d'acide salicylique. On chauffe *sans aller jusqu'à l'ébullition*. Après refroidissement on lave *rapidement* et on sèche. (*Codex 1908*).

N. B. — Le * *Benzoate* de bismuth se prépare de même.

* TANNATE DE QUININE. — On délaye de l'hydrate de quinine dans l'eau bouillante et on traite par l'acide acétique jusqu'à légère acidité. On traite la solution refroidie, par une solution de tanin jusqu'à redissolution du précipité d'abord formé. On neutralise ensuite par du bicarbonate de soude qui précipite le tannate.

Valérianates

† VALÉRIANATE DE QUININE. — On ajoute à une solution *alcoolique* d'hydrate de quinine, q. s. d'acide valérianique jusqu'à légère acidité. On ajoute 2 volumes d'eau et on évapore à l'étuve.

* VALÉRIANATE D'ATROPINE. — On ajoute à une solution *éthérée* d'atropine, q. s. d'acide valérianique pour neutraliser exactement. On laisse déposer par évaporation spontanée.   (Toxique).

† VALÉRIANATE DE ZINC. — On ajoute à du carbonate de zinc récent et encore humide (V. page 246), q. s. d'acide valérianique étendu pour neutraliser. On chauffe doucement, on filtre et on évapore à l'étuve.
                              (A séparer).

PHARMACIE GALÉNIQUE

Exposé

A cause du peu de temps qui est accordé, beaucoup de manipulations galéniques, telles que les Alcoolats ou les Extraits, ne peuvent, malgré l'intérêt qu'elles présentent, être données comme sujet d'*épreuve pratique* à l'examen de stage. Or parmi celles que le temps permettrait d'exécuter, la plupart sont tellement faciles que leur préparation prouverait bien peu le savoir des candidats. Les jurys s'en tiennent donc généralement aux manipulations, suffisamment *courtes*, offrant quelqué *intérêt* par leurs réactions, et qui exigent, pour être menées à bien, l'habitude du laboratoire et une certaine *habileté de main*. La série des sujets répondant à ces conditions se réduit, ici encore, à une soixantaine environ de produits qu'on voit toujours revenir, constituant une sorte de *programme par exclusion* dont on ne peut guère s'écarter.

Ces *manipulations de pharmacie galénique* seront étudiées avec un soin particulier, comme celles de pharmacie chimique ; mais il ne pouvait venir à l'idée de les rassembler dans un même chapitre. On les trouvera *dans leurs catégories respectives*, traitées *isolément*, après les autres, sous leur titre imprimé en PETITES CAPITALES (1).

Toutes les autres préparations sont susceptibles d'être demandées à l'oral. On les trouvera à la suite des explications générales, *en petits caractères*, résumées sous une forme très concise, propre à aider la mémoire sans la charger des *détails* qui relèvent des *procédés généraux* décrits au Ch. I.

Les principaux *ingrédients* des préparations sont nommés ; mais *les doses*, *les formules* du Codex sont négligées à dessein. Par contre *la teneur en principes actifs* de ces médicaments est toujours indiquée. (Voir Programme).

La *pharmacie galénique* est ainsi traitée en deux chapitres :

Médicaments *internes* et médicaments *externes*.

Les principales *opérations générales* usitées en pharmacie *galénique* sont traitées dans un premier chapitre : celles du moins qu'on peut exécuter dans le modeste laboratoire d'une pharmacie et que les candidats ont pu faire ou voir faire pendant la durée de leur stage. On n'y trouvera ni la description des procédés réservés à la fabrication en grand, ni celle des appareils usités seulement dans l'industrie.

Nous conseillons d'étudier tout d'abord *cette troisième partie* dans son ensemble, avant de s'attacher à l'étude plus spéciale des MANIPULATIONS.

---

(1) Voir à la fin du Chapitre III, la liste des *manipulations galéniques probables*, avec les *coefficients de probabilité*. Pour les sujets de manipulations, *la dose des substances à employer* est inscrite, afin d'éviter aux élèves d'avoir à se reporter au codex quand ils voudront s'exercer après avoir appris la théorie.

CHAPITRE I

OPÉRATIONS GÉNÉRALES

DE

PHARMACIE GALÉNIQUE

Densimétrie, Alcoométrie

Densimétrie. — Le Codex a substitué, pour tous les liquides, le *densimètre de Brisson* aux aéromètres de Baumé (1). Les densimètres sont construits et gradués de telle façon, que le point d'affleurement *représente la densité du liquide* dans lequel ils sont immergés.

Dans les densimètres destinés aux liquides plus denses que l'eau, le point d'affleurement dans l'eau distillée à + 4° se trouve vers *le sommet* de la tige et il est marqué 1000. Les divisions tracées au-dessous de celle-ci sur la tige, correspondent à des densités croissantes par *millièmes* ou *centièmes* depuis 1000 jusqu'à 2000. Ainsi, un liquide dans lequel le densimètre s'enfoncera jusqu'au point d'affleurement mar-

---

(1) Les aréomètres doivent être abandonnés non seulement à cause de la graduation qui est *arbitraire*, mais surtout à cause des défectuosités qui existent dans la construction des instruments livrés par le commerce,

qué 1,261, aura pour densité 1,261, *l'eau à +* 4° *étant prise pour unité.*

Les divisions de l'instrument donnent *le poids réel d'un litre* de liquide. Le point d'affleurement dans l'eau distillée correspond à 1000 grammes, c'est-à-dire au poids d'un litre d'eau à + 4°. Si le liquide que l'on examine marque 1,261 par exemple, cela veut dire qu'un litre de ce liquide pèse 1,261 grammes.

On ne pouvait songer à construire un densimètre unique, marquant sur une seule tige tous les degrés *en centièmes*, et à plus forte raison *en millièmes* depuis 700 jusqu'à 2000 ; l'instrument eût été trop long, trop fragile et impossible à manier. Les constructeurs ont fractionné l'échelle de 700 à 2000 en une série de treize instruments dont chacun donne ainsi la densité de 700 à 800, de 800 à 900, etc. (1).

On trouve encore dans le commerce, pour quelques solutés, pour les sirops par exemple, des densimètres portant *deux échelles juxtaposées* : sur l'une est marquée la densité, sur l'autre sont inscrits les degrés correspondants de Baumé.

ALCOOMÉTRIE. — L'instrument désigné par Gay-Lussac sous le nom d'*alcoomètre centésimal* est, quant à la forme, un aéromètre ordinaire à poids constant. Son échelle de graduation est établie à + 15° du thermomètre centigrade. Elle comprend 100 parties ou degrés : le 0 correspond à l'eau pure, le division 100 à l'alcool absolu, et chaque degré représente *en volume* 1/100ᵉ d'alcool absolu.

Comme l'alcool et l'eau *se contractent* par leur *dissolution réciproque*, comme de plus la contraction

(1) D'autres constructeurs divisent l'échelle en un nombre d'instruments variable dont chacun comprend 50, 60 ou 75 degrés.

varie suivant les proportions différentes de chacun de ces liquides mélangés, les divisions de cet instrument *ne sont pas équidistantes* (1).

Lorsqu'on plonge l'alcoomètre centésimal dans un alcool quelconque à la température de + 15°, le degré correspondant au point d'affleurement indique, *en centièmes et en volumes*, la composition du liquide *en alcool absolu*. Supposons que l'instrument s'enfonce dans un alcool jusqu'au trait marqué 56° à + 15°, cela signifie que 1 litre de ce liquide renferme 560 centimètres cubes d'alcool absolu.

Les indications de l'alcoomètre ne sont exactes que pour des mélanges ne renfermant que de l'alcool et de l'eau, et que pour la température de + 15°, à laquelle l'instrument a été gradué. Si la température est supérieure à + 15°, la densité du liquide diminuant, le point d'immersion est situé plus haut sur la tige ; la force alcoolique résultant du degré centésimal est portée au-dessus de la valeur ; c'est l'inverse qui a lieu si la température est inférieure à + 15°. Lors donc que l'on veut connaître par l'alcoomètre centésimal la composition d'un mélange d'alcool et d'eau, il est indispensable, soit d'opérer *à la température de + 15°*, soit, et c'est là le moyen pratique, de recourir aux *tables de correction* publiées par Gay-Lussac. On appelle force *apparente* ou *degré apparent*, le degré qu'on lit sur l'instrument quand la température *n'est pas à + 15°*. La consultation des tables donne la *force réelle* qui correspond à ce degré apparent.

Il résulte de tous ces faits que pour définir exactement ce que c'est que l'alcool à tel ou tel degré, à 60° par exemple, on doit dire :

« L'alcool à 60° est un liquide qui, sur cent

____

(1) D'après les décrets de 1884 et de 1889, elles doivent être au minimum de *3 millimètres par degré* : d'où la nécessité de diviser l'échelle de 100 degrés *en trois instruments au moins.*

VOLUMES, renferme 60 VOLUMES d'alcool *absolu*, plus la quantité d'eau distillée nécessaire pour compléter, à + 15° et *après contraction*, le total de cent VOLUMES (1).

Dissolution

La dissolution est une opération qui a pour but de liquéfier un corps solide au moyen d'un liquide appelé véhicule.

Tantôt la dissolution a lieu sans altération du corps dissous, par simple diffusion de ses molécules entre les molécules du dissolvant ; tantôt la dissolution résulte d'une action chimique du dissolvant sur le corps à dissoudre (Ex.: dissolution de l'argent ou du mercure dans l'acide azotique) ; enfin on considère le mélange d'alcool et d'eau comme une *dissolution réciproque*.

La dissolution est obtenue en pharmacie par six procédés différents :

1° SOLUTION SIMPLE. — *La solution simple est une opération qui consiste à dissoudre dans un liquide approprié un corps entièrement soluble dans ce véhicule.*

Le produit s'appelle *soluté*.

La solution simple s'exécute tantôt *à froid*, tantôt *à chaud*.

Dans le premier cas, on fait usage d'un mortier en porcelaine ou en verre, qui ne sert pas seulement à *mettre en présence* le dissolvant et le corps à dissoudre, mais encore *à diviser* ce dernier d'une manière plus parfaite, et à agiter le mélange. On peut encore dissoudre les sels à froid en les plaçant sur une toile à mailles peu serrées ou sur un diaphragme perforé, que l'on maintient dans la couche supérieure du dissolvant. Les parties supérieures du liquide acquièrent

(1) On ne saurait trop insister sur cette composition *en volumes* : les élèves ayant souvent une tendance très prononcée à prétendre que l'alcool à 60° par exemple contient 60 *grammes* (!) pour cent d'alcool absolu.

en se saturant une plus grande densité et tombent au fond du vase, tandis que les parties inférieures du liquide remontent à la surface pour se saturer à leur tour. La *teinture d'iode*, par exemple, est obtenue aisément par ce procédé.

Mais *l'élévation de la température* augmentant en général (1) *la puissance dissolvante* d'un liquide, on peut faire usage d'un véhicule chaud lorsque ce dernier ou les substances qu'on veut dissoudre *ne sont pas altérables par la chaleur*.

2° MACÉRATION. — *La macération est une opération qui consiste à laisser en contact une substance plus ou moins longtemps dans un liquide froid.*

Le produit s'appelle *macéré.*

On fait usage de ce mode de dissolution lorsque le dissolvant ou les principes qu'on veut dissoudre sont altérables par la chaleur, ou lorsqu'on opère sur une substance qui contient des principes différemment solubles et que l'on a intérêt à séparer les uns des autres.

Les vins médicinaux et certaines teintures sont préparés par macération, à cause de l'altération rapide que subissent ces liquides sous l'influence de la chaleur. La réglisse ne doit jamais être traitée par décoction, ni même par infusion, parce qu'à une température un peu élevée son principe âcre se dissout et donne à la solution un goût désagréable, etc.

3° INFUSION. — *L'infusion est une opération qui consiste à verser un liquide bouillant sur le corps dont on veut extraire certaines parties solubles.*

Le produit s'appelle *infusé.* Les vases dans lesquels on opère doivent être susceptibles d'être couverts et

(1) Parmi les exceptions à cette règle il faut citer le *sulfate de soude* qui est *dix fois* plus soluble a 32° qu'à la température de l'ébullition (Voir page 206).

de supporter sans se briser un changement brusque de température.

On a recours à l'infusion dans le traitement des plantes à tissus délicats, fleurs et feuilles, et des substances fortement amylacées ou contenant des principes volatils.

On prépare par infusion les tisanes de feuilles et de fleurs qu'on laisse infuser *une demi-heure* et les tisanes de racines et d'écorces qu'on laisse infuser pendant *deux heures*. L'infusion a l'avantage de ne pas déterminer la dissolution des principes amylacés et de donner des tisanes presque toujours limpides.

4° Digestion. — *La digestion est une opération qui consiste à maintenir les substances en contact avec le véhicule, pendant un certain temps, à une température élevée mais toujours inférieure à l'ébullition.*

Le produit s'appelle *digesté*.

On a recours à la digestion quand on traite des matières peu perméables ou quand on veut dissoudre des principes qui échapperaient à l'infusion. On chauffe soit à l'étuve, soit au bain-marie, soit même simplement à feu nu.

5° Décoction. - *La décoction est une opération qui consiste à maintenir les substances en contact plus ou moins prolongé avec un liquide bouillant.*

La décoction est indispensable dans le traitement des semences de céréales (orge, riz), des lichens, des racines amylacées (chiendent, canne, des graines de lin, pour en extraire les principes amyloïdes ; dans le traitement des os, de la corne de cerf, pour obtenir la gélatine, *etc*. Mais elle est mauvaise dans bien des circonstances, et doit être rejetée parce qu'elle fournit des produits *moins actifs* que l'infusion. Elle convertit en effet les matières extractives en apothème insoluble ; elle coagule les substances albuminoïdes ; elle donne des liquides troubles ; elle fait disparaître à peu près tous les principes volatils ; elle détruit le principe purgatif de la rhubarbe, etc.

6° LIXIVIATION. — *La lixiviation est une opération qui consiste à verser sur une substance concassée, disposée en couches plus ou moins épaisses, un liquide qui filtre au travers, et entraîne tous les principes solubles.*

La lixiviation, appelée encore *méthode de déplacement*, est basée sur ce principe que les couches de liquides différents se déplacent mutuellement *sans trop se mélanger* lorsqu'aucun obstacle n'empêche le déplacement. Il suit de là que si à une substance déjà imbibée d'un liquide, qui s'est saturé de ses principes solubles, on ajoute une nouvelle quantité de liquide, ce dernier aura pour effet de chasser le premier sans s'y mêler notablement. Par l'addition successive de petites quantités de liquide, on arrive de la sorte à épuiser complètement une masse relativement considérable de matière.

L'appareil à déplacement appelé *percolateur* est un réservoir tronc conique renversé, muni d'un robinet, d'un couvercle et de deux diaphragmes percés de trous : l'un est destiné à soutenir la poudre, l'autre à la recouvrir. La partie inférieure de l'appareil se termine en tube effilé (1).

Pour les petites quantités, on se contente d'une allonge en verre fermée en bas par un robinet ou par un simple tampon de chanvre ou de coton.

Enfin, quand le liquide employé est volatil, il faut un appareil spécial pour éviter sa déperdition.

Pour obtenir un déplacement régulier il faut prendre les précautions suivantes : -

1° Employer une poudre *grossière*, ni trop fine ni

______

(1) Le Codex de 1908 (page 383) donne des indications précises sur les dimensions et la forme que doit avoir un percolateur pour lixiver un poids déterminé de produit. Il indique également comment il faut opérer pour obtenir une bonne lixiviation.

trop grosse pour que le passage du liquide se fasse avec une lenteur convenable.

2° Mouiller la poudre deux heures au moins avant de la tasser pour éviter le gonflement et la compression dans l'appareil.

3° Tasser la poudre uniformément pour éviter que le liquide ne se fraye des chemins.

Tandis que le Codex de 1866 avait adopté la lixiviation pour un grand nombre d'extraits, et surtout de teintures, le Codex de 1884 modifie sensiblement cette pratique ; le Codex de 1908 indique de se servir du Percolateur pour la plupart des extraits et un grand nombre de teintures. Le nombre des extraits préparés par lixiviation a été augmenté et quant aux teintures alcooliques simples, *de drogues héroïques*, elles doivent être préparées par *lixiviation* avec de l'alcool à 70°, et de telle façon que le poids de la teinture obtenue soit égal à dix fois le poids de la substance employée. (*Codex de 1908*).

Distillation

La distillation est une opération qui a pour but de séparer un produit volatil de substances fixes ou moins volatiles que lui.

Elle est fondée sur la propriété que possèdent les vapeurs de se condenser sous l'influence d'une température plus basse que celle à laquelle elles ont pris naissance. Elle s'effectue à la température de l'ébullition parce que c'est à ce point que la vaporisation est le plus rapide.

On opère la distillation dans un *alambic* ou dans une *cornue* en verre.

Alambic. — Il existe dans l'industrie des alambics plus ou moins compliqués destinés à la distillation fractionnée, à la rectification, à la distillation dans le vide, etc. Ces appareils ne peuvent être décrits ici. Il suffira de donner en quelques mots la description des *quatre* parties essentielles de l'alambic le plus simple :

1° *La cucurbite* (Fig. 39-4) est une chaudière cylindrique *en cuivre étamé*, reposant sur un fourneau (15) par sa partie supérieure renflée contenant le liquide qu'on veut distiller.

Elle doit avoir une forme assez large pour pouvoir contenir le bain-marie, et assez haute pour que les substances ne puissent être entraînées par l'ébullition dans le chapiteau.

2° *Le bain-marie* (Fig. 39-2) est un vase en *étain* ou en *cuivre étamé* pouvant être contenu dans la cucurbite et qu'on y adapte à volonté quand les substances à distiller ne doivent pas être chauffées à feu nu.

3° *Le chapiteau*, (Fig. 39-6) construit *en étain* ou en *cuivre étamé*, présente la forme d'un tube recourbé ; l'extrémité la plus grosse repose sur la cucurbite (9) ; l'autre, plus petite, s'ajuste avec le réfrigérant.

Il est habituellement percé d'un trou, (5) qu'on ferme à volonté et qui sert à renouveler le liquide dans la cucurbite ou dans le bain-marie.

4° *Le réfrigérant* est le plus souvent constitué par un tube recourbé *en spirale*, ce qui lui fait donner le nom de *serpentin* (10). C'est dans cette partie de l'alambic que les vapeurs se condensent, aussi lui donne-t-on le plus de longueur possible. Le serpentin est contenu dans un vase (7) dans lequel on fait arriver un courant d'eau froide à la partie inférieure (11), tandis que l'eau échauffée s'écoule par la partie supérieure (12).

La disposition du serpentin lui permet de n'occuper qu'un petit espace, mais elle est peu favorable à son nettoyage. Aussi a-t-on cherché à donner aux réfrigérants des formes plus simples permettant de les démonter (condensateur de Kolle, de Gadda, etc).

L'alambic *à usages multiples* de Deroy est très

répandu dans les laboratoires de pharmacie, à cause de son système de joint hydraulique qui *supprime tout lutage*, et surtout à cause de l'avantage précieux qu'il offre de répondre *à beaucoup d'usages pharmaceutiques* :

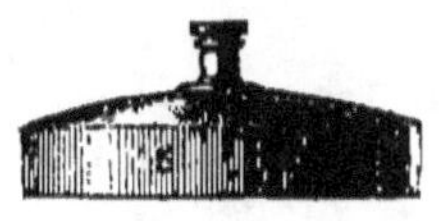

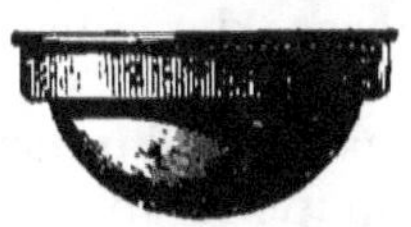

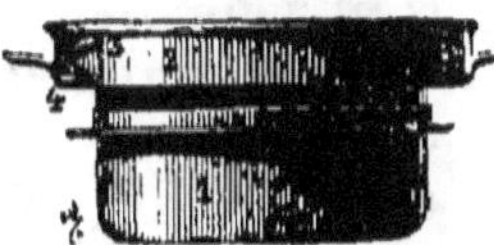

Pour les Alcoolats, les Hydrolats et les Essences, on s'en sert comme il est dit plus loin.

Quand on veut employer l'appareil comme *bassine double à bain-marie* (Pâtes, Sirops, Extraits) on retire simplement le chapiteau qui se pose sans lut, comme un simple couvercle.

Le bain-marie constitue une *bassine à fond rond*, et la cu-

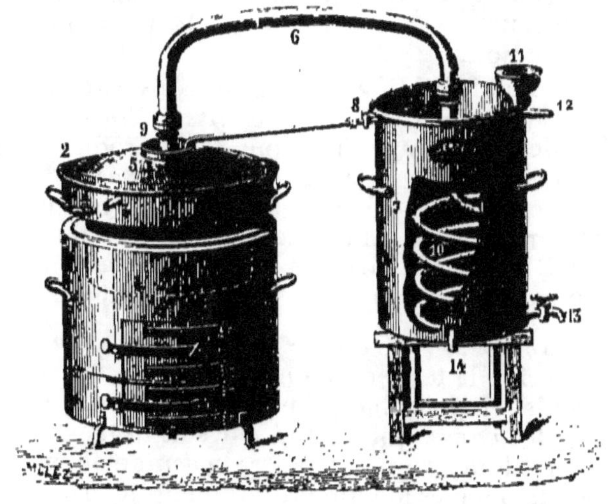

Fig. 29. — Alambic Deroy *à usages multiples* de Deroy (Paris)

curbite une bassine à fond *plat* pour les concentra-tions et autres préparations pouvant se faire *à feu nu*.

La *distillation* à l'alambic s'exécute à *feu nu, au bain-marie*, ou *à la vapeur*.

1° On distille *à feu nu* lorsque les matières intro-duites dans la cucurbite ne subissent aucune altéra-tion sous l'influence d'une chaleur élevée. L'eau dis-tillée simple, les eaux distillées de plantes inodores, de crucifères, de feuilles de rosacées, de substances compactes, telles que cannelle, sassafras, etc., sont dis-tillées à feu nu, en ayant soin toutefois d'interposer entre les plantes et le fond de la cucurbite une couche de paille, ou mieux une claie d'osier.

2° On distille *au bain-marie* les liqueurs *très vola-tiles*. On opère ainsi pour les alcoolats, qui, par ce procédé, conservent toute leur suavité et ne possèdent pas l'odeur empyreumatique que donne la distillation à feu nu. Pour favoriser la dissolution des principes aromatiques, on a l'habitude de laisser macérer quel-ques jours les alcoolats avant de les soumettre à la distillation.

3° La distillation *à la vapeur* convient particulière-ment pour les végétaux d'un *tissu délicat*, comme les feuilles, les fleurs. Elle donne des produits qui sont peut-être moins chargés de principes essentiels, mais qui en retour se conservent mieux et n'ont pas d'odeur empyreumatique. Pour ce genre de distillation, on se sert d'un bain-marie percé de trous à sa base et ne plongeant pas dans l'eau de la cucurbite.

CORNUE. — On donne le nom de cornue à un vase de verre, de terre ou de porcelaine, ayant une forme ovoïde et présentant une partie globuleuse renflée, appelée *panse*, qui répond par son usage à la cucur-bite, et de deux autres parties : la *voûte* et le *col*, remplis-sant les mêmes fonctions que le chapiteau de l'alambic. A la partie supérieure de la voûte se trouve sou-

vent une tubulure qui sert à introduire soit un thermomètre, soit de nouvelles quantités de liquide.

Le condensateur est constitué d'abord par le col de
la cornue, ensuite par une *allonge* dans laquelle ce
dernier s'adapte, et enfin par un *ballon* qui sert tout à
la fois de réfrigérant et de récipient pour les liquides
condensés. Pour favoriser la condensation on entoure
le ballon et l'allonge de papier à filtrer, ou d'un linge
qu'on tient constamment mouillé à l'aide d'un léger
filet d'eau froide.

Filtration

*La filtration est une opération qui a pour but de
séparer d'un liquide les particules qu'il tient en suspension.*

Le filtre le plus employé en pharmacie *galénique*
est le filtre à plis *en papier non collé*. On doit préférer
le papier *blanc*, car le gris renferme plus d'impuretés
et surtout de *l'oxyde de fer*. Le filtre convenablement
plissé doit être enfoncé suffisamment mais pas trop
dans la douille de l'entonnoir *dont il ne doit jamais
dépasser les bords*.

Les acides sont filtrés sur un entonnoir dont la
douille est garnie de verre pilé, de sable ou de glas-
wolle (verre étiré en fil, ayant la souplesse de la soie
la plus délicate).

Les substances altérables au contact des matières
organiques, les alcalis caustiques, sont filtrés sur de
l'amiante (silicate de magnésie et de chaux), ou mieux
sur du fulmicoton.

Les *filtres de laine* sont très employés pour filtrer
les sirops et quelques autres liquides visqueux. Le
filtre de ce genre le plus connu est le *blanchet* ou
étamine, qui consiste en une pièce d'étoffe de laine,
de feutre ou de coton croisé, fixée par ses quatre coins
sur un *carré* en bois.

La *chausse d'Hippocrate*, filtré de même nature et destiné aux mêmes usages, a la forme d'un cône dont le sommet est tourné en bas et dont la base est maintenue ouverte à l'aide d'un cerceau auquel elle est fixée. Un fil attaché à l'intérieur, au sommet du cône, permet de le relever de façon à mettre le liquide en contact sur les parties supérieures du filtre moins engorgées par les impuretés qui sont déposées.

Expression

L'expression est une opération qui consiste à séparer d'une substance molle ou solide, les liquides qu'elle renferme.

Lorsque la pression doit être modérée, on se contente de presser entre les mains, ou mieux de tordre un linge dans lequel on a placé les substances à exprimer. Mais lorsque la quantité de ces dernières est considérable, ou qu'il est nécessaire, pour en séparer le liquide, de développer une force plus grande, on fait usage de *presses* à formes variées. Dans l'industrie on se sert de presses hydrauliques ; mais en pharmacie, on fait usage de petites presses à vis en fonte.

Lorsque les principes qu'on veut extraire sont solides à la température ordinaire, il convient de les exprimer entre deux plaques chauffées : il en est ainsi par exemple pour les beurres de cacao et de muscade.

Clarification

La clarification est une opération qui consiste à priver un liquide trouble des matières insolubles qu'il tient en suspension et qui sont trop ténues pour qu'un filtre puisse les retenir.

Les sucs végétaux qui renferment de l'albumine

sont clarifiés par la chaleur seule. Dans les autres cas on doit clarifier par addition de blanc d'œuf ou de pâte de papier (V. *Sirops*).

Evaporation ou concentration

Quand on fait passer à l'aide de la chaleur un liquide à l'état de vapeur, l'opération prend le nom de *distillation* si l'on se propose d'utiliser les *vapeurs :* elle prend le nom *d'évaporation ou concentration* si l'on veut au contraire utiliser le *résidu* (extraits, pâtes, sirops, etc.).

L'évaporation d'un liquide est continue dans un espace non limité, et continue, jusqu'à saturation, dans un espace limité. Dans ce dernier cas, il ne se produit plus de vapeurs dès que la saturation a lieu. L'évaporation est d'autant plus rapide que le milieu où elle s'effectue est plus *chaud*, plus *sec* et mieux *ventilé*.

En pharmacie l'évaporation se fait presque toujours à feu nu ou au bain-marie, dans des bassines *larges* et *peu profondes* (1). On agite le liquide pour activer l'évaporation. L'évaporation *spontanée* offre beaucoup d'inconvénients ; quant à l'évaporation ou distillation *dans le vide* elle n'est applicable que dans l'industrie.

Pulvérisation

La pulvérisation est une opération qui a pour but de diviser les corps solides en particules plus ou moins ténues.

Avant de pulvériser les substances, il faut les *monder*, les *sécher* et les *diviser* d'abord grossièrement par section ; puis on opère par l'un des moyens suivants :

(1) Voy. Alambic à *usages multiples*, p. 292.

1° *La contusion* au mortier est applicable à toutes les substances que la chaleur produite par les chocs ne peut ramollir. Quand les substances sont précieuses ou dangereuses à respirer, on recouvre le mortier avec un cône de peau souple.

2° *La trituration* se fait en promenant doucement le pilon au fond du mortier ; elle s'applique aux substances telles que les résines, *qui se ramollissent* par la chaleur.

3° *La mouture* qui s'exécute avec des moulins de formes variées doit être employée pour toutes les semences *huileuses* (farine de lin, de moutarde, etc.).

4° *Le frottement* sur un tamis de crin suffit pour certains corps très friables, tels que le carbonate de magnésie.

5° *La porphyrisation* est destinée à augmenter la finesse des poudres de substances très dures, telles que le fer. Elle se fait sur une tablette de *porphyre* avec une molette à base légèrement concave.

6° *La lévigation* consiste à délayer les substances en bouillie qu'on étend d'eau ; on sépare ensuite les parties les plus ténues par décantations fractionnées.

7° *L'intermède* est un corps liquide ou solide employé pour aider à la pulvérisation de certaines substances. Ainsi : l'acide borique étant dissous à chaud, on agite pendant le refroidissement pour obtenir une poudre de *cristaux très fins* ; le camphre doit être arrosé d'alcool ; la vanille doit être pulvérisée avec du sucre, etc.

Tamisation

On ne peut réduire, dans une seule opération, en une poudre suffisamment fine, toute la matière qu'on a mise à la fois dans un mortier. Il faut de temps en temps séparer les parties les plus ténues des parties les plus grossières.

La *tamisation* est donc le complément obligé de la pulvérisation Son but est de donner aux poudres une ténuité déterminée, en les faisant passer au travers d'instruments nommés *tamis*.

Un tamis est un tronçon de cylindre, à large diamètre et à faible hauteur, formé par deux cercles en bois mince, entre lesquels on tend des tissus à mailles plus ou moins serrées. Lorsque les mailles sont très écartées, le tamis prend le nom de *crible*, et la tamisation celui de *criblation*.

Les tamis fins sont faits avec des tissus de laiton, de crin ou de soie ; (les cribles, avec de la peau percée de trous, ou avec des toiles métalliques en fil de fer ou de laiton). On les distingue entre eux par des numéros indiquant le nombre de mailles qu'ils présentent par pouce carré ($0^m,027$ car.). Les tamis de soie sont parfois aussi désignés comme il suit : S 00 (140 mailles) ; S0 (120 mailles) ; n° 1 (100 mailles) ; n° 2 (90 mailles) ; n° 3 (80 mailles) ; etc. (1).

Lorsqu'on veut tamiser une poudre, on imprime au tamis un mouvement de va-et-vient, en le promenant doucement sur une surface horizontale. On a soin d'éviter les chocs, qui feraient passer une poudre plus grossière à travers les mailles du tamis.

Pour la tamisation des poudres très ténues ou dangereuses à respirer, dont on tient à éviter la dispersion dans l'atmosphère du laboratoire, on fait entrer, à frottement le tamis dans un cylindre clos inférieurement appelé *tambour*, où se rassemble la poudre tamisée ; puis on lui superpose un couvercle qui le

____

(1) Tous les tamis, sauf les tamis de crin, sont maintenant désignés par des numéros qui indiquent le nombre des mailles par centimètre. *(Codex 1908).*

Au Codex se trouve un tableau indiquant pour chaque substance à pulvériser le n° du tamis à employer.

ferme hermétiquement. A l'aide de cette précaution, la tamisation se fait sans perte, et elle est sans danger pour l'opérateur.

Lorsque les corps qu'on veut pulvériser sont homogènes, comme les sels, les résines, le sucre ; ou peu fibreux, comme le jalap, la rhubarbe, la cannelle, on peut les traiter jusqu'à complet épuisement. Les produits qu'ils donnent aux divers temps de l'opération ne diffèrent entre eux que d'une manière peu appréciable.

Mais il n'en est pas de même pour certaines substances composées de tissus très variés quant à leur friabilité et à leurs propriétés médicamenteuses. Ils ne donnent pas le plus souvent des produits identiques aux divers moments de la pulvérisation. De là, la nécessité de *fractionner* l'opération pour séparer les portions inertes ou peu actives.

Si la partie active est *résistante*, elle se pulvérise la dernière et c'est le *premier produit* qu'on doit rejeter. Si elle est plus friable que la partie inerte, ce sont au contraire les *derniers* produits qui sont éliminés ; c'est ce dernier cas qui se présente le plus souvent. La quantité de produit qu'on doit abandonner est variable suivant les cas et le Codex laisse presque toujours au pharmacien la liberté d'arrêter l'opération quand il le juge à propos. Dans tous les cas on doit finalement *mélanger* par une dernière tamisation toutes les portions obtenues.

Conservation des liquides

Les moyens d'assurer la conservation des médicaments varient avec la nature des substances. Les uns doivent être tenus à l'abri de la lumière (V. p. 193), les autres à l'abri de l'air et de l'humidité. Il est un procédé général dit *procédé d'Appert* qui peut être appliqué à la plupart des médicaments *liquides* :

On remplit des bouteilles *solides* jusqu'à la naissance du col et on les bouche à l'aide d'un bouchon de liège, qu'on maintient avec un fil de fer ou une ficelle en croix. Les bouteilles, entourées de paille ou de foin, sont placées debout ou couchées dans une grande bassine. On verse de l'eau dessus ; on chauffe, et dès que l'ébullition a duré de 12 à 15 minutes, on cesse de chauffer ; mais on ne retire les bouteilles qu'après complet refroidissement.

On a conseillé aussi de ne boucher les bouteilles qu'après l'ébullition ou d'introduire le suc bouillant dans les bouteilles préalablement chauffées.

Ces divers procédés ont pour résultat de paralyser les ferments qui se trouvent naturellement dans les sucs et d'empêcher que de nouveaux germes y soient introduits par l'air. Ce sont eux qu'on tend à généraliser dans l'industrie pour assurer la conservation des conserves et de divers liquides tels que le lait (*stérilisation*).

Stérilisation

La stérilisation dans les pharmacies est généralement obtenue à l'aide d'*autoclaves et d'étuves*.

Avec l'étuve en tôle ou en cuivre, chauffée de 120 à 150° au moyen du gaz ou de l'alcool, on pratique la stérilisation dans l'air sec, ce mode de stérilisation est principalement employé en bactériologie.

L'autoclave, qui est une application de la marmite de Papin, est en somme une marmite dont le couvercle est maintenu hermétiquement fermé par la pression intérieure de la vapeur.

Les objets à stériliser sont maintenus à une température supérieure à 120 degrés pendant un temps déterminé, dans une atmosphère de vapeur d'eau surchauffée, cette vapeur est fournie par une masse de liquide placée à la partie inférieure de l'appareil. La température de cette vapeur est d'autant plus grande que la pression est plus forte, ce qu'indique un manomètre.

C'est avec l'autoclave que l'on stérilise les ampoules et la plupart des préparations pharmaceutiques injectables.

CHAPITRE II

MÉDICAMENTS INTERNES [1]

Les Sirops

Les sirops sont des médicaments de consistance visqueuse due à une forte proportion de sucre, destiné à les conserver ou à les rendre plus agréables.

Le sucre ou saccharose est retiré de la Canne et de la Betterave dont le jus en contient *un dixième environ.* La saccharose, soluble dans l'eau et dans l'alcool faible, peut se combiner avec une foule de corps, et notamment avec les *alcalis* (saccharate de chaux, etc.). Sous l'influence des *acides étendus,* elle fixe les éléments de l'eau et se dédouble en *sucre interverti* qui est un mélange de *glucose* et de *lévulose* [2]. Chacun de ces deux *éléments* du sucre interverti peut subir la *fermentation alcoolique* [3] c'est-à-dire se *dédoubler en alcool ordinaire et acide carbonique.*

---

(1) Les noms des médicaments ne figurant pas au Codex de 1908 sont précédés d'un astérisque (★).

(2) La saccharose est en effet un *éther mixte* (V. p. 196) formé par la combinaison de *deux alcools* : la *glucose* et la *lévulose* qui sont *hexotomiques.*

(3) Sous l'influence du *Mycoderma vini.*

Les différentes classifications proposées pour les sirops sont plus ou moins mauvaises et du reste inutiles : il suffit de distinguer, outre le sirop de sucre, les sirops *simples* et les sirops *composés*, et de dire qu'ils ont pour véhicule ordinaire l'*eau* ou quelquefois le *vin* et le *vinaigre*.

La préparation d'un sirop comporte d'une manière générale *quatre* opérations, savoir : l'*obtention du véhicule* ; la *dissolution du sucre* ; la *clarification* ; la *cuite*.

Obtention du véhicule. — Les véhicules médicamenteux destinés à la préparation des sirops sont obtenus par les procédés décrits au chapitre précédent : infusion, macération, distillation, extraction de sucs, etc.

Dissolution du sucre. — Le sucre affecté à la préparation des sirops doit être exclusivement du sucre blanc. On le dissout *à froid* ou *à chaud*. La première méthode est de beaucoup la *meilleure*, mais elle n'est pas toujours praticable. Lorsqu'on est obligé de faire intervenir *la chaleur*, il ne faut pas oublier que cet agent colore le sucre et le *dédouble partiellement en glucose et lévulose* avec une certaine rapidité (1). En conséquence lorsqu'on opère avec des liqueurs limpides, on n'élève leur température *qu'autant qu'il est nécessaire* pour produire la dissolution du sucre ou la clarification. La dissolution doit donc se faire plus souvent au *bain-marie* (couvert ou découvert).

Clarification. — On se sert pour clarifier les sirops de *blanc d'œuf*, ou du *papier sans colle*.

1° *Blanc d'œuf*. — On commence par battre les

(1) Cette transformation est surtout très rapide dans les sirops de *fruits acides*, *antiscorbutique*, de *gomme*, de *sucre* et de *violettes*.

blanc d'œufs dans une petite quantité d'eau, on y mélange le sucre, puis le reste de l'eau ou des véhicules. On chauffe *d'abord doucement*, afin que l'albumine pénètre dans toute la masse avant de se coaguler, puis on porte à l'ébullition : il se forme des écumes qui se rassemblent à la surface du liquide et qu'on enlève à mesure.

La clarification par le blanc d'œuf est défectueuse : parce qu'elle introduit dans le sirop des parcelles d'albumine qui nuisent à la conservation et à la limpidité du sirop ; parce que les écumes enlèvent une partie des principes actifs des sirops.

2° *Papier sans colle.* — On choisit du papier blanc *sans colle*, on le réduit en pâte avec un peu d'eau chaude en le battant vigoureusement ; on lave cette pâte et on la jette dans le sirop qui doit avoir une température de 35 à 50° : à froid il passe *trop lentement* et à la température de l'ébullition il passe *trop vite* pour que la pâte se dépose régulièrement.

On dispose sur un récipient convenable une chausse représentant en capacité le tiers environ du volume du liquide à filtrer ; on introduit rapidement le sirop dans la chausse de manière à la remplir aussitôt que possible et on la tient constamment pleine jusqu'à ce qu'il n'y ait plus de sirop à verser. Lorsque celui-ci s'est écoulé en grande partie et que, par conséquent, le *feutrage* est à peu près complet, on remplit de nouveau la chausse avec le sirop déjà passé, et dès ce moment on recueille le produit ; on maintient la chausse remplie la seconde comme la première fois. En y versant le sirop, on doit diriger le jet *au centre* et non sur les parois, sous peine de déranger le feutre et de compromettre la réussite de l'opération.

Le papier n'agit pas seulement comme clarifiant, mais, en se déposant sur l'étoffe de la chausse, il constitue un véritable *filtre* qui donne des produits très limpides et d'une bonne conservation.

CUITE DES SIROPS. — Chaque sirop doit posséder le degré de concentration qui lui convient, c'est-à-dire être *suffisamment cuit, mais pas trop cuit*. S'ils ne sont pas assez cuits, les sirops fermentent et s'altèrent ; s'ils sont trop cuits, le sucre cristallise au fond des bouteilles et continue *bien au delà du point de saturation des liquides*; de telle sorte qu'ils se trouvent bientôt dans les mêmes conditions que s'ils n'avaient pas été assez cuits. La proportion de sucre varie légèrement avec les divers sirops, mais elle est en moyenne de *180 contre 100* du véhicule. Quand on prépare les sirops à froid, la condition est aisée à remplir, puisqu'il suffit de mettre en présence les proportions convenables. Mais quand on doit porter les sirops à l'ébullition afin de les clarifier ou de les concentrer, il faut, pour apprécier la fin de l'opération, se servir du densimètre recommandé par le Codex (V. p. 825). Le densimètre doit marquer de 1,26 à 1,27 dans les sirops *bouillants* et de 1,30 à 1,32 dans les sirops *froids*. On voit par suite qu'un litre de sirop froid doit peser environ *treize cents* grammes.

Pour se servir du densimètre, on prend, dans une éprouvette, du sirop en pleine ébullition et on plonge aussitôt l'instrument ; le chiffre correspondant au point d'affleurement du liquide fait connaître la densité de celui-ci. Toutefois, cette indication n'est exacte qu'autant que la lecture est faite *au-dessous du ménisque adhérent au densimètre*, c'est-à-dire au niveau réel du liquide. En outre, il est utile de plonger l'instrument et l'éprouvette, pendant quelques secondes, dans le sirop bouillant, pour qu'ils n'augmentent pas sa densité, en abaissant sa température, au moment de l'épreuve.

ALTÉRATIONS DES SIROPS. — Les sirops *ne doivent*

pas être conservés très longtemps. Même étant cuits au point voulu, ils sont sujets à la fermentation et au dédoublement progressif de la saccharose.

L'air étant par ses microbes le principal agent de la fermentation, il faut éviter de tenir les bouteilles débouchées ou en vidange. Pour la même raison le meilleur moyen de retarder l'altération des sirops est de les traiter par la méthode d'Appert (V. p. 299) ou plus simplement de les enfermer *bouillants* dans des bouteilles préalablement *chauffées* et bien *sèches*, qu'on remplit *le plus possible* et qu'on bouche avec grand soin. Dans ce dernier cas les sirops, en se refroidissant, diminuent de volume et dégagent de la vapeur d'eau qui se condense dans l'espace devenu libre ; cette eau retombe ensuite sur le sirop dont elle décuit la couche supérieure : ce qui amène la fermentation et les moisissures. Pour obvier à cet inconvénient il faut avoir soin d'*agiter les bouteilles après complet refroidissement*.

Quand on s'aperçoit qu'ils commencent à se décomposer, on peut arrêter leur mouvement de fermentation, en les faisant bouillir pendant quelques instants ; on y ajoute alors une petite quantité d'eau, pour remplacer celle que dissipe l'ébullition. Mais on ne fait pas ainsi disparaître les altérations déjà éprouvées par un sirop ; on en prévient seulement la continuation immédiate. Un sirop recuit plusieurs fois a perdu plus ou moins ses propriétés et ne devrait plus être employé.

Essai. — Le pharmacien qui ne prépare pas lui-même ses sirops s'expose à les recevoir falsifiés par *défaut d'une partie de sucre* et par addition de *sirop de glucose industriel*, ou altérés par dédoublement de la saccharose. L'essai comporte donc trois opérations :

1° *On dose la saccharose,* après l'avoir intervertie (1) au moyen d'un acide, au *polarimètre* ou par la *liqueur cupro-potassique* ; mais il faut avoir soin de doser auparavant la glucose de dédoublement (V. p. 303) pour la défalquer ensuite du résultat obtenu.

2° On reconnaît *la présence de glucose de dédouble-ment* lorsque le produit *noircit* en présence de la *potasse* à l'ébullition et *réduit* (avec dépôt rouge-bri-que) la liqueur *cupro-potassique* (2).

3° On reconnaît *la présence de glucose industrielle* lorsque le sirop, en outre des réactions ci-dessus (2°) *rougit* par la solution *d'iodure de potassium ioduré* (dextrine), et lorsqu'il *précipite* par la solution *d'oxa-late d'ammoniaque* (chaux).

Les sirops étant ordinairement administrés par cuillerées, le Codex a basé sur cette mesure la pro-portion des *substances actives* qu'il y fait entrer. La cuillerée à *bouche* de sirop est évaluée à 20 grammes, et la cuillerée à *café* à 6 grammes.

Sirop de sucre

Le *sirop de sucre* ou *sirop simple* sert à préparer par simple mélange un grand nombre de sirops.

Le Codex en donne deux formules :

(1) C'est-à-dire *dédoublée* en *glucose* et *lévulose.*

(2) Lorsque la glucose contenue dans le sirop vient *uniquement* du dédoublement du sucre, le produit ne présente pas les réactions 3° qui sont propres à la glucose *industrielle.* Dans l'in-dustrie en effet on prépare la glucose et le sirop de glucose en transformant les fécules et l'amidon par l'acide sulfurique dont on neutralise ensuite l'excès par addition de craie (carbonate *de* chaux) ; il se produit ainsi du *sulfate de chaux* qui est quelque peu soluble et qu'on retrouve par suite forcément dans le sirop. Quant à la *dextrine* elle s'y trouve en tant que *produit intermé-diaire* de la transformation des fécules en glucose (Voir Traité de Chimie organique).

1° Le sp. de sucre *à chaud* obtenu par dissolution du sucre dans l'eau bouillante, et qui est légèrement coloré. Il se fait avec 165 de sucre p. 100 ; mais l'évaporation perd un peu d'eau et ce sirop *refroidi* doit peser, *comme le suivant,* 1,32 au densimètre.

2° Le sp. de sucre *à froid,* pour lequel on emploie 180 de sucre p. 100, doit être absolument *incolore* et peser 1.32 au densimètre. Il faut prolonger très longtemps le contact du sucre et de l'eau et agiter très souvent pour arriver à faire dissoudre une aussi forte proportion de sucre. Aussi a-t-on cherché à abréger cette préparation en maintenant le sucre *à la partie supérieure* du liquide.

Le saccharolyseur de G. Dethan (fig, 40) permet d'obtenir rapidement et *automatiquement* le sirop de sucre à froid. Il se compose de deux cylindres concentriques.

L'un, extérieur, porte vers son tiers inférieur deux diaphragmes entre lesquels on place de la pâte de papier à filtrer. L'autre, intérieur, percé de trous nombreux, est rempli de sucre et reçoit l'eau *en proportions quelconques.*

Un tube à niveau, muni d'un flotteur de densité, indique la quantité de sirop clarifié (à 1,32 au densimètre) dont on peut disposer à un moment donné.

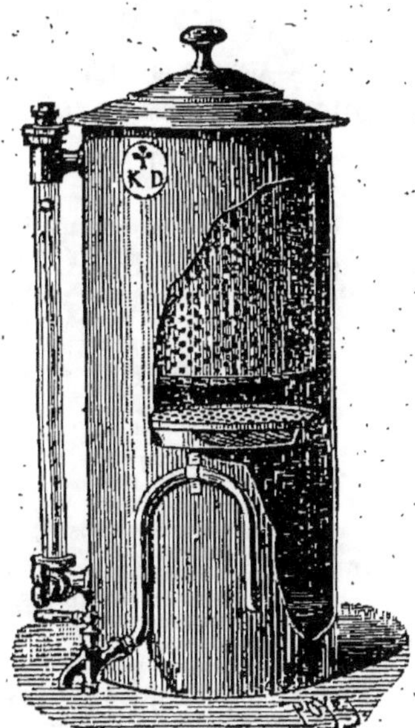

Fig. 40. Saccharolyseur Dethan

En ajoutant constamment du sucre et de l'eau pour remplacer les quantités de sirop soutirées suivant les besoins, l'appareil fonctionne *sans interruption* et peut donner un débit considérable.

L'essai du sirop simple consiste à déterminer au polarimètre, son pouvoir rotatoir.

D'après le Codex, les sirops suivants doivent être préparés avec du sirop de sucre *à froid* :

Chloral. — Chlorh. de Morphine. — ★ Sulf, de strychnine (1). — ★ Monosulfure de sodium. — ★ Tartrate de fer et de potasse. — ★ Citrate de fer. — ★ Sulf. de quinine. — Codéine — ★ Narcéine. — ★ Perchlorure de fer. — Ether.

Sirops par simple mélange

On mélange exactement à du sp. *de sucre* (sauf Kbr, KI, et ★ Quinquina ferrug.) préparé d'avance :

1° DES PRODUITS CHIMIQUES dissous dans un véhicule approprié savoir :

α. — Eau distillée.

Sirop de chloral. — Dose : *1 gramme* par cuillerée. (2).

Sirop de chlorh de morphine. — Dose : *1 centigramme* par cuillerée.

(A séparer).

Sirop de Bi-iodure de mercure. — Dose : 1 centigramme de Bi-iodure de mercure et 50 centigrammes d'Iodure de potassium par cuillerée.

(A séparer).

★ *Sirop de sulfate de strychnine* .— 5 *milligr.* par cuillerée.

(A séparer).

★ *Sirop de monosulfure de sodium crist.* — 2 *centigr.* par cuillerée.

★ *Sirop de tartrate ferrico-potassique* { — 50 *centigr.* par
★ *Sirop de citrate de fer ammoniacal* { cuillerée.

(1) Il faut se souvenir que les sirops dont les noms sont précédés d'un astérisque (★) ne figurent pas au Codex de 1908.

(2) La cuillerée dont il est question est la cuillerée à potage de 15 cent. cubes, qui contient 20 gr. de sirop.

Sirop d'acide tartrique.
Sirop d'acide citrique (sirop de limon) } — *20 cent.* p^r cuillerée.

Sirop de KBr. — *1 gr.* par cuillerée
Sirop de KI. — *50 centigr.* par cuillerée } se font avec du sirop d'écorces d'oranges amères.

★ *Sirop de Qq. ferrugineux.* — Citrate de fer ammoniacal avec du sirop de *qq. au vin.* (V. p. 314).

β. — Eau distillée aiguisée de SO^4H^2.

★ *Sirop de sulf. de Quinine.* — Dose : *10 centigr.* par cuillerée.

γ. — Alcool.

Sirop de Codéine. — Dose : *4 centigr.* par cuillerée.
(A séparer).

δ. — Alcool addit. de HCl.

★ *Sirop de Narcéine* (Codex suppl. 1895). — *2 centigr.* par cuillerée.
(A séparer).

2° DES EXTRAITS dissous dans l'eau :

Sirop de styles de Maïs. — *25 centigr.* d'extrait de styles de maïs par cuillerée.
Sirop diacode. — *1 centigr.* d'ext. d'opium par cuillerée.
Sirop thébaïque. — *4 centigr.* id. id. par cuillerée.
(A séparer).

Sirop de ratanhia. — Par *exception*, on fait bouillir le mélange pour chasser la quantité d'eau employée. — *50 centigr.* d'ext. de ratanhia par cuillerée.

3° DES TEINTURES :

Sp. d'aconit. — Dose : *50 centigr.* par cuillerée (T^re de R^ne).
Sp. de digitale. — Dose : *1 gramme* par cuillerée.
Sp. de belladone
★ *Sp. de Datura* } — Dose : *2 grammes* par cuillerée.
★ *Sp de jusquiame*
(A séparer).

4° UNE SOLUTION OFFICINALE :

★ *Sp. de perchlorure de fer.* — *10 centigr.* par cuillerée.

5° Un macéré :

★ *Sp de guimauve.* — La quantité de macéré employé est égale au *cinquième* de celle du sp de sucre. On fait bouillir le mélange jusqu'à disparition de ce cinquième par évaporation.

6° Un mélange :

Sp d'Éther. — On mélange l'éther avec de l'alcool et de l'eau, puis on ajoute le *sirop fait à froid.* — L'eau a pour but de faire dissoudre plus d'éther ; l'alcool a pour but d'assurer la conservation du sirop décuit par cette addition d'eau.

Sirop par solution directe

Le Codex de 1884 n'offre qu'un seul exemple de ce mode opératoire.

★ *Sp d'hypophosphite de chaux.* — On dissout *directemen.* sans addition d'eau, en triturant l'hypophosphite avec une partie du mélange de sp. simple et de sp de fleurs d'oranger.

★ *Sp d'hypophosphite de soude.* — Se prépare de même.

Sirops par simple solution

On prépare cette catégorie de sirops, en dissolvant, tantôt à froid, tantôt à chaud, le sucre blanc dans des liquides médicamenteux tels que :

1° Eaux distillées. — A froid avec filtration au papier.

Sp de fleur d'oranger.
★ *Sp de cannelle.*
★ *Sp de menthe.*
★ *Sp de laurier-cerise.*

2° Sucs de plantes. — Au bain-marie couvert, avec passage à l'étamine de laine.

★ *Sp de pointes d'asperge.*
★ *Sp de cresson.*

3° Sucs de fruits acides. — On doit opérer dans

une bassine de cuivre *non étamée*, et pousser le liquide jusqu'à l'ébullition pour éviter la cristallisation de la glucose (BOURGOIN). La proportion de sucre à employer, *variable en raison inverse de la densité du suc*, est indiquée par la table du Codex : — la quantité de sucre *augmente de 7 grammes* environ quand la densité *diminue de 1 degré* au densimètre. Pour une densité moyenne de 1,040, il faut environ 1500 grammes de sucre.

> *Sp de Groseilles.*
> *Sp de Coings.*
> *Sp de Cerises.*
> *Sp de Franboises.*
> *Sp de Mûres.*
> *Sp de Nerprun.* — On le fait par *exception* avec *poids égal*, de sucre et on concentre en poussant la cuite jusqu'à 1,27 bouillant.

4° Solutés.

★ *Sp de lactophosphate de chaux* (Voir plus loin).

Sp de gomme. — On fait fondre à froid la gomme *blanche* lavée et on fait fondre le sucre au *bain-marie*. — Le sirop doit contenir *un dixième* de gomme. On peut s'en assurer en pesant la gomme précipitée au moyen de l'alcool à 90°. Toutefois, un sirop de gomme qui contient de la glucose industrielle, donnant par l'alcool un précipité de *dextrine*, il faut *d'abord* faire l'essai indiqué page 307.

Sp d'Ipéca et ★ *sp. de Pavot blanc.* — On dissout l'extrait dans l'alcool, on ajoute l'eau puis le sucre et on fait fondre *au bain-marie en vase clos.* — Dose : 0,20 par cuillerée.

Nota. — Le Sp d'Ipéca adopté par la Conférence de Bruxelles est beaucoup moins actif ; il contient pour 100 grammes de sirop 10 grammes de teinture. (*Codex* page 813).

Sp de valériane. — On dissout l'extrait dans l'eau distillée de valériane et on fait le sirop en vase clos au bain-marie.
Dose : 0,25 par cuillerée.

5° Infusés. —

Sp de goudron (Voir plus loin).
Sps de ★*Coquelicot,* de *Capillaire,* de *Fumeterre,* de *Gentiane,* etc.

★ *Sp de Violettes.* — On fait infuser pendant 12 heures les violettes *fraîches* et *criblées*, dans un bain-marie en *étain fin*. On exprime dans un linge *préalablement lavé à l'eau bouillante* (pour enlever toutes les traces de lessive alcaline), et on fait fondre le sucre au bain-marie couvert. — Les alcalis altèrent la couleur des violettes ; l'étain au contraire la rend plus vive (combinaison d'une petite quantité d'oxyde d'étain).

6º Digestés. —

Sp de Tolu. — On épuise le baume par *deux digestions successives*. On filtre à froid au papier, on dissout le sucre *au bain-marie couvert* et on filtre encore le sirop *au papier.* — Le produit est agréable mais peu actif ; il prend à la longue l'odeur de la benzine. Les procédés qui reposent sur l'emploi de la teinture sont mauvais et doivent être rejetés.

★ *Sp de Salsepareille.* — On fait deux digestions successives de 6 heures dans l'eau à 80º ; on concentre les liqueurs en commençant par la dernière et on clarifie le tout au blanc d'œuf. On fait fondre le sucre ; on *prolonge la coction* et on clarifie une seconde fois : le sirop doit marquer 1,27 au densimètre.

Sp de Térébenthine. — Digestion dans du sirop simple (Voir plus loin).

7º Décocté. —

★ *Sp de Gayac.* — Deux décoctions suivies de concentration.

8º Colature hydro-alcoolique. —

Sp d'écorce d'orange amère. — On fait une macération alcoolique de 12 heures ; puis une infusion de 6 heures *avec de l'eau à 70º*. On fait le sirop en vase clos au bain-marie sans retirer l'alcool employé. — *Une goutte* d'HCl concentré doit faire prendre en gelée *5 grammes* de sirop bien préparé.

Sp de bourgeons de pin. — On le prépare de même, mais on fait l'infusion avec de l'eau *bouillante*.

Sp de quinquina rouge. — On traite par lixiviation avec *dix parties* d'alcool faible (*à 30º degrés seulement*) et on ajoute sur la poudre assez d'eau pour déplacer complètement le premier liquide, c'est-à-dire pour obtenir un poids de colature égal à celui de l'alcool faible employé. On distille au bain-marie *pour retirer l'alcool* et on dissout le sucre dans le *résidu aqueux* du bain-marie. Voir l'essai, qui consiste à caractériser la présence de la quinine (page 628, *Codex.*)

9° **Liqueur vineuse.** — On opère la dissolution du sucre *en vase clos*, au bain-marie :

★ *Sp .de Quinquina jaune au vin.* — On dissout l'extrait de quinquina dans le vin de Grenache, etc.

★ *Sp de Safran.* — On fait macérer pendant 24 heures le safran dans le vin de Grenache, etc.

10° **Vinaigre.** —

★ *Sp de vinaigre.* — Solution en vase clos, au bain-marie.

Sirops divers

Sp de salsepareille composé. — On fait *trois* digestions de salsepareille ; on concentre les deux premières et on fait infuser *les autres substances* dans la troisième partie. On mélange les trois liqueurs, on les concentre et on les clarifie à l'albumine. On ajoute alors le sucre et le miel et on termine le sirop par coction et clarification (il est préférable de faire au papier cette deuxième clarification).

Sp antiscorbutique (sp de Raifort). — On *divise* les substances (cochléaria, cresson, raifort, ményanthe, etc.) et on les fait macérer 2 jours dans le vin blanc. On distille et on fait un sirop en vase clos avec le produit aromatique de la distillation. On fait un deuxième sirop avec le résidu aqueux de la distillation clarifié à l'albumine. Enfin on mélange *à froid* les deux sirops.

Ce sirop doit ses propriétés aux essences *sulfurées* des crucifères. C'est grâce à elles qu'il peut absorber et *dissimuler* aux réactifs jusqu'à 1 gr. 50 d'iode par litre. C'est le soufre des essences qui noircit l'intérieur de l'alambic en formant du *sulfure de plomb* avec le plomb contenu dans l'alliage. La *division* des plantes est très importante pour la production des essences qui ne préexistent pas dans les plantes, mais qui se développent au contact de l'eau pendant la macération. (Voir p. 53).

Sp de Raifort iodé. — Dose : *2 centigr.* d'iode par cuillerée.

Sp de Desessartz. — On fait une macération vineuse de séné et d'ipéca. On fait une infusion avec le résidu et les autres plantes, et on y dissout le sulfate de magnésie. On réunit les deux liqueurs, on y ajoute l'eau de fleur d'oranger et on fait un sirop au bain-marie.

Sp de Rhubarbe composé. — On fait infuser dans l'eau à *80°* la rhubarbe, le santal et la cannelle et on fait avec l'infusé un sirop à *froid.* On fait une 2ᵉ infusion avec le résidu et les autres substances et on fait un sirop *à chaud* ; on y ajoute le premier sirop et on clarifie au papier.

Sp des cinq racines. — Double infusion : avec la seconde on fait un sirop très cuit qu'on mélange à la première.

SIROP DE CHLORHYDRO-PHOSPHATE DE CHAUX

Phosphate bicalcique..............	12,50
Acide chlorhydrique officinal.....	30 gr.
Eau distillée.....................	310
Sucre blanc......................	630
Alcoolature de citron............	10

On divise le phosphate dans l'eau, on y verse la quantité d'acide indiquée. On ajoute à la solution le *sucre*, grossièrement pulvérisé ; on le fait dissoudre à une douce chaleur, on passe et, quand le sirop est refroidi, on y mélange l'alcoolature. (*Codex*). — V. *Phosphates*, p. 250.

SIROP DE TÉRÉBENTHINE

Térébenthine du Pin purifiée..........	100 gr.
Sirop de sucre.................	1000 gr.

On met ces substances dans un pot de faïence couvert et on les fait digérer au bain-marie, pendant 3 heures, en remuant fréquemment avec une spatule. A la fin de l'opération, on ajoute au mélange une petite quantité d'eau, *si cela est nécessaire*, pour rétablir le poids primitif. On laisse refroidir, afin de séparer plus facilement la térébenthine, et on filtre le sirop au papier. (*Codex*).

Ce sirop est *le seul* qui soit ainsi préparé par digestion *dans du sirop simple*.

SIROP D'AMANDE (SIROP D'ORGEAT)

Amandes douces...............	50 gr.
— amères.............	15
Sucre blanc...................	300
Eau..........................	162
Eau distillée.................	25

On monde les amandes de leur pellicule et on en forme une pâte très fine, dans un mortier de marbre ou sur une pierre à chocolat, avec 75 gr. de sucre et 12 gr. d'eau. On délaie ensuite la pâte exactement dans les 150 gr. d'eau restant et on passe avec expression, à travers une toile serrée. On ajoute à l'émulsion le reste du sucre grossièrement concassé, on le fait dissoudre au bain-marie, on y mélange l'eau de fleur d'oranger et on passe de nouveau à travers une toile. On laisse refroidir le sirop dans un vase couvert, puis on l'enferme dans des bouteilles bien sèches, que l'on bouche hermétiquement et que l'on tient couchées à la cave (*Codex*).

Plusieurs modifications ont été proposées à ce manuel opératoire, dans le but d'obtenir une division plus parfaite des amandes. Elles ont toutes été abandonnées, parce qu'elles fournissaient des produits fades et visqueux, en raison de la présence d'une forte proportion de parenchyme dans l'émulsion.

Il est très important de ne pas exposer le sirop d'orgeat à l'action d'une chaleur un peu intense, car il contient de l'albumine végétale qui serait promptement coagulée.

Ce sirop est blanchâtre et opaque. Il devient laiteux par l'addition d'eau : cette émulsion de l'huile a lieu grâce à l'albumine végétale ; il contient un peu d'essence et un peu d'acide cyanhydrique provenant des amandes amères. Après peu de temps l'huile et le parenchyme se séparent en partie et viennent se réunir à la surface. Ces grumeaux sont difficiles à diviser par agitation quand les bouteilles ont été tenues droites ; tandis que si les bouteilles ont été penchées, la couche est moins épaisse et se mélange mieux. On avait proposé l'addition de gomme arabique pour empêcher cette séparation, mais le moyen est insuffisant. Le sp. d'orgeat *du commerce* est souvent préparé avec du sp. de fécule (Sp. de glucose. V. p. 307) et en outre il ne contient pas la quantité voulue d'amandes. Le sirop normal devrait marquer 43° au lactoscope lorsqu'il est étendu de 9 volumes d'eau. La méthode la plus sûre qui décèle à la fois les deux fraudes consiste à *doser l'azote* après avoir desséché le sirop au-dessus de 100° avec 1/4 de plâtre.

SIROP DE GOUDRON

Goudron végétal purifié...................	10 gr.
Grès siliceux calciné et lavé.............	15
Eau distillée...........................	1000
Sucre blanc.............................	Q. S.

On divise le goudron avec le sable, on verse sur le mélange l'eau portée à la température de 60° et on agite de temps à autre. Après deux heures de contact, on filtre le liquide sur le sucre et on fait au bain-marie, en vase clos, un sirop contenant 180 grammes de sucre pour 100 grammes d'eau de goudron (*Codex*).

Le Sirop de goudron obtenu par le procédé du Codex est acide, aromatique et légèrement amer. L'ammoniaque le brunit un peu ; l'acide azotique lui communique d'abord une couleur *jaune foncé*, qui passe ensuite au *jaune clair* définitif.

On ne doit jamais faire le sirop de goudron avec le goudron liquide préparé industriellement : la solubilité de ce produit étant toujours obtenue aux dépens de ses qualités.

SIROP D'IODURE FERREUX

Iode......................................	4 gr. 10
Limaille de fer.......................	2
Eau distillée...........................	Q. S.
Acide tartrique......................	1 gr.
Sirop simple.........................	975

On met la limaille de fer dans un petit ballon avec 10 gr. d'eau distillée ; on ajoute l'iode par petites portions en agitant chaque fois. On continue d'agiter jusqu'à ce que la solution ait la couleur verte des protosels de fer. On filtre alors le mélange sur un filtre sans plis dans le sirop préalablement pesé contenant déjà l'acide tartrique. On lave le ballon et le filtre avec de l'eau distillée (environ 10 gr.) jusqu'à ce que l'on ait 1000 gr. de produit.

Chaque cuillerée contient *10 centig.* d'Iodure de fer (*Codex*).

Le sirop d'Iodure de fer doit être conservé dans de petites bouteilles en verre *non coloré, exposées à la lumière*.

La préparation désignée par la conférence de Bruxelles sous le nom de (*Sirupus ferri iodati*) qui contient 5 pour cent d'iodure ferreux, n'est pas un sirop, mais une solution concentrée et sucrée d'Iodure ferreux (V. *Codex*, p. 812).

Sirop Iodotannique

Iode	3 gr.
Tanin	4
Eau distillée	360
Sucre blanc	640

L'Iode finement pulvérisé est introduit ainsi que le tanin dans un vase en verre avec la quantité d'eau prescrite. On maintient le tout au bain-marie à une température voisine de 60°, en agitant.

Quand l'Iode est dissous et que le liquide ne bleuit plus le papier amidonné (réaction qui indique qu'il n'y a plus d'Iode libre) on ajoute le sucre et on fait un sirop par simple solution au bain-marie.

Une cuillerée contient 4 centigrammes d'Iode.

En ajoutant au sirop précédent du *Phosphate de chaux monocalcique*, on obtient le *Sirop Iodotannique phosphaté* dont une cuillerée doit contenir en plus de l'Iode 40 centigrammes de Phosphate monocalcique.

(Codex 1908).

Mellites

Les Mellites sont des sirops dans lesquels le sucre est remplacé par le miel. Ils doivent avoir la même densité et la même consistance que les sirops préparés avec le sucre de canne,

Les mellites sont composés de miel dissous, soit dans *l'eau*, soit dans des *infusés* ou des *décoctés*, soit dans des *sucs* de plante, soit enfin dans du *vinaigre* simple ou dans un vinaigre médicinal. Dans ce dernier cas, ils portent le nom *d'oxymellites* ou *d'oxymels.*

Les mellites doivent marquer bouillant au densimètre 1,27 environ. Pour obtenir ce degré il faut ajouter au miel *environ un quart* de son poids de liquide.

Le miel dont on se sert ordinairement est celui de Narbonne ou du Gâtinais. On doit le choisir très blanc, de bonne qualité et exempt de cire et de toute matière étrangère (Voir *Miel*, p. 90). On peut toutefois enlever la cire en faisant bouillir le miel avec de la *craie* ou avec du carbonate de magnésie ou avec un sixième de son poids d'eau, en écumant avec soin, jusqu'à ce que le miel soit revenu à son poids primitif ; mais il est bien préférable d'éviter toutes ces manipulations en choisissant de bon miel.

Les règles générales adoptées pour la préparation des sirops peuvent être appliquées à la préparation des mellites. Toutefois, pour la clarification, on doit rejeter l'emploi du blanc d'œuf et se servir *exclusivement de pâte de papier*. Il est important, dans la préparation des mellites de ne pas prolonger trop l'action de la chaleur, et d'éviter la présence des matières calcaires : circonstances qui provoquent l'altération du *sucre incristallisable* du miel (lévulose).

Les mellites se conservent moins bien que les sirops, parce qu'ils subissent *directement* (1) la fermentation alcoolique. La méthode de conservation d'Appert leur est appliquée avec avantage.

Mellite simple. — On dissout le miel à l'aide de la chaleur et on s'assure, au premier bouillon que le mellite marque 1,27 au densimètre. On écume, on clarifie *au papier* et on passe à travers une étoffe de laine.

Mellite de mercuriale. — On fait une infusion avec la plante sèche ; ou ajoute le miel et on fait par clarification *au papier* un mellite marquant 1,27.

★ *Oxymel simple.* — On chauffe le miel et le vinaigre dans une capsule de porcelaine jusqu'à réduction à 1,26 bouillant, on clarifie et on passe *(Codex 1884)*.

Mellite de vinaigre scillitique (Oxymel scillitique). — Se prépare comme le précédent et en se servant de vinaigre scillitique *(Codex 1908)*.

MIEL ROSAT (*Mellite de Rose rouge*)

Roses rouges récentes sèches et concassées.	100 gr.
Miel blanc..............................	600
Alcool à 50°	500

On humecte la poudre de rose rouge avec 250 gr. de l'alcool indiqué. Après deux heures de contact en vase clos, on l'introduit dans un percolateur, on ajoute de nouvel alcool, en observant les règles de la lixiviation, après 24 heures de macération on fait la lixiviation avec le reste de l'alcool prescrit. On soumet le contenu du percolateur à la presse. Les liquides alcooliques réunis sont distillés au bain-marie pour en retirer l'alcool.

Le résidu est concentré au bain-marie jusqu'à

(1) On a vu p. 302, que *le sucre*, au contraire, doit se dédoubler *d'abord* en *sucre interverti* (mélange de glucose et de lévulose) avant de subir la fermentation alcoolique.

réduction à 800 gr. ; on ajoute le miel, on porte à l'ébullition et on s'assure que le mellite marque 1,27 au densimètre ; après refroidissement on filtre au papier.

L'alcool recueilli à la distillation marque environ 70° ; il est légèrement aromatique et peut être utilisé dans une autre opération. Pour cela il suffit de le ramener à 50° par addition d'eau.

Le miel rosat présente une couleur d'un rouge foncé, une agréable odeur de rose, et une saveur légèrement astringente due à la présence du *tanin*. Les acides avivent sa couleur ; les alcalis la font passer au jaune brunâtre et les sels ferriques au noir. Lorsqu'il est étendu d'eau, il est d'un jaune rougeâtre; la liqueur mousse fortement par l'agitation ; elle est troublée par la gélatine et par tous les réactifs du tanin.

Le miel rosat ne doit pas se prendre en gelée quand on l'acidule avec l'acide sulfurique.

Emulsions et Loochs

Les émulsions sont des liquides d'apparence laiteuse, préparés en divisant des semences huileuses au moyen de l'eau.

Les émulsions sont constituées par l'huile tenue en suspension à la faveur de la *matière albumineuse* des semences. Toutefois, dans quelques semences mucilagineuses, telles que le lin par exemple, la suspension de l'huile est attribuée en grande partie à l'action du *mucilage*.

Pour préparer une émulsion, on débarrasse les semences de leur épisperme en les laissant tremper quelques instants dans l'eau chaude ; on les pile ensuite dans un mortier de marbre en ajoutant l'eau par petites portions et on passe sur une étamine avec expression.

Les émulsions ne se conservent pas ; aussi doit-on les préparer au moment du besoin. On ne doit ni *chauffer* les émulsions ni les mêler *aux acides* ni à *l'alcool*, afin d'éviter la *coagulation de l'albumine*.

On donne le nom d'*émulsions artificielles* à des préparations ayant la même apparence que les précédentes, qu'on obtient en divisant et suspendant quelques matières huileuses ou résineuses dans l'eau. La potion émulsive artificielle du Codex est préparée à l'aide de la *gomme arabique*. Les émulsions artificielles se préparent encore à l'aide du *blanc d'œuf*, du *aune d'œuf*, de la *gomme adragante*. Le jaune d'œuf est surtout employé pour émulsionner *les résines* qui doivent être préalablement réduites en poudre *très fine* par une *longue* trituration avec un peu de sucre.

On émulsionne aussi les corps gras solides, la cire et le blanc de baleine par exemple. Pour cela on ajoute le corps gras fondu au mucilage et on bat le tout jusqu'à refroidissement dans un mortier préalablement chauffé.

La teinture de bois de Panama possède, grâce à la *saponine* qu'elle renferme, un pouvoir émulsif considérable. On l'emploie avec avantage pour émulsionner le baume de tolu, le baume de copahu, le coaltar, le goudron, etc. On mélange la teinture de Panama avec le corps à émulsionner, dissous dans l'alcool, et on ajoute l'eau peu à peu. Pour le coaltar, on mêle à chaud la teinture de Panama au coaltar sans addition d'alcool et on ajoute l'eau par simple mélange.

Les *Loochs* sont des *émulsions sucrées* et très mucilagineuses, que l'on administre comme les potions. Dans le principe, les loochs avaient la consistance du miel ; pour les prendre, on y trempait un fragment de racine de réglisse, effilé en forme de pinceau, que l'on suçait ensuite. On leur donne aujourd'hui une consistance moins épaisse ; ils ne diffèrent des véritables émulsions que par la présence de la gomme et du sucre.

On a cherché à expliquer la formation des émulsions, en admettant que chaque globule de matière grasse ou résineuse s'y trouve enveloppé dans une mince pellicule, formée par l'intermédiaire albumineux ou mucilagineux et qui le rend miscible à l'eau en toute proportion. Cette interprétation n'est guère plausible ; il est probable que la *viscosité du véhicule* suffit pour amener la substance insoluble à un état de division tel que la réunion des globules soit extrêmement lente.

★ *Emulsion de Tolu*. — On dissout le baume dans l'alcool à 90°, on ajoute de la teinture de Panama et ensuite l'eau graduellement. (*Codex de 1884*).

Emulsion de Coaltar. — On fait digérer le coaltar au bain-marie avec la teinture de Panama ; on agite jusqu'à refroidissement, puis on fait l'émulsion par addition d'eau.

EMULSION D'AMANDE (EMULSION SIMPLE)

Amandes douces	50 gr.
Sucre blanc	50
Eau distillée,	1000

On monde les amandes avec soin, après les avoir plongées dans l'eau bouillante ; on les pile avec *le tiers* du sucre et une petite quantité d'eau, dans un mortier de marbre, de manière à obtenir une pâte très divisée. On délaie peu à peu cette pâte avec le reste de l'eau et on passe avec expression, à travers une étamine. (*Codex*).

L'émulsion simple est comme toutes les autres facilement altérable : on ne doit la préparer qu'au moment du besoin. Il faut éviter d'y ajouter soit des acides, soit des liqueurs alcooliques, soit du sublimé corrosif ; car toutes ces substances détruisent l'émulsion en précipitant *l'albumine végétale*.

ÉMULSION D'HUILE DE FOIE DE MORUE

Huile de foie de morue............	140 gr.
Sirop simple....................	60
Eau distillée de fleur d'oranger...	40
Carragahen.....................	5
Eau distillée..	Q. S.
Essence d'amande amère........	IV gouttes.

On met dans un flacon l'essence d'amande amère, l'huile, le sirop et l'eau distillée de fleur d'oranger.

D'autre part, on fait bouillir pendant vingt minutes le carragahen dans une quantité d'eau suffisante pour obtenir 220 gr. de décocté ; on passe avec expression à travers une toile, on réduit au bain-marie le liquide à 160 gr. que l'on verse bouillant sur les autres substances. Il faut agiter pendant cinq minutes, puis de temps en temps jusqu'à refroidissement.

Cette préparation renferme environ un tiers de son poids d'huile de foie de morue. (*Codex*).

ÉMULSIONS DE RÉSINES DIVERSES

(*Rés. de Jalap, de Scammonée, etc.*)

Ces émulsions déjà supprimées au Codex de 1884, ne sont demandées que comme préparations *magistrales*. Quel que soit l'émulsif indiqué (*blanc* d'œuf, *jaune* d'œuf, lait d'amandes, lait de vache, etc.) la règle est de *triturer* d'abord *longuement* la résine avec du sucre.

LOOCH BLANC

Potion émulsive gommée

Amandes douces mondées........	30 gr.
— amères mondées........	2
Sucre blanc....................	30
Gomme adragante pulvérisée......	0,50
Eau de fleur d'oranger...........	10
Eau distillée...................	120

On fait une émulsion avec les amandes, l'eau et la *presque totalité* du sucre ; on passe. On triture la gomme adragante avec le reste du sucre, on délaie la poudre obtenue avec une petite quantité d'émulsion et l'on bat *vivement* et *longtemps* le mélange. On ajoute enfin *peu à peu* le reste de l'émulsion et l'eau de fleur d'oranger.

Le looch entier doit peser 150 grammes. (*Codex*).

Les amandes amères en présence de l'eau donnent naissance à une petite quantité d'essence d'amandes amères et d'acide cyanhydrique (V. page 54). Or l'acide cyanhydrique a la propriété de dédoubler le calomel en *sublimé* et en mercure métallique. Par conséquent s'il arrive au médecin de prescrire du calomel dans un looch, le pharmacien *doit absolument supprimer les amandes amères*, ou encore, suivant le conseil du Codex, *substituer* le looch *huileux*.

On ne devrait jamais employer la *pâte à loochs* qui donne un produit tout différent, beaucoup moins blanc et moins agréable.

LOOCH KERMÉTISÉ

Le looch kermétisé n'est pas inscrit au Codex ; c'est une préparation *magistrale*, la quantité de kermès étant variable au gré du médecin.

Pour le préparer on triture assez longuement le kermès avec une petite quantité de sucre jusqu'à transformation complète de la teinte rouge du kermès en *teinte jaune* ; on ajoute seulement alors la gomme et on termine comme il est dit pour le looch simple.

LOOCH HUILEUX

Potion émulsive huileuse

Huile d'amandes douces................	15 gr.
Gomme arabique pulvérisée............	15
Sirop de gomme......................	30
Eau distillée de fleurs d'oranger.......	15
Eau distillée........................	100

On met la poudre de gomme dans un mortier en marbre ; on ajoute lentement d'abord l'huile, puis le sirop en agitant constamment avec un pilon en buis; on bat énergiquement jusqu'à ce que le mélange soit homogène, puis on ajoute peu à peu, tout en continuant à battre, d'abord l'eau distillée, puis l'hydrolat de fleur d'oranger. (*Codex 1908*).

Dans cette préparation il faut se méfier d'ajouter l'eau en trop grande quantité au début, pour éviter la formation de grumeaux.

La manière d'opérer indiquée par le Codex de 1908 est bien préférable à celle du Codex de 1884, qui consistait à faire un mucilage avec la gomme et le double de son poids d'eau, puis d'ajouter l'huile et enfin le reste des liquides.

★ Potion émulsive a l'huile de ricin

Cette Potion qui n'existait déjà plus au Codex de 84 est assez souvent prescrite par les médecins. Elle se prépare absolument comme la potion à l'huile d'amandes douces ; mais il est bon de varier la quantité de gomme en raison de la quantité d'huile prescrite.

Potions

Une potion est un médicament magistral, liquide et sucré, toujours composé, destiné à être pris par cuillerées.

Les potions peuvent contenir les substances les *plus diverses* qu'on y introduit à l'un des titres suivants :

Véhicules : — Eaux distillées, infusions, macérations, décoctions, émulsions, etc.

Principe actif : — Sels, teintures, extraits, poudres, ou produits chimiques les plus divers.

Edulcorant : — Soit des sirops quelconques, plus ou moins *anodins*; soit des sirops *à principes actifs*, tels que sirop de morphine, de codéine, de chloral, d'opium, etc.; soit l'une ou l'autre.

L'ensemble des règles qu'on doit suivre pour préparer les potions peut être réduit aux trois propositions suivantes :

1° Peser tout d'abord les *sirops* et y ajouter immédiatement :

a. — Par *simple mélange*, les alcoolats et les essences.

b. — Par *trituration au mortier*, les poudres et les produits chimiques insolubles (les *résines*, le *musc* et le *kermès* doivent être *préalablement triturés* avec un peu de sucre).

2° Ajouter le *véhicule* dans lequel on aura, s'il y a lieu, fait dissoudre préalablement les extraits et les produits chimiques solubles.

3° N'ajouter qu'en dernier lieu les substances très volatiles, telles que l'éther, l'ammoniaque et le choroforme.

La Potion simple (ou julep simple) se fait par simple mélange de : sirop simple : 30 ; eau de fleur d'oranger : 20 ; eau distillée : 100.

★ *La Potion pectorale* est une infusion pectorale avec du sirop de gomme (*Codex 1884*).

La Potion cordiale se compose de : teinture de cannelle, sirop d'écorces et vin de Banyuls.

La Potion de Todd contient de l'alcool à 60°, de la teinture de cannelle, du sirop simple et de l'eau distillée.

La Potion de Rivière se compose de *deux flacons* ; le n° 1 est alcalin (bicarbonate de soude) ; le n° 2 est acide (acide citrique). — Le principe actif de cette potion, c'est-à-dire *l'acide carbonique*, se dégage dans l'estomac, au contact des deux liquides.

POTION GOMMEUSE

Julep gommeux

Gomme arabique pulvérisée............ 10 gr.
Sirop simple......................... 30
Eau de fleur d'oranger............... 10
Eau distillée........................ 100

On triture la gomme avec le sirop et on ajoute successivement et peu à peu les autres substances. (*Codex*).

★ POTION A LA MAGNÉSIE

Médecine blanche

Magnésie calcinée....................   8 gr.
Sucre blanc.......................... 50
Eau.................................. 40
Eau de fleur d'oranger............... 20

On porte à l'ébullition l'eau dans laquelle on a délayé la magnésie : on retire du feu, on ajoute le sucre et l'eau de fleur d'oranger et on passe à travers un tamis de soie peu serré (*Codex de 1884*).   La magnésie s'hydrate ; de plus une certaine quantité se combine au sucre. (V. p. 211).

★ POTION BALSAMIQUE

Potion de Choppart

Copahu............................... 50 gr.
Alcool à 80°......................... 50
Sirop de baume de Tolu............... 50
Eau de menthe poivrée................ 100
Alcool nitrique......................   8

On mélange d'abord l'alcool nitrique et l'alcool à 80° ; on y ajoute le copahu et ensuite le sirop et l'eau distillée. (*Codex de 1884*).

L'alcool nitrique ou acide nitrique alcoolisé est de l'alcool à 90° contenant *un quart* d'acide azotique étendu. Les quantités nécessaires pour obtenir la dose de 8 gr. indiquée ci-dessus sont les suivantes : eau distillée : 0, 45 ; acide azotique officinal : 1,55 ; alcool à 90° : 6 grammes.

Le baume de Copahu tend toujours à se rassembler à la surface du liquide ; on doit toujours *agiter avant de s'en servir*.

Limonades

Les limonades sont des tisanes acides diversement composées.

* *La limonade commune* (*Codex 1884*) est une infusion de citrons, additionnée de sucre qu'on a frotté préalablement sur les zestes.

* La *limonade gazeuse* du commerce (*Codex de 1884*) est de l'eau gazeuse avec du sirop de limons.

La limonade tartrique est de l'eau édulcorée avec du sirop tartrique, de même que la *limonade citrique* est édulcorée avec du sirop d'acide citrique.

Les limonades *sulfurique*, * *azotique*, * *chlorhydrique* et * *phosphorique* se font avec 20 grammes d'acide *dilué au dixième*; elles contiennent donc *deux grammes d'acide par litre*. De ces diverses préparations du Codex de 84, seule la *limonade sulfurique* subsiste au Codex de 1908.

La Limonade lactique contient 10 grammes d'acide lactique par litre.

LIMONADE PURGATIVE AU CITRATE DE MAGNÉSIE

Acide citrique......................	32 gr.
Carbonate de magnésie...	20
Eau distillée...............	300
Sirop de sucre incolore...............	100
Alcoolature de citron...	1

On dissout dans l'eau l'acide citrique, on ajoute le carbonate de magnésie et, lorsque la réaction est terminée, on filtre la solution sur le sirop aromatisé.

Pour obtenir la limonade *gazeuse*, on remplace 2 gr. de carbonate de magnésie par 4 gr. de bicarbonate de soude qu'on introduit dans la bouteille au moment de la boucher.

Les doses ci-dessus donnent la limonade purgative *à 50 grammes*.

On prépare de même la limonade à 30 grammes en employant :

Acide citrique..........................	19 gr. 20
Carbonate de magnésie..............	12

Et celle à 40 gr. avec :

Acide citrique..........................	25 gr. 60
Carbonate de magnésie..............	16

On peut, en remplaçant le sirop de citron par les sirops d'orange, de groseille, de cerise, etc., obtenir des limonades variées selon le goût des malades. (*Codex*).

La magnésie calcinée peut sans inconvénient être substituée à son carbonate, pour la préparation des limonades purgatives. Il faut alors en employer : 5 gr. pour une limonade à 30 gr., 7 gr. pour une limonade à 40 gr. et 8 gr. 80 pour une limonade à 50 gr.

La quantité de carbonate de magnésie indiquée par le Codex est inférieure à celle qui serait nécessaire pour *saturer complètement* l'acide citrique (1); ceci

(1) L'acide citrique (dérivé d'un alcool *tétratomique*) est un acide mixte ou *acide-alcool* qui possède une fois la fonction alcool et *trois fois la fonction acide* : d'où il suit que les citrates saturés ont *trois* atomes de base : tel est le citrate de magnésie obtenu comme il est dit page 276, en employant une proportion de carbonate de magnésie plus forte,

est fait à dessein pour que le citrate soit *bibasique*, du moins en grande partie : le citrate de magnésie tribasique étant beaucoup plus altérable.

La limonade purgative s'altère très rapidement ; en quelques jours elle devient trouble et visqueuse. Elle contient alors des moisissures, d'aspect gélatineux, parmi lesquelles sont des *Penicillium* bien caractérisés. Cette décomposition est favorisée par la chaleur et par la présence de l'albumine que contiennent les sirops clarifiés au blanc d'œuf.

Ce médicament doit donc être préparé *à froid* et sucré avec un sirop clarifié *sans le concours de l'albumine.*

N. B. — On doit rejeter absolument la substitution du citrate de soude, et plus encore celle du tartrate de soude.

Tisanes

Les tisanes sont des médicaments peu chargés de principes et préparés avec l'eau, destinés à servir de boisson habituelle aux malades.

On les édulcore généralement avec une substance sucrée (miel, sucre, réglisse ou sirops) que le Codex n'indique jamais dans les formules, laissant ainsi le choix aux malades et au médecin.

Avant de préparer une tisane, on doit *laver* soigneusement les plantes et *diviser* les parties dures pour faciliter la pénétration de l'eau. L'eau employée doit être aussi pure que possible ; les eaux calcaires durcissent les substances végétales.

On prépare les tisanes de plusieurs manières suivant la nature des produits qui entrent dans leur composition.

1° *Par simple solution*, quand la substance est entièrement soluble :

Tisane de gomme du Sénégal (20 gr. par litre).
Tisane de miel.

2° Par *macération*, quand les substances cèdent facilement leurs principes :

Tisane de réglisse, de gentiane, etc.

Tisane de goudron. — Mélange de goudron avec du sable s'liceux légèrement calciné et macération de 24 heures dans l'eau distillée. — L'eau de goudron est un *peu acide*.

3° *Par infusion*, quand le tissu des plantes est *peu serré*, ou lorsqu'on veut éviter la dissolution des principes amylacés. C'est le procédé le plus employé. La durée d'infusion doit être d'une *demi-heure* pour les fleurs et feuilles ; de *deux heures* pour les racines ou écorces :

Tisanes de bourrache, de *camomille,* de *fleurs pectorales,* etc.

Tisanes de quinquina, de ratanhia, de douce-amère, etc.

4° *Par digestion*, quand les substances sont *dures* ou qu'on veut charger davantage les tisanes.

Tisane de Salsepareille. — C'est la seule inscrite au Codex : l'infusion ne suffit pas ; la décoction laisserait entraîner par la vapeur une grande partie de la *salseparine*.

5° *Par décoction*, quand on emploie des plantes *résineuses* ou *amylacées*.

Tisane de ★ gayac.
Tisane de ★ riz, d'orge et de ★ gruau.
(La tisane d'orge est la seule inscrite au Codex de 1908).

Quand on prépare des tisanes *composées*, il faut traiter *successivement* chaque catégorie de substances par la méthode qui lui convient : Ainsi pour préparer une tisane d'orge et de coquelicot, on fera d'abord une décoction d'orge qu'on jettera bouillante sur le coquelicot.

Les tisanes doivent en général être *passées* à travers un linge. Celles d'*arnica*, de *bouillon blanc*, de *bourrache* et de *tussilage* doivent être *filtrées au papier*.

Tisane de lichen d'Islande

On met le lichen et l'eau dans une capsule et on *porte à l'ébullition*. On jette ce premier *liquide* qui renferme la presque totalité du principe amer, et on lave le lichen à *l'eau froide*. On le remet sur le feu avec une nouvelle quantité d'eau, on fait bouillir pendant une demi-heure, de manière à obtenir 1 litre de tisane, et on passe.

Si le médecin veut conserver le principe amer du lichen il doit l'indiquer d'une manière spéciale (*Codex*).

La tisane de lichen d'Islande doit son amertume et ses propriétés stimulantes au *cétrarin* (*cétrarine* ou *acide cétrarique*).

Notons la différence suivante :

Le traitement à chaud pour enlever le principe amer n'est pas exigé par le Codex de 1884 quand il s'agit de préparer le *saccharure de lichen* ; on se contente alors de *lavages à l'eau froide*.

Apozèmes

Les apozèmes sont des préparations qui diffèrent des tisanes en ce qu'elles renferment une plus grande quantité de principes médicamenteux, et en ce qu'elles ne servent pas de boisson habituelle aux malades.

On les prépare en suivant les règles générales adoptées pour la préparation des tisanes.

Les apozèmes, s'altérant très rapidement, ne doivent être préparés qu'au moment du besoin.

★ *Apozème laxatif* (tisane royale). Macération avec séné, sulfate de soude, etc. (*Codex de 1884*).

Apozème de grenadier. — Macération, puis décoction et réduction *au tiers*.

★ *Apozème aux herbes*. — (bouillon aux herbes). — Décoction (oseille, laitue, cerfeuil). (*Codex de 1884*).

Apozème de Cousso. — Infusion de *poudre* qu'on avale *sans passer*.

APOZÈME BLANC

(*Décoction blanche de Sydenham*)

Phosphate bicalcique....................	10 gr.
Gomme arabique pulvérisée	20
Sirop simple........................	100
Eau de fleur d'oranger	20
Eau distillée	Q. S.

On triture à froid la gomme et le phosphate bicalcique avec un peu d'eau ; on ajoute le sirop, l'eau de fleur d'oranger et l'eau distillée, de façon à obtenir un litre d'apozème. (*Codex de 1908*).

La formule primitive de ce médicament comportait de la *corne de cerf calcinée* et pulvérisée à la place du phosphate de chaux. Or le *phosphate tricalcique* contenu dans la corne de cerf n'aurait pu se solubiliser que s'il s'était transformé en phosphate monocalcique (phosphate acide). Mais cette transformation ne pouvait pas se produire, puisque la corne de cerf calcinée contient en outre du *carbonate de chaux* qui aurait ramené le phosphate acide à l'état de phosphate tricalcique à mesure qu'il se serait formé dans l'eau bouillante.

Dans le Codex de 1884 on avait remplacé la corne de cerf par du *phosphate tricalcique* accompagné de mie de pain et de gomme arabique. M. Bourgoin a prouvé que ni la gomme, ni la mie de pain, n'avaient d'influence sur la dissolution du phosphate tricalcique et que par suite leur emploi n'augmentait pas la richesse en *acide phosphorique* du médicament, ces deux substances ne faisaient que maintenir la stabilité de l'émulsion et accroître la quantité de chaux dissoute.

Avec la *corne de cerf* du Codex de 1866, on avait du phosphate de chaux complètement insoluble en suspension ; la formule du Codex de 1884 avec le *phosphate tricalcique* permettait d'avoir sous l'influence de l'eau bouillante un peu de *phosphate monocalcique*, qui est soluble.

Dans la formule de 1908, où la mie de pain est enfin supprimée, on a remplacé le phosphate tricalcique par le *bicalcique* qui se transforme avec beaucoup plus de facilité en *phosphate acide soluble*. (V. p. 249).

★ Tisane de Feltz

(*Apozéme de Salsepareille composé*)

Salsepareille fendue et coupée	60 gr.
Colle de poïsson	10
Sulfure d'antimoine naturel	80
Eau...................................	2000

On met le sulfure dans un nouet, et on le fait bouillir avec 2 litres d'eau, pendant une heure, dans un vase *non métallique*. On rejette le liquide, et on remet le nouet avec les autres substances dans 2 litres d'eau. On fait bouillir à petit feu jusqu'à réduction de moitié, on passe, on laisse déposer et on décante (*Codex de 1884*).

La première décoction a pour but de soustraire *au sulfure d'antimoine*, le sulfure arsenical qu'il contient et qui est changé en acide arsénieux, pendant l'opération. Les effets de la tisane de Feltz étant imputables à l'acide arsénieux, Guibourt repoussait la décoction éliminatrice adoptée par le Codex et proposait, pour annuler les dangers du médicament, de diminuer la proportion du sulfure d'antimoine ou de le remplacer par une dose minime d'acide arsénieux. Cette opinion n'a pas prévalu. Ce médicament très rarement employé a été supprimé dans le Codex de 1908.

★ Apozème de Weiss

(*Petit-lait de Weiss*)

1° Préparation du petit-lait :

Lait de vache écrémé (1)	1 litre
Acide citrique	Q. S.
Eau ....*......	Q. S.
Blanc d'œuf...........................	N° 1

On porte le lait à l'ébullition et on y ajoute, *par petites portions*, une quantité suffisante d'une dissolution faite avec 1 p. d'acide citrique et 8 parties d'eau. Quand le coagulum est bien formé, on passe *sans expression*. On remet le petit-lait sur le feu, avec un blanc d'œuf, que l'on a d'abord délayé, puis battu avec une petite quantité d'eau. On fait bouillir de nouveau ; on verse un peu d'eau froide, pour abaisser le bouillon et, dès que le liquide s'est éclairci, on le filtre sur un papier *préalablement lavé à l'eau bouillante. (Codex de 1884)*.

2° Préparation de l'apozème :

On jette le petit-lait bouillant sur le sulfate de magnésie, le séné et les autres plantes. On fait infuser pendant 1/2 heure ; on passe et on filtre. (*Codex de 1884*).

La préparation du petit-lait est une opération délicate et qui exige des précautions si l'on veut obtenir un produit d'aspect et de saveur irréprochables.

Il faut tout d'abord éviter l'emploi d'un excès d'acide, qui entraînerait un peu de caséine en solution incomplète et troublerait le médicament.

En second lieu, on doit se garder soigneusement d'exprimer le coagulum, que l'on sépare de la partie liquide. Puis, il est utile de *laver* préalablement à

____

(1) Le Codex de 1866 prescrivait au contraire : *non écrémé*.

l'eau bouillante le filtre destiné à clarifier cette dernière partie. (Ces deux préparations ne figurent pas au Codex de 1908).

Pilules

Les Pilules sont des médicaments de forme sphérique et de consistance demi-dure, qu'on avale sans les mâcher.

La composition des pilules est très variable. Les substances actives sont amenées en consistance voulue par l'addition d'un *excipient* approprié, mais généralement *inerte*, c'est-à-dire sans activité :

1° *Les substances sèches* demandent un excipient *fluide :* les *extraits* et le *miel* sont les plus fréquents et les meilleurs ; la *glycérine* est excellente pour empêcher de durcir.

2° *Les substances molles* exigent un excipient *solide* : poudre de *réglisse*, de *guimauve* ou de *gomme*.

3 *Cas particuliers*. — La *térébenthine* et le *copahu* sont durcis par la magnésie ou l'hydrocarb. de magnésie ; la *pommade mercurielle* par le phosphate de chaux ; la *créosote* est mise en pâte avec de la poudre de savon médicinal *desséché à l'étuve ;* les *résines* et *gommes résines* sont agglutinées par l'alcool faible ou la glycérine ; l'*aloès* par le savon, etc.

Pour préparer une masse pilulaire on doit mettre d'abord dans le mortier les substances *les plus actives* et les quantités *les plus petites ;* on n'ajoute l'excipient que *peu à peu* en triturant longtemps ; enfin on *épiste* vivement pour terminer la masse. La masse est bonne en général quand elle n'adhère plus au mortier, sans s'attacher aux doigts. On la divise, on arrondit au pilulier, puis on roule les pilules dans le *lycopode ;* ou bien on les *argente ;* quelquefois on les enduit de *résine*.

Pour bien argenter les pilules il faut employer peu d'argent et tourner la boîte vivement et sans secousses. On ne doit jamais argenter les pilules qui contiennent du *mercure*, des *iodures*, des *sulfures* ou autres sels capables d'attaquer l'argent.

Pour *toluifier* les pilules, on prépare une teinture éthérée de tolu au quart, qu'on introduit dans une capsule de porcelaine et dans laquelle on jette les pilules. On imprime au vase un mouvement de rotation et on retire les pilules qu'on reçoit dans des moules en fer-blanc amalgamés. On les expose d'abord à l'air et au bout d'une heure à la chaleur de l'étuve.

Pil. de Ricord.—*Iodure mercureux*, poudre d'opium. Chaque pilule renferme cinq centigr. *d'iodure mercureux* et deux centigr. de *poudre d'opium*.

Pil. de Podophylline belladonnées. — Chaque pilule renferme 3 centigr. de podophylline et un centigr. d'extrait de belladone.

⋆ *Pil. de Bontius.* — Aloès, gutte, g. ammoniaque, *vinaigre blanc.* (*Codex de 1884*).

⋆ *Pil. d'aloès simples.* — Aloès et miel. (*Codex de 1884*).

Pil. d'aloès et savon. — Aloès et savon médicinal.

Pil. d'aloès et gomme-gutte. — Aloès, gomme-gutte, essence d'anis, miel.

Pil. antè cibum. — Aloès, extrait de quinquina *rouge*, cannelle, miel.

Pil. de créosote. — Créosote et poudre de savon médicinal *desséché à l'étuve.* — Dose : *10 centigr.* par pilule.

⋆ *Pil. de bromure ferreux.* — Solut. de bromure ferreux et limaille de fer. (*Codex de 1884*).

⋆ *Pil. de chlorure ferreux.* — Chlorure sec, gomme, réglisse. (*Codex de 1884*).

Pil. de Dupuytren. — Sublimé (*1 centigr.*), extrait d'opium (*2 centigr.*), extrait de chiendent.

Pil. de cynoglosse opiacées. — Extrait d'opium et poudre de jusquiame (aa : *2 centigr.*).

Pil. de Méglin. -- Oxyde de zinc, extrait alcoolique de feuilles de jusquiame, extrait de valériane (aa : *5 centigr.*)

Pil. mercurielles savonneuses. -- Pommade mercurielle double et savon médicinal. — Dose : *5 centigr.* de mercure.

Pil. mercurielles simples. — Mercure (*5 centigr.*) et conserve de roses.

Pil. de térébenthine. — Téréb. du Pin purifié et hydrocarbonate de magnésie (aa : *parties égales*). — Employer cette masse dès le début du mélange, c'est-à-dire *un peu molle encore*, et la diviser *rapidement*.

★ PILULES DE TÉRÉBENTHINE CUITE

Térébenthine d'Alsace............... Q. S.

On place la résine dans une bassine de cuivre bien étamée, on y ajoute 2 ou 3 litres d'eau pure et on fait bouillir, jusqu'à ce qu'une portion de substance, jetée dans l'eau froide, y prenne une consistance plastique dure. On conserve la térébenthine cuite dans un pot.

Pour la transformer en pilules, on la ramollit avec de l'eau chaude, et on forme des pilules de 30 centigrammes, que l'on conserve sous l'eau ou roulées dans la poudre d'amidon. (*Codex de 1884*).

PILULES DE VALLET

Pilules au carbonate ferreux pur

Sulfate ferreux pur..................	100 gr.
Carbonate neutre de soude cristallisé..	120
Miel blanc	30
Sucre de lait.....................	30
Sucre blanc......................	Q. S.
Poudre de réglisse..................	Q. S.
Eau bouillie......................	Q. S.

On fait dissoudre à chaud le sulfate de fer dans suffisante quantité d'eau contenant *1j20 de son poids de sucre et privée d'air par l'ébullition*. On dissout de même le carbonate de soude dans de l'eau *non aérée et sucrée*. On réunit les deux liquides dans un flacon bouché, qui en soit presque entièrement rempli. On agite, puis on laisse reposer pour opérer la précipitation du carbonate de fer hydraté. On décante le liquide surnageant et on le remplace par de nouvelle eau *sucrée et privée d'air*. On continue ce lavage *en vase clos*, jusqu'à ce que le liquide n'enlève plus de sel alcalin, c'est-à-dire jusqu'au moment où il *cesse de bleuir* le papier de tournesol rouge et ne donne qu'un trouble insignifiant avec la solution de chlorure de baryum (1).

On décante une dernière fois ; on jette le carbonate de fer sur une toile serrée *imprégnée de sirop de sucre ;* on exprime graduellement et fortement, et on met le carbonate dans une capsule avec le miel. Le mélange se liquéfie par l'action du miel sur l'eau contenue dans le carbonate. On ajoute le sucre de lait et on concentre *très rapidement* au bain-marie jusqu'à *consistance d'extrait*.

Pour faire les pilules, on met 3 p. du composé ci-dessus avec 1 p. de poudre de réglisse et l'on en forme des pilules de 25 centigrammes (contenant environ 3 centigr. de fer) qui doivent être conservées dans des flacons bien bouchés. (*Codex*).

Jusqu'à la précipitation du *carbonate ferreux* on procède absolument comme il est dit pour la préparation du *safran de mars apéritif* (V. p. 216). Mais à partir de ce moment toutes les précautions prises (eau bouillie, eau sucrée, etc.), ont un but *tout opposé :* empêcher le contact de l'air, c'est-à-dire *l'oxydation* qui transformerait le carbonate en sesquioxyde.

(1) Le chlorure de baryum donne avec l'acide sulfurique un précipité blanc de sulfate de baryte.

Pilules de Blaud

Pilules au carbonate ferreux impur.

Sulfate ferreux pur	15 gr.
Carbonate neutre de potasse desséché	7,50
Gomme arabique en poudre	2,50
Poudre de réglisse	5
Eau distillée	15
Sirop simple	7,50

On fait dissoudre, dans une capsule de porcelaine, à la chaleur du bain-marie, la gomme dans la quantité d'eau prescrite ; on ajoute le sirop et le sulfate de fer. On agite pour rendre le mélange homogène ; on ajoute le carbonate de potasse pulvérisé, en remuant constamment avec une spatule de fer, après quelques instants on introduit la poudre de réglisse et on continue de chauffer, jusqu'à ce que la masse ait acquis une consistance pilulaire plutôt dure que molle. On retire du feu et on divise la masse en 100 pilules, qu'on argente après dessication à l'étuve. On les renferme dans des flacons bien bouchés. Elles pèsent 0,30 et contiennent 3 centigr. de fer. (*Codex*).

En somme, la formule de Blaud ne vaut pas celle de Vallet ; le produit est *moins pur* puisque le sulfate de potasse n'est pas enlevé.

Essai : Pour distinguer ces pilules de celles de Vallet, on opère de la façon suivante : on triture quelques pilules avec 10 cent. cubes d'eau distillée ; on laisse en contact pendant un quart d'heure, le liquide filtré précipite par *l'acide picrique* (précipité cristallin de picrate de potasse avec le sulfate de potasse).

Pilules d'iodure ferreux

Iode sublimé	4.10
Limaille de fer	2.00
Eau distillée	6.00
Miel blanc	5.00
Poudre de réglisse	Q. S.
Poudre de guimauve	Q. S.

On met, dans un ballon de verre, l'eau, la limaille de fer et l'iode par petites portions ; on agite vivement, puis on bouche le ballon. Dès que la liqueur est devenue verdâtre, on la filtre au-dessus d'une capsule tarée contenant le miel. On lave le ballon et le filtre avec un peu d'eau et on évapore les liqueurs réunies, jusqu'à ce qu'elles soient réduites à 10 gr. On ajoute à ce produit, lorsqu'il est presque entièrement refroidi, un mélange à parties égales de poudres de réglisse et de guimauve, en quantité suffisante pour former une masse homogène, qu'on divise en 100 pilules.

Pour mettre ces pilules à l'abri de l'action de l'air, on les jette, à mesure qu'on les fait, dans du fer porphyrisé ; puis on les recouvre d'une solution éthérée, concentrée de sandaraque et de baume de Tolu.

Après l'entière dessication du vernis, on renferme les pilules dans des flacons bien bouchés. (*Codex*).

Le procédé de préparation des pilules d'iodure ferreux a entre autres inconvénients celui d'exiger une évaporation un peu longue.

Pour écarter les causes d'altération on conseille les précautions suivantes :

1° Employer une portion d'eau très faible, pour abréger l'évaporation.

2° Eviter la filtration, qui altère l'iodure.

3° Mettre un excès de fer, pour préserver l'iodure pendant et après la confection des pilules.

4° Se servir de capsules de fer.

5° Substituer un mélange de gomme et de sucre au miel, qui est acide, aqueux et hygrométrique.

Caractères et Essai: Une pilules coupée doit présenter une section vert clair.

En triturant une pilule dans l'eau et en filtrant, le

liquide donne une coloration bleue à l'empois d'amidon s'il y a de l'iode libre.

★ PILULES AU NITRATE D'ARGENT

L'excipient à employer pour ces pilules prête beaucoup à discussion.

Parmi ceux indiqués les principaux sont : 1° la mie de pain ; 2° un mucilage de gomme avec amidon et un peu de Na Cl ; 3° silice et gomme adragante ; 4° *vaseline blanche avec kaolin* ou terre de pipe, etc. Toutes ces formules tendent à prévenir la *réduction* et la *chloruration* préalables. ANDOUARD fait remarquer que cette prétention est inutile puisque le nitrate est forcément changé en chlorure par le suc gastrique,

Granules

Les granules sont des pilules *petites*, à base de *substances très actives*, et dont la masse est composée avec : gomme, sucre de lait, mellite simple.

Pour préparer cette masse, on doit diviser *avec grand soin* et triturer très longtemps la substance active au mortier en y mélangeant tout d'abord le sucre de lait, *par portions*, et par quantités *progressives* (V. Poudres composées, p. 372).

Gran. de sulfate d'atropine. — Dose : *1 milligr.*
Gran. de sulfate de strychnine. — Dose : *1 milligr.*
Gran. d'acide arsénieux. — Dose : *1 miligr.*
Gran. d'aconitine cristallisée. — Dose : *1 dixième de miligr.*

On fait entrer dans cette masse, non plus la substance active directement, mais la poudre *officinale au centième* dont il est question ci-dessous. Ces granules sont ainsi colorés *en rose* (*Codex 1908*).

Gran. d'azotate d'aconitine crist.
Gran. de Digitaline crist.
Gran. de Strophantine
} De même et à la même dose ; *à 1 dixième de milligr.*

Poudres au centième

La formule de sucre de lait *au centième de substances actives* et coloré *au carmin* a été donnée par le Codex de 1908, pour faciliter la manipulation de ces substances et éviter les erreurs possibles dans les pesées trop délicates. Grâce au carmin la teinte *absolument uniforme* du mélange est une preuve que la poudre est homogène. Il faut opérer comme il est dit p. 372.

P. d'aconitine crist.
P. d'azotate d'aconitine crist.
P. de digitaline crist.
P. de strophantine

Au centième.

Tablettes et pastilles

Les tablettes sont des médicaments qui ont pour base le sucre en poudre fine (1), amené en consistance de pâte à l'aide d'un mucilage et additionné d'une ou de plusieurs substances médicamenteuses.

Les substances qui entrent dans la composition des tablettes sont de nature très diverse. Celles qui sont solides doivent être réduites en *poudre très fine*; les eaux distillées servent à préparer le mucilage. Enfin les substances *molles* ou *très solubles* telles que les extraits, les sels, les baumes, les essences, ne sont mélangées, qu'à *une portion du sucre* seulement et ne sont ajoutées au reste de la masse que lorsque celle-ci a déjà acquis une certaine consistance par l'incorporation de la plus grande partie du sucre avec le mucilage, afin d'éviter d'augmenter la fluidité de ce dernier.

Le mucilage est le plus souvent préparé avec la *gomme adragante*, soit *entière* (V. p. 373), soit *pulvé-*

_____

(1) Le sucre doit être passé au tamis n° 52 *(Codex 1908).*

risée ; quelquefois seulement avec la gomme *arabique*, par exemple pour les pastilles de kermès qui prennent l'odeur d'acide sulfhydrique au contact de la gomme adragante. La consistance du mucilage doit être uniforme ; sa quantité varie avec la nature des substances qui entrent dans la composition des tablettes (en moyenne 10 à 15 gr. de gomme par kilog. de poudre).

Pour préparer les tablettes, on bat d'abord le mucilage dans un mortier de marbre et on ajoute successivement le sucre et les autres substances. Mais si la quantité de matière sur laquelle on opère est assez considérable, on retire la masse du mortier lorsqu'elle est encore molle, pour y incorporer le reste de la poudre par malaxion. La pâte terminée doit être ferme et malléable.

On l'étend, à l'aide d'un rouleau, sur un marbre saupoudré d'amidon et on règle l'épaisseur de la couche, qui doit être uniforme, au moyen de deux baguettes de bois ou de fer sur lesquelles on fait rouler les deux extrémités du rouleau.

Enfin, la pâte est découpée en tablettes d'égale épaisseur, avec un *emporte-pièce* rond ou ovale dont on doit *nettoyer souvent le bord tranchant*, en le trempant dans l'eau et en l'essuyant ensuite.

On laisse sécher pendant quelques heures à l'air libre et on termine la dessication à l'étuve chauffée à 40° (1). Les tablettes s'altèrent rapidement en absorbant l'humidité de l'air ; on doit les conserver dans des vases très secs et bien bouchés. Toutes les tablettes pèsent 1 gramme.

Les pastilles sont des saccharolés solides de forme hémisphérique aplatie, obtenus en coulant goutte à goutte sur une surface froide, un mélange fondu à chaud

----

(1) A l'examen, on ne peut évidemment les dessécher.

de sucre et d'huile volatile ou d'une autre substance médicamenteuse.

Le sucre qui sert à la préparation des pastilles doit être passé au tamis de crin nº 2 et *privé de la poudre la plus fine* au moyen du tamis de soie nº 37. On mélange les essences avec le sucre et l'on y ajoute de l'eau simple ou aromatique en quantité suffisante pour obtenir une *pâte ferme* qu'on chauffe dans un poêlon à bec jusqu'à ramollissement, et que l'on coule sur des plaques de fer-blanc, en les divisant en petites parties qui prennent la forme d'hémisphères aplatis et qu'on fait sécher à l'étuve à une douce chaleur.

★ Tablettes de gomme

```
Gomme arabique pulvérisée..............    10 gr.
Sucre pulvérisé........................    90
Eau de fleur d'oranger.................    7.5
```

On fait un mucilage avec l'eau aromatique, 7,50 gr. de gomme arabique et autant de sucre. On ajoute le reste du sucre, que l'on a préalablement mêlé avec le reste de la gomme arabique et on fait des tablettes du poids de 1 gramme (*Codex de 1884*).

Tablettes de Kermès

```
Kermès minéral........................    0,50 centigr.
Sucre pulvérisé.......................    45
Gomme arabique pulvérisée.............    4
Eau de fleur d'oranger................    4
```

On triture très exactement le kermès avec quatre fois son poids de sucre. D'autre part, on prépare le mucilage avec la poudre de gomme, partie égale de sucre et d'eau de fleur d'oranger. On incorpore d'abord le reste du sucre, puis le mélange de sucre et de kermès.

On fait des tablettes du poids de 1 gr.

Chaque tablette contient 0 gr. 01 de kermès. (*Codex*).

TABLETTES DE CHLORHYDRATE DE COCAÏNE

Chlorhydrate de cocaïne	1 gr.
Sucre blanc pulv..	989
Mucilage de gomme adragante	100
Vanilline............................ ...	0,25

On pulvérise la vanilline avec un peu de sucre, et on ajoute la totalité du sucre. L'eau contenant le sel en dissolution sert à faire le mucilage. On fait des tablettes du poids de 1 gr. qui contiennent chacune *un milligramme* de Chl. de cocaïne.

(*Codex de 1908*).

★ TABLETTES DE MANNE

Manne en larmes......................	20 gr.
Sucre pulvérisé......................	45
Gomme *arabique* pulvérisée...........	5
Eau de fleur d'oranger................	7,50

On fait dissoudre à une douce chaleur la manne dans l'eau de fleur d'oranger, on passe la liqueur à travers un linge et on y ajoute la gomme préalablement mêlée à 2 fois son poids de sucre. On incorpore le reste du sucre et on fait des tablettes pesant un gramme.

Chaque tablette contient 15 centigr. de manne (*Codex de 1884*).

PASTILLES DE MENTHE

Essence de menthe poivrée..............	0,50
Sucre blanc en poudre *moyenne*........	100
Eau distillée........................	12,5

On pulvérise le sucre dans un mortier de marbre et on le passe au tamis de crin nº 2. On passe de nouveau le produit à travers un tamis de soie n° 37 et on n'emploie à la préparation des pastilles que la portion de sucre qui n'a pu traverser le dernier tissu ; la quantité en doit être de 100 grammes.

On mélange l'essence à cette quantité de sucre et on en fait une pâte ferme au moyen de l'eau. On prend cette pâte par quantité de 12 grammes environ et on la fait chauffer dans un poêlon à bec, en agitant continuellement. Quand la chaleur l'a suffisamment ramollie, on la divise par gouttes, en faisant tomber la matière, à l'aide d'une tige métallique, sur une feuille de fer-blanc. On enlève les pastilles, lorsqu'elles sont refroidies, et on achève (1) leur dessication à l'étuve, à une douce chaleur. (*Codex*).

Pulpes

Les pulpes sont des médicaments, de consistance molle, préparés avec des plantes, ou parties de plantes.

Elles en contiennent toute la substance, à l'exception des portions les plus ligneuses, que l'on en sépare à l'aide d'un tamis de crin.

Les pulpes s'obtiennent, ordinairement, en prenant des matières fraîches, et en les pilant dans un *mortier*, si leur tissu est tendre, ou en les divisant par la *râpe*, si leur tissu est compact.

Quelques-unes de ces subtances, avant d'être pulpées, sont soumises à l'action de la vapeur d'eau, pendant assez de temps pour être ramollies ; si la matière est naturellement pulpeuse, mais trop consistante, il suffit de la délayer avec un peu d'eau tiède.

(1) Impossible à l'examen de stage.

Quand une matière a été ainsi réduite en pulpe grossière, on la passe, en l'écrasant au moyen d'une large spatule en bois, à travers un tamis de crin plus ou moins serré, selon que l'on veut obtenir une pulpe plus ou moins fine.

En général, il ne faut préparer les pulpes qu'au moment du besoin, car elles ne se conservent pas longtemps sans s'altérer.

Sur les douze pulpes inscrites au Codex de 1884 :

Pulpes d'ail, de carotte, de casse, de ciguë, de datte, de jujube, de lis, d'oignon, de pomme de terre, de pruneau, de scille, de tamarin, seule reste au Codex de 1908 ; celle de *Tamarin*.

Pulpe de Tamarin purifiée

Pulpe brute de Tamarin.............. 500 gr.
Eau distillée bouillante.............. 625

Mettez la pulpe dans un vase en faïence ou en porcelaine ; ajoutez l'eau et agitez avec une spatule en bois jusqu'à ce que la masse soit uniformément ramollie ; pulpez alors à travers un tamis de crin pour séparer les graines et les filaments du fruit ; évaporez au bain-marie, dans une capsule de porcelaine, en consistance d'extrait ferme.

Caractères. — Pulpe brune-noirâtre d'une saveur acide agréable. Séchée à + 100°, elle ne doit pas perdre plus de 48 à 50 pour 100 de son poids. — (*Codex de 1908*).

Extraits

Les extraits sont des médicaments de consistance fluide, molle, ferme ou sèche, résultant de l'évaporation soit d'un suc de plante, soit d'une solution obtenue en traitant une substance végétale par un dissolvant approprié : eau, alcool, éther, etc.

Les extraits représentent sous un petit volume les parties actives des végétaux et fournissent des médicaments d'une conservation parfaite. Ils sont en grande partie composés de principes fixes, tels que : acides et alcalis organiques, libres ou combinés ; tanin, sucre, fécule, gomme, *extractif*, etc.

Mais par suite de la chaleur à laquelle ils sont soumis, les extraits sont dépourvus des principes volatils et des substances albuminoïdes ; le tanin est souvent transformé en acide gallique et le sucre de canne en glucose.

La préparation d'un extrait se compose toujours de deux opérations : la première consiste à obtenir le liquide qui doit fournir l'extrait ; la seconde à concentrer ce liquide par évaporation.

1° LIQUIDE EXTRACTIF. — Quand on fait servir un *suc naturel* à la préparation d'un extrait, on doit le prendre dans l'état de concentration où la nature le présente ; mais toutes les fois que l'on a recours à *une dissolution*, il faut s'efforcer d'obtenir des liqueurs très concentrées, afin de les soustraire, autant que possible, aux chances d'altération que les matières organiques éprouvent pendant leur évaporation au contact de l'air.

D'après la nature du véhicule employé à l'obtention du liquide extractif, on compte quatre sortes d'extraits :

A. — *Extraits aqueux* :

1° Avec les sucs de plantes non dépurés ;
2° Avec les sucs de plantes dépurés ;
3° Avec l'eau distillée.

B. — *Extraits alcooliques* :

Avec l'alcool *seul*.

C. — *Extraits éthérés* :

1° Avec l'éther seul ;
2° Avec l'alcool et l'éther (éthéro-alcooliques).

D. — *Extraits hydro-alcooliques* :

On donne ce nom aux extraits alcooliques repris par l'eau et aux extraits aqueux repris par l'alcool.

Les extraits aqueux sont, selon les cas, obtenus à l'aide de l'un des procédés suivants de dissolution : macération, infusion, décoction ou lixiviation.

L'alcool employé varie entre 30° et 95° (1) suivant la nature des plantes. Ce véhicule présente, comme agent de dissolution, de nombreux avantages dans la préparation des extraits : il dissout plusieurs matières actives insolubles dans l'eau : il ne dissout pas certains principes inertes solubles dans l'eau ; enfin la plus grande partie de l'évaporation s'effectue en vase clos et à une température assez basse.

Il en résulte que les extraits alcooliques sont le plus souvent beaucoup plus actifs que les extraits aqueux. Aussi lorsque l'on prépare avec la même substance un extrait aqueux et un extrait alcoolique, et que le médecin *ne désigne pas* celui qu'il entend prescrire, *on doit toujours délivrer* l'extrait *aqueux.*

2° ÉVAPORATION. — L'évaporation ne doit jamais être faite à feu nu. Le meilleur appareil à employer est celui qui permet d'évaporer le liquide à la température la *plus basse possible* et dans l'espace de

(1) L'extrait fluide de Bourdaine se prépare à l'aide d'alcool à 30°, et on se sert d'alcool à 95° dans la préparation de l'extrait d'ergot de seigle.

temps *le plus court* ; on doit toujours opérer à un degré de chaleur inférieur à celui de l'ébullition de l'eau.

A. — *Évaporation au bain-marie.* — C'est le mode le plus habituel. On évapore dans une bassine en cuivre dans laquelle entre exactement une bassine d'*étain* ou de *cuivre étamé* (Voy. Fig. 39, p. 292). La première contient de l'eau qu'on porte à l'ébullition, la seconde le liquide à évaporer qu'on agite pour activer l'évaporation.

Lorsqu'on opère sur des sucs de plantes ou sur des solutions obtenues par macération, il est important de séparer par filtration les principes albuminoïdes qui se sont coagulés par la chaleur. On remet ensuite au bain-marie le liquide filtré pour terminer l'évaporation. On cesse de chauffer lorsque l'extrait a acquis la consistance voulue, c'est-à-dire dès qu'une petite quantité étendue sur une plaque de marbre prend par le refroidissement la consistance convenable.

B. — *Évaporation à l'étuve.* — Les liqueurs sont étendues en couches minces sur des assiettes peu profondes, qu'on expose à la température d'une étuve chauffée vers 35°. Ce mode opératoire est surtout appliqué à la préparation des extraits secs et des extraits de sucs *non dépurés*.

C. — *Évaporation à l'alambic* (distillation). — Lorsqu'on opère sur des liqueurs alcooliques ou éthérées, on distille *pour en retirer l'alcool*.

3° CONSISTANCE DES EXTRAITS. — On admet dans les extraits quatre degrés de consistance :

1° *Les extraits liquides*, dits *extraits fluides*, préparés par *percolation* et de telle sorte que le poids de l'extrait corresponde exactement au poids de la drogue employée desséchée à l'air et pulvérisée : Ex. : (Extrait fluide de Cola).

2° Les *extraits mous*, présentant une consistance de miel épais ; (Extrait de Gentiane).

3° Les *extraits fermes* qui ne coulent pas à froid ; ceux-ci séchés à + 110°, perdent de 15 à 20 pour 100 de leur poids ; (Extrait d'Opium).

4° Les *extraits secs*, qui se réduisent facilement en poudre ; (Extrait sec de Ratanhia, ne figure pas au Codex de 1908).

Les extraits bien préparés présentent, en général, l'odeur et la saveur des substances qui les ont fournis. Les extraits aqueux, à moins qu'on ait eu exceptionnellement recours à la décoction, sont *presque entièrement solubles dans l'eau*.

Parmi les extraits, il en est qui attirent fortement l'humidité ; il faut les conserver dans des vases bien bouchés et dans un lieu sec. Du reste tous les extraits doivent être *souvent renouvelés*.

Extraits aqueux

mous

Ext. de Chiendent. — Deux macérations successives et évaporer. — On prépare de même les *Extraits de : Gentiane ; Quinquina rouge ; Ratanhia ; Réglisse ; Rhubarbe ; Styles de maïs.*

Ext. de Pissenlit. — Deux infusions et évaporer.

fermes

Ext. d'Opium. — Deux macérations aqueuses, réduction en extrait mou, reprise par l'eau et réduction en extrait sec. (Doit renfermer 20 p. 100 de morphine. Conférence de Bruxelles).
                                        (Toxique).

On prépare de même les *Extraits de : Quassia* et celui de *Muguet*, mais pour ce dernier, on fait deux infusions successives.

Extraits hydro-alcooliques

mous

Ext. de Douce-amère.— Lixiviation avec de l'eau, évaporation en consistance d'extrait mou repris par son poids d'eau et alcool à 90° ; évaporation à consistance d'extrait mou.

Ext. d'Ergot de seigle. — Lixiviation avec de l'eau ; à la liqueur évaporée on ajoute q. s. d'Alcool à 95° pour obtenir un liquide alcoolique à 60° (Convention internationale) ; ensuite évaporation.   (A séparer).

ferme

Ext. de Ciguë. — Deux digestions dans l'alcool ; distillation ; concentration au B. M. Puis dissolution dans l'eau froide de l'extrait obtenu, filtration et évaporation en consistance d'extrait ferme.   (Toxique).

Extraits alcooliques

mous

Ext. d'Aconit. — Lixiviation avec l'alcool. Distillation. Évaporation du résidu jusqu'à consistance. Doit renfermer *1 p. 100 d'alcaloïdes.*
          (Toxique).

On prépare de la même façon les *Extraits de : Digitale ; d'Hamamélis ; d'Hydrastis ; de Quinquina jaune ; de Salsepareille ; de Scille ; de Valériane.*

fermes

Ext. de Belladone. — Lixiviation comme pour celui d'Aconit, évaporation en consistance d'ext. ferme.
          (Toxique).

Se préparent ainsi les *Extraits de : Cascara sagrada ; de Cola* (100 gr. doivent renfermer 10 gr. de Caféine). *Ext. de Colchique ; d'Ipéca ; de Jusquiame* (doit contenir 10 p. 100 d'eau d'après la Convention internationale).
          (Toxique).

Extrait de noix vomique

Lixiviation avec *alcool*. Distillation. Evaporation du résidu dans une capsule tarée jusqu'à ce que l'on ait un poids déterminé de substance que l'on transvase dans un flacon. On y ajoute de *l'éther*, on agite, après repos, on décante l'éther, on répète 2 fois la même opération. Après évaporation des liqueurs éthérées, on ajoute de l'eau bouillante, puis de *l'acide acétique* dilué jusqu'à réaction acide persistante. On filtre sur un filtre mouillé. On ajoute le liquide ainsi obtenu au résidu resté dans le flacon. Puis on reduit le tout en chauffant pour chasser le restant d'éther, jusqu'à ce que l'on obtienne un poids déterminé d'extrait liquide.

On détermine alors :

1° La proportion d'extrait sec (P) ;

2° Celle des alcaloïdes totaux que renferme le produit (A).

(Le Codex de 1908 donne des indications précises pour faire ces deux opérations).

Connaissant la proportion d'extrait sec (P) d'une part, et la quantité d'alcaloïdes totaux (A) d'autre part, contenus dans 100 grammes d'extrait liquide, on calcule qu'elle est la quantité de sucre de lait qu'il faut ajouter pour obtenir par évaporation un *extrait sec*, contenant conformément à la *convention de Bruxelles, 16 p. 100 d'alcaloïdes*. L'extrait sec obtenu pulvérisé, est conservé dans un vase bien bouché. (Cet extrait est employé pour préparer la teinture de noix vomique).

(Toxique).

Extrait d'Evonymus

(*Evonymine*). — Macération de 24 heures dans percolateur, lixiviation avec alcool, distillation, concentration du résidu aqueux en extrait *mou*, reprise par l'eau et nouvelle concentration en *extrait ferme*, addition de sucre de lait (pour éviter la séparation des matières grasses et résineuses). Puis dessication et pulvérisation. (Très hygrométrique).

Extrait Éthéro-alcoolique

Ext. de Cubébe. — Dans percolateur, épuiser la poudre par l'éther, ensuite par l'alcool à 95°. On distille ensuite les 2 teintures. On réunit les deux résidus. (Agiter au moment de l'emploi).

Extrait éthéré

Ext. de fougère mâle. — On traite par lixiviation jusqu'à ce que l'éther passe incolore. On retire l'éther par distillation. On concentre en consistance *semi-fluide*.

Extraits fluides

Ext. de Bourdaine. — 1000 gr. de poudre d'écorce sont traités par lixiviation avec de l'alcool à 30°. On recueille 800 grammes de liquide. On continue la lixiviation. Ce deuxième liquide évaporé à 200 gr. est réuni au premier, ce qui fait 1.000 gr. d'ext. fluide. On prépare de même les *extraits de : Cascara sagrada ; Coca ; Cola ; Condurango ;Hydrastis.*

Ext. de Grindelia. — 1,000 gr. de poudre de fleurs sont traités dans un percolateur par de l'alcool à 75°. On met à part les 800 gr. écoulés en premier lieu. On continue la lixiviation ; la seconde liqueur évaporée en consistance d'ext. mou est dissoute

Extraits fluides (*suite*)

dans les 800 gr. de liquide mis à part, on complète avec de l'alcool à 75° pour faire 1.000 gr. d'ext. fluide que l'on filtre.

Se préparent de même les Extraits de : *Salsepareille ; Viburnum prunifolium*.

Ext. d'Ergot de seigle. — Dans un percolateur on fait macérer la poudre d'Ergot dans une solution aqueuse *d'acide tartrique*. On traite par lixiviation avec de l'eau distillée. On évapore le liquide obtenu à un certain poids. On neutralise l'acide en ajoutant du *carbonate de calcium*. On ajoute de l'alcool à 95°. On agite et après repos, le liquide, filtré, évaporé, est mis dans un vase taré. On ajoute de l'*eau de Laurier-cerise*, et de l'eau distillée en quantité suffisante pour faire un poids déterminé. Dans le liquide ainsi obtenu on dissout un peu *d'acide salicylique* et on filtre.

Extraits d'organes (*non injectables*)

On prélève les organes aseptiquement et aussitôt après l'abatage de l'animal. On les maintient immergés dans l'eau chloroformée. Puis on les débarrasse des tissus étrangers. Après les avoir divisés et purifiés, on prend :

Pulpe fraîche d'organes . . . . 100 gr.
Eau stérilisée saturée de chloroforme 1000 gr.

On fait macérer dans un flacon, pendant 24 heures, en agitant fréquemment ; on verse le tout sur un tamis ; après avoir exprimé légèrement, on recueille le liquide qui s'écoule.

Puis on met une seconde fois la pulpe en contact avec :

Eau stérilisée saturée de chloroforme. 100 gr.

Extraits d'organes (*non injectables*) (*suite*)

Après 12 h. de macération, on exprime et on ajoute ce nouveau liquide au premier.

Ensuite on évapore, à l'abri des poussières de l'air et à une température qui ne doit pas dépasser + 40°, jusqu'à consistance d'extrait ferme.

Observations. — Les évaporations peuvent avec avantage être faites à froid dans le vide et en présence de l'acide sulfurique..

Pour éliminer les matières grasses, on pousse l'évaporation jusqu'à dessication complète, après refroidissement, on lave à l'éther le résidu divisé au moyen de sable lavé et calciné ; on l'épuise ensuite par de l'eau distillée stérilisée et on évapore comme précédemment en consistance d'extrait ferme. (*Codex 1908*).

Teintures alcooliques (Alcoolés)

On appelle teintures alcooliques ou Alcoolés des médicaments liquides qui résultent de l'action dissolvante de l'alcool sur diverses substances.

Elles sont dites *simples*, quand la substance est unique ; *composées*, lorsqu'il y en a plusieurs.

Les substances doivent être convenablement *divisées*, pour que l'alcool les pénètre plus facilement.

LES PROCÉDÉS usités sont les suivants :

1° *La solution simple*, quand les matières sont entièrement solubles (iode, camphre, essences).

2° *La macération de dix jours*, en vase clos, dans la plupart des cas.

3° *La lixiviation*, quand l'opérateur le juge opportun,

Pour cela on introduit la poudre, demi-fine, dans un appareil à déplacement cylindrique *étroit* et fermé, dont la douille garnie d'un tampon de charpie s'engage à frottement dans le col d'une carafe. (Cet appareil porte le nom de *percolateur*, voir le Codex page 383). Sur la poudre modérément tassée et recouverte d'une rondelle en étoffe de laine, on verse peu à peu et avec précaution assez d'alcool pour l'imbiber complètement ; on laisse en contact pendant vingt-quatre heures. On ajoute alors de nouvel alcool pour déplacer celui qui mouille la poudre : on reçoit le liquide dans la carafe tarée et on continue l'affusion de l'alcool jusqu'à ce que l'on ait obtenu, en poids, *cinq ou dix parties* de liquide pour une de substance employée. On filtre. (*Codex*).

L'alcool employé doit être, sinon de l'alcool de vin véritable, du moins de l'alcool *bon goût*, neutre et incolore, convenablement *rectifié*, c'est-à-dire privé par distillation dans un *rectificateur à colonne*, des alcools supérieurs (1), éthers, aldéhydes, etc.

Toutes les teintures de *drogues héroïques* doivent être préparées par *lixiviation*.

LE DEGRÉ de l'alcool (V. p. 284) varie suivant la nature des substances qu'on veut traiter. On emploie :

1° *L'Alc. à 60°* pour celles non résineuses.

2° *L'Alc. à 70°* pour les drogues dites héroïques (Aconit-Digitale).

3° *L'Alc. à 80°* pour les substances riches en résines ou en essences.

---

(1) En chimie on entend par alcools *supérieurs*, non pas les meilleurs, comme on pourrait le croire, mais au contraire *ceux dont la consommation est nuisible*. Ce sont les alcools *propylique, butylique et amylique* qui occupent dans l'échelle des *homologues*, des degrés plus élevés que celui de l'alcool vinique. Ils sont donc *supérieurs comme notation* (plus de carbone et d'hydrogène), mais *inférieurs comme qualité*.

4° *L'Alc. à 90°* pour le camphre, et les teintures d'essences (Esprits, Alcoolats du *Codex* de 1866).

5° *L'Alc. à 95°* pour la teinture d'Iode.

LA PROPORTION qui doit exister entre l'alcool et les substances a donné lieu à de longues discussions. Le Codex de 1908 prescrit le rapport de *cinq parties* d'alcool pour une de substance, sauf les exceptions suivantes :

Toutes les teintures simples de *drogues héroïques*, c'est-à-dire très actives, doivent être préparées par lixiviation avec de l'alcool à 70° et de telle façon que le poids de la teinture obtenue soit égal à *dix fois* le poids de la substance employée.

(Décision de la Conférence internationale de Bruxelles, 1902.)

(Teintures de : Aconit (racine); Belladone (feuilles) ; Cantharides ; Colchique (semences) ; Digitale (feuilles); Lobélie ; Jusquiame; Noix vomique ; Strophantus).

La Teint. *de camphre concentré* (Alcool camphré) (1-9); de *Castoreum* (1-10) ; de *Cochenille* (1-10); Les Teintures d'*Essences* (2 pour 100) ; La *teinture de Fève de Saint-Ignace composée* (*Gouttes amères de Baumé*), qui renferme deux fois et demie moins de principes actifs que les Gouttes amères du Baumé du Codex de 1884 (1-5); La teint. *d'Iode* (1-9) ; d'*Ipéca* (1-10) contient moitié moins de principes que celle du Codex 1884 ; de *Musc* (1-10) ; d'*Opium* (5-95) doit renfermer 1 pour 100 de morphine (Convention internationale).

Les teintures composées s'obtiennent par macération. Il faut avoir soin de mettre *successivement* chaque substance en contact avec l'alcool en suivant *l'ordre inverse de leur solubilité* (Ex : B. du Commandeur).

Les teintures alcooliques doivent être conservées à l'abri de la lumière dans des vases bien bouchés.

Teintures d'Arnica, gentiane, etc. ; au *cinquième* dans l'alcool à 60°.

Teint. de Cannelle. — Au *cinquième* dans l'alcool à 80°.

Teint. de Cantharides. — Au *dixième* dans l'alcool à 70°.
                                                    (Toxique).

Teint. de Camphre forte. — Au dixième dans l'alcool à 90°.

Teint. de Camphre faible. — Au *quarantième* dans l'alcool à 60°.

Teint. d'iode. — Au *dixième* dans l'alcool à 95° (V. page 286).
                                                    (A séparer).

Teint. d'extrait d'opium. — Au *vingtième* dans l'alcool à 70°.
                                                    (Toxique).

Teint de Baumé. — Un de fèves de St-Ignace pour *cinq* d'alcool à 70° (avec suie et carbonate de potasse).
                                                    (Toxique).

Teint. de Jalap composée. — Jalap, turbith, scammonée. (Alcool à 60°).

Teint. d'opium camphrée (Elixir parégorique). — Dans l'alcool à 60°. Dose 0.50 p. 100 de *poudre* d'opium.

Teint. balsamique (B. du Commandeur). — On fait *d'abord* une teinture avec l'angélique et l'hypéricum, et on ajoute *au bout de huit jours* seulement, et après expression, les matières résineuses et balsamiques.

Laudanum de Sydenham (Codex 1908) : On fait macérer en vase clos en agitant de temps en temps, pendant 10 jours, les substances suivantes : Poudre d'opium, Safran, Essence de cannelle de Ceylan, Essence de Girofle, dans de l'alcool à 30° ; *un gramme* de Laudanum correspond à *dix centigr.* de poudre d'opium ou à *cinq centigr.* d'extrait, et doit contenir *un centigr.* de morphine (Convention internationale).
                                                    (Toxique).

Cette préparation est toute différente des *Laudanums* de *Rousseau* et de *Sydenham* inscrits au Codex de 1884.

Le *Laudanum de Rousseau* préparé en faisant fermenter du miel avec de la levure de bière contenait le *quart* de son poids d'opium.

Le *Laudanum de sydenham* (du Codex de 1884) qui s'obtenait par macération de l'opium, du safran, de la cannelle et de la girofle dans du vin de Grenache contenait un *huitième* d'opium (soit la moitié du précédent).

Or on vient de voir que le Laudanum du Codex de 1908 contient la *dixième* partie de son poids d'opium.

Teintures éthérées *(Codex 1884)*

On appelle teintures éthérées des médicaments liquides qui résultent de l'action dissolvante de l'éther à 0,758 sur diverses substances. (Les teintures éthérées sont supprimées au Codex de 1908).

On obtient l'éther à 0,758, en mêlant *7 parties* d'éther rectifié officinal (V. p. 255) à *3 parties* d'alcool à 90°.

Les teintures éthérées se préparent :

1° *Par simple solution*, lorsque la base est entièrement soluble dans l'éther (camphre).

2° *Par macération*, lorsqu'elle est *en grande partie* soluble dans l'éther (asa fœtida, tolu, castoreum).

3° *Par lixiviation*, lorsque les substances sont *peu solubles* dans l'éther et qu'elles peuvent être facilement pulvérisées.

Lorsqu'on doit opérer ainsi on se sert d'un appareil à déplacement en verre, muni d'un robinet à sa partie inférieure et bouché à l'émeri : on adapte l'allonge sur la carafe *sans intercepter complètement la communication* avec l'air extérieur ; on ouvre un peu le robinet et on verse dans l'allonge assez d'éther à 0,758 pour imbiber la poudre complètement. Alors on ferme le robinet et on bouche l'orifice supérieur de l'appareil.

Après douze heures de macération, on établit une faible communication entre la carafe et l'extérieur ; on ouvre un peu le robinet, et l'on fait alors passer sur la poudre une quantité d'éther suffisante pour recueillir dans la carafe le poids de teinture indiqué.

Teint. éthérée de cantharides. — Elle se fait avec de l'éther acétique, par lixiviation.

Alcoolatures

Les alcoolatures sont des teintures faites avec poids égal d'alcool à 95° ou 80° et de plantes fraiches.

On traite ainsi les plantes actives qui perdraient leurs propriétés par la dessication et qu'on récolte à *l'époque de la floraison.* On les divise, on les contuse, on les fait macérer pendant *huit jours* ; on passe avec expression et on filtre. L'alcool est employé à *parties égales et à 95° ou 80°* pour compenser la perte de force que lui fait subir l'eau de végétation des plantes fraiches (V. p. 79). La quantité de cette eau étant variable, il s'ensuit que le degré alcoolique des alcoolatures *n'est pas uniforme comme celui des teintures.*

Alcoolatures d'aconit (feuilles) (1) d'Anémone pulsatille. — Comme il est dit ci-dessus.

Alc. de citron, d'orange. — *Deux* parties d'alcools à *80* contre une de zestes.

Alc. vulnéraire (la seule alcoolature *composée* du Codex). — On y fait entrer 18 feuilles ou sommités, dont la *rue, l'absinthe* et 12 *labiées.* — *300 p. 180* d'alcool à *80°.*

Alcoolats

Les alcoolats sont des préparations qui résultent de la distillation de l'alcool à 80° sur plusieurs substances médicamenteuses.

Les alcoolats du Codex de 1908 comme ceux du Codex de 1884, sont en effet tous *composés,* les *teintures d'essences* (alcool à 90°) ayant remplacé les alcoolats simples du Codex de 66.

(1) L'Alcoolature de racine d'Aconit du Codex de 1884 a été supprimée au nouveau Codex.

22

On prépare les alcoolats tantôt avec des plantes fraîches, tantôt avec des substances variées fraîches ou sèches. On les *divise* et avant de distiller on les fait *macérer* avec l'alcool pendant un temps qui varie de 2 à 6 jours ; les résines et les sels ne sont ajoutés qu'après deux jours. On distille *toujours au bain-marie* et on ne retire qu'un poids de produit égal à 80 ou 90 p. 100 du poids de l'alcool employé.

Les alcoolats diffèrent des teintures en ce qu'ils ne contiennent que les parties *volatiles* des substances employées. Ils se conservent très bien et s'améliorent même avec le temps.

Alc. de cochléaria composé. — Fait avec les feuilles de cochléaria et racines de raifort,

Alc. de Fioraventi. — Fait avec des substances aromatiques, résines, gommes-résines et térébenthine (macération fractionnée).

Alc. de Garus. — Il contient une faible quantité de substances aromatiques.

Alc. de mélisse composé. — Il est fait avec mélisse, zestes de citron, etc.

Alc. vulnéraire. — Mêmes substances que pour l'alcoolature, traitées par l'alcool à 60° (exception).

Hydrolats ou Eaux distillées

Les Eaux distillées *ou* Hydrolats *sont des eaux chargées par la distillation des principes volatils des végétaux.*

Ces principes sont le plus ordinairement des essences quelquefois accompagnées d'acides volatils, (acides acétique, valérianique, cyanhydrique, cinnamique, benzoïque, etc., etc.).

Tantôt les essences sont toutes formées dans les végétaux ; tantôt elles prennent naissance au contact de l'eau pendant l'opération, comme dans les feuilles de laurier-cerise, les crucifères et les amandes amères. Les eaux distillées ne doivent pas être considérées comme de simples *solutions d'essence* ; aussi doit-on rejeter le système *qui consiste à préparer* ces eaux en mélangeant par agitation, ou à l'aide de corps étrangers (carbonate de magnésie) l'eau distillée avec des huiles volatiles.

Les matières premières doivent être choisies et mondées avec soin ; on râpe les bois, on divise les racines et les écorces ; parfois on pile les feuilles et les fleurs. Enfin certaines substances exigent une macération plus ou moins longue avant d'être soumises à la distillation.

Il importe que les fleurs, les feuilles et les sommités fleuries soient récoltées à l'époque de l'année ou leur odeur est le plus complètement développée ; sauf un petit nombre d'exceptions qui seront indiquées, elles doivent être employées à l'état frais.

La proportion de la substance étant 1, celle de l'eau distillée qu'on en retire varie, selon les cas, et peut être de 1, de 2 ou de 5.

La préparation des eaux distillées se fait dans un alambic, de deux manières :

1° *A feu nu*, quand on opère avec des plantes inodores ou très ligneuses, ou qui exigent le contact de l'eau pour développer leur essence.

Dans ce cas, on dispose les substances sur un diaphragme métallique ou sur une claie, afin qu'elles ne soient pas en contact immédiat avec la cucurbite, l'action directe du feu pouvant en provoquer l'altération. On chauffe modérément et on arrête la distillation dès qu'on a obtenu la quantité de produit indiquée.

2° *A la vapeur*, quand il s'agit de fleurs ou de parties délicates et très aromatiques.

Pour cela on se sert d'un alambic dont la cucurbite communique par un tube avec *le fond* du bain-marie. On dispose les plantes sur un diaphragme percé de trous maintenu au-dessus du point d'arrivée de la vapeur.

Les eaux distillées doivent être filtrées sur un papier mouillé pour en séparer l'excès d'huile volatile.

Enfin les eaux distillées provenant d'un premier traitement sont quelquefois redistillées sur une nouvelle quantité de substance, afin de les charger davantage : c'est ce qu'on appelle *cohober*.

Les eaux distillées ne possèdent pas immédiatement toute leur suavité, aussi convient-il de ne les employer, pour la plupart, qu'un mois ou deux après leur préparation.

Elles s'altèrent facilement : il faut les conserver dans un lieu frais, *à l'abri de la lumière*.

Elles doivent être renouvelées au moins tous les ans.

EAU DISTILLÉE SIMPLE

Eau peu chargée de sels................ Q. V.
Sulfate d'alumine..................... 0,10 par litre.

On distille à feu modéré dans la cucurbite d'un alambic ordinaire. On commence à recueillir le produit dès qu'il ne donne plus de précipité avec les réactifs ci-dessous. On arrête l'opération quand on a obtenu les *trois quarts* de l'eau employée. (*Codex*).

L'addition d'alumine a pour but d'empêcher le passage possible après et malgré le rejet du début, de *l'ammoniaque* qui se forme par décomposition des produits azotés contenus dans l'eau.

On rejette les premiers produits parce qu'ils contiennent de *l'ammoniaque*, des *sels ammoniacaux*, et de *l'acide carbonique*, etc.

On rejette le dernier quart pour éviter la décomposition et l'entraînement des matières organiques et des sels.

L'eau distillée bien préparée doit être *neutre* au tournesol des deux couleurs, elle doit s'évaporer sans laisser *aucun résidu* sur une lame de platine ; elle doit enfin ne donner aucun précipité par l'addition des réactifs suivants :

Extrait de Saturne, réactif de CO_2 (carb. de plomb).

Eau de chaux, réactif de CO_2 (carb. de chaux).

Azotate d'argent, réactif des chlorures (chlorure d'argent).

Chlorure de baryum, réactif des sulfates (sulfate de baryte).

Chlorure mercurique, réactif de l'ammoniaque (choramidure de mercure).

Oxalate d'ammoniaque, réactif de la chaux (oxalate de chaux).

L'eau distillée ne doit pas réduire le *Permanganate de potassium* en solution au *millième*.

N. B. — Les précipités dont la composition est indiquée ci-dessus entre parenthèses *sont tous de couleur blanche*.

Au Codex de 1908 sont inscrites les *Eaux distillées* de : cannelle, fleur d'oranger, menthe, rose, tilleul, valériane.

Hyd. de Laurier-cerise. — On incise les feuilles, on les contuse dans un mortier de marbre et on les distille avec l'eau, *à feu modéré*, jusqu'à ce qu'on ait obtenu un quart environ de produit. Lorsque l'opération est terminée, on agite fortement l'eau distillée, pour obtenir une dissolution plus complète de l'huile volatile. On filtre ensuite, à travers un papier mouillé, afin de séparer l'excès de cette huile volatile, qui reste en suspension.

Il faut éviter avec un égal soin de laisser macérer les feuilles dans l'eau froide et de chauffer trop pendant l'opération (Voir pour la production de l'essence, *pages* 53 et 54).

L'hydr. de Laurier-cerise doit titrer exactement *dix centigr.* p. 100 *d'acide cyanhydrique* (1). Que le pharmacien ait préparé ou non ce produit il doit en vérifier la richesse pour le ramener (ordinairement *trop fort*) au titre voulu.

(1) Ce titre a été fixé par la convention internationale de Bruxelles. L'eau de Laurier-cerise du nouveau Codex est par suite *deux fois plus forte* que celle du Codex de 1884, qui ne contenait que cinq centigr. pour 100 d'acide cyanhydrique.

Le dosage de l'acide cyanhydrique dans l'eau distillée de laurier-cerise s'effectue de la façon suivante (*Codex 1908*) :

On verse 25 cent. cubes d'eau distillée de L. C. dans un vase à saturation de 250 c. c. de capacité ; on ajoute 75 c. c. d'eau distillée, dix gouttes de lessive de soude, 10 cent. c. d'ammoniaque et dix gouttes d'une solution d'iodure de potassium au cinquième ; puis au moyen d'une burette divisée en dixièmes de c. c., on laisse couler goutte à goutte, et en agitant convenablement, la sol. d'azotate d'argent jusqu'à ce qu'il se produise une opalescence persistante. On lit alors sur la burette le nombre de divisions, c'est-à-dire de dixièmes de c. c. de la solution argentique employée, on multiplie ce nombre par 4. Le produit multiplié par 0,00054 donne la quantité d'acide cyanhydrique contenue dans 100 cent. cubes de l'eau de laurier-cerise essayée.

(A séparer).

Essences

Les essences sont des principes volatils et odorants qui préexistent dans les plantes ou qui naissent au contact de l'eau.

Les essences ou *huiles volatiles* se distinguent des *huiles fixes* par leur composition chimique et parce qu'elles font sur le papier des taches *non persistantes à la chaleur*. Elles sont généralement incolores ; toutefois celle de camomille est *bleue*, celle de l'absinthe est *verte*, et celle de girofle est légèrement *jaune*. Elles sont solubles dans l'alcool et les huiles fixes. Enfin elles sont presque toutes *un peu plus denses* que l'eau, sauf celles de cannelle, de girofle et d'amandes amères.

Les essences de feuilles et de fleurs sont obtenues *à la vapeur* ; les autres se préparent *à feu nu*. Elles passent à distillation en même temps que les eaux distillées, et, dans la plupart des cas, sauf quelques modifications légères, c'est par le même procédé que l'on se procure les unes et les autres. Mais on emploie ordinairement les plantes en proportion relativement plus forte, et l'on renouvelle la distillation à plusieurs reprises, en se servant, pour alimenter l'alambic, de l'eau aromatique obtenue dans une opération précédente (*cohobation*).

Les plantes fraîches doivent être employées de préférence aux plantes sèches, parce qu'elles fournissent un produit plus abondant et plus suave. Pour les bois et les écorces, une macération plus ou moins prolongée dans l'eau doit précéder la distillation.

Quelques essences, comme celles d'*oranger*, de *citron*, de *cédrat*, etc., peuvent être préparées par simple *expression* du zeste de ces fruits : obtenues par ce procédé, elles sont plus suaves que celles qui résultent de la distillation.

Pour recueillir les huiles volatiles, on se sert de l'appareil connu sous le nom de *récipient florentin*, qui consiste en une carafe munie latéralement d'un tube prenant naissance à sa base et remontant latéralement pour se recourber en bec avant d'arriver au niveau du col. L'essence moins dense se rassemble dans la partie supérieure de la carafe, tandis que l'eau s'écoule par l'extrémité du col, à mesure que l'opération avance.

Pour les essences plus lourdes que l'eau, le tube prend naissance à la partie *supérieure* du vase ; un entonnoir très effilé plongeant jusqu'au fond du vase, sert à recevoir les produits distillés. L'eau monte à la surface et s'écoule par le tube tandis que l'essence occupe le fond du récipient.

Les essences s'altèrent par *oxydation* à l'air et à la lumière ; on doit les conserver dans des flacons bouchés, et à l'abri de la lumière.

(Les essences d'amande amère et de moutarde sont *à séparer*).

Vins médicinaux

Les vins médicinaux sont des préparations qui résultent de l'action dissolvante du vin sur une ou plusieurs substances contenant des principes solubles dans ce véhicule.

Les vins employés à ces préparations doivent être choisis purs et généreux ; ce sont les suivants :

1° Le vin rouge ou blanc de France (10 pour 100 d'alcool). On y ajoute ordinairement de l'alcool.

Les vins rouges riches en tanin sont préférés pour le traitement des substances astringentes et toniques ; ils ne conviennent pas au traitement des substances métalliques. Les vins blancs sont choisis pour préparer les vins diurétiques et pour dissoudre les principes précipitables par le tanin.

2° Les vins *muscats*, contenant de 13 à 15 pour 100 d'alcool ; les vins *dits* de *liqueur* (*malaga*, *madère*, etc.) contenant un minimum de 15 pour cent d'alcool.

Dans le Codex de *1866*, le vin de liqueur adopté était le *Malaga* ; le Codex de *1884* lui avait substitué le vin de *Grenache*, et le Codex de *1908* est revenu, avec juste raison, au *vin de Malaga* qui donne de bien meilleures préparations officinales que le précédent.

L'alcool et l'eau sont dans le vin les deux agents principaux de dissolution ; le premier donne au vin la propriété de dissoudre les *résines* et les *huiles volatiles*, en même temps qu'il *aide* puissamment à sa *conservation* ; le second dissout les *sels*, les *gommes*, le *sucre* et les *matières extractives*.

Les vins médicinaux doivent être préparés à froid et en vases clos. Après un contact plus ou moins prolongé suivant la nature des substances (en général 10 jours), on passe avec expression et l'on filtre.

Quelques vins sont préparés par solution, ou par simple mélange. La méthode de lixiviation peut être employée dans certains cas dont le pharmacien reste juge.

Les vins médicinaux doivent être conservés en lieu frais ; les vins non liquoreux subissent très rapidement la fermentation acétique.

Vin de quinquina officinal. — Macération de 25 gr. de poudre demi-fine de quinquina rouge pendant 24 h. dans un mélange de 75 gr. d'alcool à 60° et de 2 gr. d'acide chlorhydrique dilué ; ajouter ensuite le vin rouge (920 gr.) et laisser macérer encore 24 h., filtrer.

Vin de Gentiane. — Macération de la racine de gentiane 30 gr. dans 60 gr. d'alcool à 60° pendant 48 h. et ensuite de dix jours avec un litre de vin blanc.

N. B. — On supprime l'alcool quand on emploie le malaga. Pour le vin de quinquina, on fait la première macération avec 75 gr. de vin de malaga additionné de la quantité d'acide chlorhydrique prescrite.

Vins de Coca, de Kola. — Avec 60 gr. et vin de malaga ; sans alcool. Pour le *vin de Colombo* 30 gr. et malaga.

Vin de la Charité. — A base de *scille, quinquina* et *absinthe.* (Vin blanc).

Vin de l'Hôtel-Dieu. — A base de *scille,* de *digitale (dix centigrammes par* vingt grammes) et d'acétate de potasse (Vin blanc).

★ *Vin ferrugineux.* — Citrate de fer ammoniacal. (*Codex 1884*).

Vin aromatique. — Par simple mélange d'alcoolature vulnéraire avec du vin rouge.

Vin créosolé. — Mélange de créosote, alcool à 90°, sirop simple et vin de malaga (20 gr. renferment 20 centigr. de créosote).

Vin iodotannique phosphaté. — On fait dissoudre de l'iode, du tanin dans de l'alcool à 95° ; on mélange ce soluté au malaga dans lequel on a fait dissoudre le phosphate monocalcique, on ajoute le sirop simple, on mêle, et après trois jours de repos, on filtre.

(20 gr. de ce vin contiennent 4 centigr. d'iode et 40 centigr. de phosphate monocalcique.)

Essai : Ce vin étendu de deux fois son volume d'eau, ne doit pas colorer en bleu le décocté d'amidon (*iode libre*).

Poudres composées et paquets

Les poudres composées, *officinales* ou *magistrales*, doivent être préparées d'après les trois règles suivantes :

1° Réduire *séparément* chaque substance en poudre *très fine* par le procédé qui lui convient (V. pulvérisation).

2° Mettre d'abord dans le mortier les poudres *les plus actives* ou les *quantités les plus faibles* ; les étendre *progressivement* en triturant avec soin, et en ajoutant par fraction un volume des autres poudres *à peu près égal* chaque fois *au volume déjà contenu dans le mortier*.

3° Finalement passer le mélange au tamis.

★ *P. dentifrice acide*. — Tartrate acide de potasse. Sucre de lait. Carmin.

P. dentifrice alcaline. — Carb. de chaux et hydro-carbonate de magnésie.

★ *P. dentifrice au charbon et au quinquina*.

P. Diurétique. — Contient 1 p. 16 de nitrate de potasse.

★ *P. Gazogène simple*. — Acide tartrique et bicarb. de soude.

★ *P. Gazogène purgative*. — Tartrate de potasse et de soude en plus que dans la précédente.

P. de Dover. — Ipéca (10 p. 0/0) ; opium (10 0/0) ; azotate de potasse et sulfate de potasse.   (A séparer).

P. contre le Coryza. — Salicylate de naphtyle, salicylate de phényle, menthol, Chl. de cocaïne, Acide Borique.

P. de Réglisse comp. — Sucre blanc pulv. Réglisse, Séné, Fenouil, Soufre lavé.

On donne souvent à l'examen de stage des poudres composées à préparer et quelquefois à *diviser en paquets*. On indique généralement dans ce cas des mélanges de poudres de *différentes couleurs* (rhubarbe et magnésie, charbon et magnésie, etc.). Le jury examine si le mélange est bien *homogène*, si la poudre est divisée avec soin et si le paquetage est proprement fait.

La manière de diviser et de plier les paquets est trop connue pour qu'il y ait lieu de la décrire. Toutefois, il n'est pas inutile de rappeler les trois préceptes suivants qui ne sont pas toujours suivis :

1° Couper le papier proprement et par feuilles de dimensions bien égales.

2° Faire à l'*ensemble* des feuilles, avant de les distribuer, *un demi-pli à angle droit*, indiquant d'avance d'une façon uniforme *le départ du pliage* et permettant de *saisir plus sûrement et plus rapidement* les feuilles quand on veut les fermer.

3° Disposer les feuilles *sans intervalles, en les imbriquant*, de façon à ce que la poudre ne puisse tomber sur la table quand on passe d'une feuille à la suivante pour opérer la répartition.

Mucilages

Les mucilages sont des médicaments dont la consistance plus ou moins visqueuse est due à de la gomme *ou à des* principes mucilagineux *tenus en dissolution ou en suspension dans l'eau.*

Les mucilages se préparent en laissant macérer dans l'eau froide ou tiède des substances gommeuses ou des semences mucilagineuses.

★ *Mucilages de psylium, de lin, de pepins de coing.* — Ils se font au dixième par macération pendant 6 heures. *(Codex de 1884).*

Mucil. de gomme arabique. — On bat la gomme pulvérisée avec poids égal d'eau dans un mortier.

Mucil. de gomme adragante. — On fait gonfler la gomme par 24 heures de macération dans dix parties d'eau, on passe avec expression et on bat au mortier.

Les mucilages sont rarement employés seuls et servent le plus souvent à *lier* certaines substances auxquelles on veut donner une forme particulière, comme les *tablettes* par exemple.

Eaux médicinales ou solutés

On comprend dans ce groupe des préparations très diverses obtenues par solution ou par d'autres procédés et qu'on ne peut guère classer autrement.

Eau chloroformée. — On fait dissoudre le chloroforme par agitation (100 grammes d'eau chloroformée renferment 0 gr. 50 de chloroforme).

Eau saline purgative (dite de Hunyadi Janos). Solution de sulfates de magnésium et de sodium (20 gr. pour 650 d'eau).

★ *Eau camphrée.* — 2 gr. par litre ; macération prolongée.

★ *Eau magnésienne* (magnésie liquide). — C'est de l'hydrocarbonate de magnésie dissous dans l'eau gazeuze.

Eau de goudron (V. *Tisanes* p. 332).

Eau sédative ; blanche ; phéniquée ; liqueur de Van Swieten ; eau phagédénique (V. *Lotions*).

★ *Soluté de tartrate ferrico-potassique.* — Etabli par le Suppl. de 1895 pour remplacer la *Teint. de Mars tartarisée*. Dose : au cinquième (supprimé au Codex de 1908).

EAU ALBUMINEUSE

Blanc d'œuf..............................	Nº 4
Eau.. .....:..............................	1000 gr.
Eau distillée de fleurs d'oranger.....	10

On délaye les blancs d'œufs au mortier dans une petite quantité d'eau. On ajoute le reste du liquide ; on passe à travers une étamine et on aromatise avec l'eau de fleur d'oranger. (*Codex*).

En opérant ainsi on produit une mousse considérable. On peut éviter cet inconvénient en introduisant les substances ensemble dans un flacon *entièrement rempli* et en agitant par renversement.

L'eau albumineuse sert à clarifier. C'est le contrepoison des sels de mercure ; mais *elle ne doit pas être donnée en excès.*

EAU DE CHAUX

On éteint de la chaux vive (voir page 208) et on l'agite avec 40 fois son poids d'eau, pour lui *enlever la potasse* qu'elle peut contenir. On laisse reposer le liquide, on le décante et on le rejette. Puis on verse, sur la chaux ainsi lavée, 100 fois au moins son poids d'eau distillée. On laisse en contact pendant quelques heures, en ayant soin d'agiter de temps à autre, et on abandonne au repos. La liqueur éclaircie et décantée est *l'eau de chaux médicinale (Codex)*.

L'eau de chaux contient environ *treize* centigr. pour 100 de chaux caustique. Elle absorbe rapidement l'acide carbonique de l'air et se recouvre d'une couche mince de carbonate de chaux. On doit la tenir dans des flacons pleins bien bouchés et, pour plus de sûreté, laisser *un excès de chaux* non dissoute au fond des flacons.

L'eau de chaux préparée selon le Codex contient des traces de chlorures qui la rendent impropre à certaines préparations. Pour avoir de l'eau de chaux exempte de ces sels, on lave la chaux jusqu'à ce que le liquide de lavage additionné d'acide azotique, ne précipite plus par le nitrate d'argent.

En dehors des cas où elle est employée seule, l'eau de chaux sert à la préparation du *sirop de chaux*, du *liniment oléo-calcaire* et de *l'eau phagédénique*.

LIQUEUR DE FOWLER

Anhydride arsénieux pulvérisé........	1 gr.
Carbonate neutre de potassium........	1
Eau distillée.........................	Q. S.
Alcoolat de mélisse composé...........	2
Alcool à 90°..........................	12

On introduit l'anhydride arsénieux et le carbonate de potassium dans un petit ballon taré. On ajoute 2 grammes d'eau, on chauffe doucement en agitant jusqu'à dissolution complète. On ajoute 40 grammes d'eau, puis l'alcool, l'alcoolat, et enfin l'eau distillée, pour faire exactement 100 grammes de solution. Filtrez (*Codex de 1908*).

La liqueur contient *1 centième* de son poids d'acide arsénieux. (Convention internationale).

Dans la formule du Codex de 1884, il n'y avait pas d'alcool à 90°, ce qui contribuait à empêcher cette préparation de se conserver (formation d'un champignon spécial) ; et la manière d'opérer différait : on faisait bouillir l'anhydride arsénieux et le carbonate de potassium dans la totalité de l'eau, par suite la proportion d'arsénite de potassium formé variait avec la durée de l'ébullition.

A la longue la liqueur de Fowler s'altère, elle s'appauvrit en anhydride arsénieux.   (Toxique).

EAU SALINE PURGATIVE GAZEUSE

(*Eau de Sedlitz* artificielle)

Sulfate de magnésie	30 gr.
Bicarbonate de soude	4
Acide tartrique en cristaux	4
Eau	650

On fait dissoudre dans l'eau le sulfate de magnésie et le bicarbonate de soude ; on filtre la solution, on la met dans une bouteille et on ajoute l'acide tartrique ; on bouche aussitôt et on fixe solidement le bouchon avec une ficelle en croix ou un fil de fer.

On prépare de même l'eau de Sedlitz contenant 45 et 60 gr. de sel magnésien ; mais à défaut d'indication, on délivrera l'eau de Sedlitz à 30 gr. par bouteille.   (*Codex*).

Sucs végétaux

On désigne sous le nom de **sucs** *les liquides qui existent dans les divers organes des végétaux.*

Ils renferment la majeure partie des *principes actifs* de la plante qui les a fournis (V. page 93). Certaines classifications des sucs sont tellement étendues qu'on y fait entrer toutes les substances d'origine végétale : gommes, gommes-résines, térébenthines, huiles, sucres, etc. Ces produits étant traités ailleurs, il suffit d'indiquer ici les *sucs aqueux* et les *sucs acides*.

1° *Sucs aqueux*. - L'extraction des sucs aqueux est très simple : elle consiste à diviser la plante, à la contuser dans un mortier, et à la soumettre à la presse.

La clarification des sucs aqueux s'opère de deux manières ; *à froid* par filtration *au papier*, ou *à chaud*, lorsqu'ils sont peu altérables par la chaleur et destinés à faire partie de certaines préparations galéniques, ou trop visqueux pour être filtrés au papier. La clarification par la chaleur se produit grâce à *l'albumine végétale* qui se coagule vers 60° en entraînant toutes les matières en suspension.

2° *Sucs acides*. — Les sucs acides forment une classe très nombreuse. On les extrait des fruits en soumettant ceux-ci à la presse, après qu'ils ont été écrasés à la main s'ils sont tendres et succulents, ou après qu'ils ont été déchirés à la rape, si leur tissu est plus compact (coings). Quelquefois, avant d'exprimer le suc, on le laisse fermenter avec ses enveloppes afin de dissoudre certains principes immédiats.

C'est toujours par la fermentation que l'on clarifie les sucs acides : on doit l'arrêter aussitôt que le suc s'est suffisamment éclairci pour traverser aisément les filtres ; poussée plus loin, elle altérerait leur saveur et leurs propriétés.

Les sucs peuvent être conservés par la méthode d'Appert (V. p. 299) ; mais il est toujours préférable de les utiliser immédiatement ou de les transformer en sirops.

Pâtes

Les pâtes sont des médicaments de consistance demi-dure et flexible dont la masse est principalement composée de gomme et de sucre.

L'apparence des pâtes varie selon le mode de préparation ; elles peuvent être transparentes ou opaques.

Les premières sont coulées dans des moules huilés, et amenées en consistance convenable par une évaporation lente que l'on termine à l'étuve.

Les secondes sont évaporées et agitées avec la spatule jusqu'à ce qu'elles aient acquis la consistance voulue. Elles doivent leur opacité soit à l'interposition de l'air, soit à l'addition de blancs d'œuf.

Ces diverses sortes de pâtes peuvent être recouvertes d'une légère couche de sucre cristallisé, qui permet de les conserver plus longtemps molles ; dans ce dernier cas, elles prennent le nom de *pâtes au candi*.

La pâte dite de Guimauve ne contient pas de Guimauve. Son aspect blanc opaque est dû à l'agitation avec des blancs d'œuf qu'on fait à la fin de l'opération.

Les Pâtes de Lichen, Pectorale, de Réglisse, contiennent de l'extrait d'opium (2 centigr. pour 100 gr.).

Gelées

(*Codex de 1884*)

Les gelées sont des médicaments sucrés et aromatisés, de consistance molle et tremblante, à base végétale ou animale. (Ces préparations inscrites au Codex de 1884, ont été supprimées au Codex de 1908).

Les gelées *animales* ont pour base la *colle de poisson* (V. p. 90) ou la *gélatine* obtenue par l'action de l'eau bouillante sur les tissus animaux cartilagineux.

Les gelées *végétales* sont dues à l'*amidon*, à la *lichénine* ou à la *pectine* des fruits acides. La pectine prend la consistance de gelée lorsqu'elle est transformée en acide pectique par la chaleur grâce à un ferment spécial, la *pectase*, qui l'accompagne dans les sucs acides.

★ Gelée de carragaheen

Carragaheen............................	60 gr.
Sucre blanc.............................	125
Eau de fleur d'oranger.................	10
Eau distillée...........................	Q. S.

Le carragaheen, soigneusement lavé à l'eau froide, est mis à bouillir, pendant une demi heure, dans q. s. d'eau pour obtenir environ 250 gr. de liquide. On passe avec expression, à travers une étamine, on ajoute le sucre et on réduit à 250 gr. Après quelques instants, on enlève l'écume et on coule dans un pot, où on mélange la gelée avec l'eau de fleur d'oranger. On doit avoir ainsi 250 gr. de gelée (*Codex de 1884*).

Chocolats médicamenteux

(*Codex de 1884*)

Le chocolat est un produit industriel et alimentaire à base de sucre et de poudre de cacao torréfié.

Quand on veut y introduire un principe médicamenteux, on ramollit le chocolat dans un mortier en fer et on incorpore avec soin le médicament. On divise en masses convenables, on place dans un moule à tablettes en fer-blanc huilé et on imprime un rapide mouvement de trépidation pour unir la surface.

Les pastilles de chocolat se font de même en aplatissant par trépidation sur une plaque de fer-blanc des petites masses obtenues par division au pilulier.

Les chocolats médicamenteux ont été supprimés au Codex de 1908.

★ *Le chocolat ferrugineux* se fait avec *un centième* de safran de mars apéritif *(Codex de 1884).*

Cachets médicamenteux

Les cachets sont constitués par l'ensemble de deux feuilles d'azyme *rondes ou ovales, concaves à bords plats,* soudées ensemble et contenant des médicaments secs.

On met la poudre dans le creux d'une des rondelles, on recouvre celle-ci avec l'autre dont on a mouillé le bord ; puis on soude par pression avec un instrument approprié nommé *cacheteur.*

Divers

*** OLÉOSACCHARURES. —** *Les oléosaccharures sont des mélanges d'essence et de sucre,* au vingtième.

Pour préparer les oléosaccharures d'essence des *Aurantiées,* on frotte un morceau de sucre contre la surface extérieure du fruit, de manière à enlever toute la partie jaune superficielle. On pulvérise ensuite le sucre. (Codex de 1884 ; supprimés au nouveau Codex).

SACCHARURES GRANULÉS. — *Les saccharures granulés, désignés par abréviation sous le nom de Granulés, sont des médicaments résultant du mélange du sucre avec des principes médicamenteux.*

Les granulés se présentent sous forme de petits grains de grosseur sensiblement uniforme, sphériques ou irréguliers et alors plus ou moins allongés, selon le mode de préparation.

La substance active peut être divisée avec le sucre et le mélange aggluté à l'aide d'un sirop ; ou bien elle peut être dissoute au préalable dans un véhicule hydro-alcoolique, qui est ensuite éliminé par évaporation et dessication.

Le Granulé de Cola, représente sensiblement son poids de semences de Cola.

Le Granulé de Glycérophosphate de chaux contient 1 gramme de glycérophosphate de calcium pour 20 grammes de granulé.

Les saccharures inscrits au Codex de 1884, étaient après dessication à l'étuve, réduits en poudre fine : *Saccharures de Lichen, de Carragaheen.*

(Ces derniers ne figurent plus au Codex de 1908).

★ CONSERVES. — Les *Conserves* sont des médicaments d'une consistance de *pâte molle*, rarement solide, obtenues par simple mélange du sucre avec une substance médicamenteuse, ordinairement d'origine végétale — Très altérables. (Codex 1884 ; supprimées au nouveau Codex).

OPIATS OU ELECTUAIRES. — On donnait autrefois le nom *d'opiat* à des pâtes contenant de *l'opium*. On désigne actuellement sous le nom *d'opiats ou électuaires* des mélanges très variés à consistance de térébenthine, et ordinairement non sucrés.

On doit observer quatre règles pour les préparer :

1º Pulvériser toutes les substances et les mêler intimement (V. poudres composées, p. 372).

2º Dissoudre ou diviser les résines, les extraits, les pulpes dans l'un des excipients ;

3º Concentrer les sirops et les mellites ;

4º Toutes les substances étant ainsi disposées, mêler d'abord les extraits, les gommes-résines et les pulpes au sirop ou au miel et ajouter ensuite les poudres en les faisant tomber lentement à travers un tamis de crin à tissu peu serré ; agiter jusqu'à ce que le mélange soit bien homogène.

Elect. diascordium. — Contient environ *6 milligr. d'extrait d'opium par gramme.*

ESPÈCES. — *On désigne sous le nom d'espèces, des mélanges de plusieurs plantes, ou parties de plantes,*

*séchées et divisées en petits fragments, auxquelles on
ajoute parfois des sels.*

Fleurs pectorales :	*Espèces purgatives :*	
Fleurs de bouillon blanc.	Folioles de séné	2 gr.
— de coquelicot.	Fleurs de sureau	1
— de guimauve.	Fruits d'anis vert	1
— de pied-de-chat.	— de Fenouil	0.50
— de tussilage.	Tartrate acide de potas-	
— de violette.	sium	0.50
— de mauve.	Mêlez.	
	Cette dose est pour une tasse	
	d'eau bouillante.	

ÉLIXIRS. — Les élixirs sont des préparations alcooliques, ordinairement sucrées, contenant des substances très diverses.

Elixir de terpine. — Solution de terpine dans l'Elixir de
Garus (25 centigr. pour 20 gr. d'élixir).

Elixir de pepsine. — On délaye la pepsine dans l'eau, on
ajoute les autres substances, on laisse macérer pendant 10 jours
et on filtre. — L'élixir préparé selon le Codex de 1908 est deux
fois plus actif que celui du Codex de 1884.

VINAIGRES MÉDICINAUX. — Ce sont des préparations
résultant de l'action dissolvante du vinaigre sur
diverses substances médicamenteuses. Grâce à l'acide
acétique ils dissolvent très bien les alcaloïdes.

Vinaigre scillitique. — S'obtient par macération des squames
de scille dans l'acide acétique et le vinaigre blanc.

ALCOOLÉS ACIDES. — Ce sont de simples mélanges
dans lesquels se produisent à la longue des éthers,
etc.

★ *Acide azotique alcoolisé.* — Mélange au *quart. (Codex de
1884).*

Acide sulfurique alcoolisé (Eau de Rabel). — Mélange *au quart*
coloré par des pétales de coquelicot.

Acide sulfurique dilué. — Mélange au dixième avec de l'eau ;
fait en versant l'*acide dans l'eau* et non pas inversement (échauffement et projections).

CHAPITRE III

MÉDICAMENTS EXTERNES [1]

Corps gras

Chimiquement, les corps gras sont des éthers (V. p. 195) d'origine animale ou végétale.

Physiquement, leur caractère distinctif est de laisser sur le papier des taches *translucides* et *persistantes*.

D'après leur *consistance*, on les divise en *huiles*, *graisses* (ou *beurres*) et *suifs*.

Tous les corps gras *rancissent* plus ou moins au contact de l'air, par *oxydation*.

Chez les *huiles* tantôt cette oxydation a lieu lentement sans jamais devenir complète (huiles *non siccatives*) et l'oléine est solidifiable par l'acide hypoazotique ; tantôt l'oxydation est très rapide (huiles *siccatives*) et l'oléine n'est pas solidifiable.

Les procédés d'extraction sont variables selon les cas :

1° Les *graisses animales* et les *suifs* doivent être fondus au bain-marie et passés (axonge, suif de mouton).

2° Pour les *huiles*, il faut déchirer au mortier ou

---

(1) Les produits dont les noms sont précédés d'un astérisque (★) sont supprimés au Codex de 1908.

au moulin, les parties qui les renferment, et les presser, *toujours à froid* (huiles de ricin, d'olives, d'amandes douces).

. 3° Pour les corps *solides*, on réduit en pâte les substances à la meule ou au mortier *chauffés*, puis on comprime cette pâte entre des plaques de tôle étamée chauffées par l'eau bouillante (b. de muscade, b. de cacao).

. La plupart des corps gras ne sont pas préparés dans les officines à cause de l'outillage exigé. Le pharmacien doit, *comme toujours en pareil cas*, essayer les produits qui lui sont fournis.

Huile de croton. — Se prépare en traitant par déplacement, à l'aide d'un mélange d'alcool et d'éther, une pâte faite avec des semences mondées et lavées; on enlève l'éther et l'alcool par distillation.

★ *Huile de laurier.* — Verte, semi-fluide, granuleuse, elle contient, outre l'oléine et l'essence, un éther gras particulier appelé *laurostéarine*. (Supprimée au Codex de 1908).

Huile de ricin. — Elle contient, outre la margarine, un éther gras particulier, appelé *ricinoline*. C'est *la seule huile qui soit dextrogyre* (les autres sont *sans action* sur le polarimètre), et *la seule qui soit soluble dans l'alcool absolu*. Il résulte de ces deux propriétés que *son essai* est très facile. Son principe actif est encore inconnu; mais on a constaté que les *graines* sont beaucoup *plus actives que l'huile*.

Huile d'olive. — Elle est verdâtre ; elle *se fige* à 6° en déposant tout d'abord de la margarine ; elle *n'est pas siccative*. On la falsifie surtout par addition d'huile d'œillette. Or l'huile *pure* se prend en masse *sonore* au bout de deux heures, quand on y ajoute un douzième de nitrate acide de mercure (réactif de Poutet) ; l'huile *falsifiée* donne une masse molle ou même ne se prend pas du tout. En conséquence, la préparation de la pommade *citrine* constitue *un essai* de l'huile d'olive ; elle ne peut être réussie avec une huile frelatée. (V. p. 403).

Huile d'olive purifiée et stérilisée. — On la purifie avec de l'alcool à 95° par contact de trois jours et décantation.

On la stérilise en la chauffant 10 minutes à + 115° au bain de sable.

Huile d'œillette. — Cette huile est retirée des semences du *Papaver somniferum*. Elle appartient à la catégorie des huiles siccatives. Etendue en couche mince sur une lame de verre elle se change en un vernis solide.

Huile d'amandes douces. — Elle doit *théoriquement* être retirée des amandes douces et aussi des amandes amères. En pratique celle du commerce est toujours, quelque titre qu'on lui donne, de l'huile de *noyaux d'abricots* de Beyrouth. *L'huile d'amandes décolorée* s'obtient en la chauffant au bain de sable vers 250°.

★ *Huile d'œufs.* — Dessication des *jaunes* au B. M. en capsule de porcelaine ; compression entre plaques chauffées. (*Codex de 1884*).

B. de Muscades. — On pulvérise au moulin ; on soumet à la vapeur sur un tamis de crin ; on presse entre plaques chauffées. Ce beurre est solide et jaune-rouge. Il contient : *oléine, myristine, essence.*

B. de cacao. — On torréfie les graines mondées ; on les brise et on les vanne. On réduit en pâte à la meule ou au mortier chauffés. On chauffe la pâte au B. M. avec de l'eau et on presse entre plaques chauffées (V. *composition* p. 51).

Suif de mouton. — On le prépare *comme l'axonge* (V. ci-après). Il est blanc, très ferme et fusible à 38°. Il contient 75 p. 100 de *stéarine*, de *l'oléine*, etc. ; il doit son odeur à l'acide *hircique.* Le suif industriel, étant toujours acide ou alcalin, ne doit pas être employé.

Vaseline. — Cette substance tend de plus en plus à remplacer l'axonge dans les pommades. Ce n'est pas un *corps gras* au sens *chimique* de ce mot (V. p. 196). C'est une *graisse minérale* : mélange d'huiles lourdes et de paraffine de pétrole (hydrocarbures divers), résidus de la distillation de ce liquide. Pour les usages pharmaceutiques on la *purifie* soit par filtration au noir animal, soit par dissolution dans l'éther ou dans le sulfure de carbone.

La vaseline est demi-solide, amorphe, blanche (ou blonde) onctueuse, fluorescente, insipide, inodore (*à froid* au moins) fusible vers 40°, entièrement volatile vers 300° et inaltérable à l'air. Elle doit être complètement *neutre* et ne pas se colorer par SO^4H^2.

Pour y déceler la présence d'*acides, sulfonés*, on la fait digérer à une douce chaleur avec de l'ammoniaque. On filtre, on évapore et on reprend par l'eau ; ce liquide ne doit pas précipiter par le chlorure de baryum.

Pour déceler l'addition de corps gras, on chauffe avec de la soude qui les transforme en savons faciles à caractériser.

Huile de vaseline. — Liquide de consistance oléagineuse obtenu en traitant par l'acide sulfurique, puis par la soude, les parties du pétrole du Caucase, distillant de + 335° à 440°. Miscible en toute proportion avec le chloroforme, l'éther éthylique, le sulfure de carbone, etc.

AXONGE

Panne de porc .... Q. V.

On retranche de la panne la membrane qui la recouvre, ainsi que toutes les parties rouges qui peuvent y adhérer ; on la coupe par morceaux ; on l'écrase dans un mortier en marbre et on la chauffe au bain-marie, jusqu'à ce que la masse soit complètement fondue et claire. On passe à travers un linge serré. On agite modérément la graisse fondue jusqu'à ce que, étant encore demi-liquide, elle soit devenue *blanche et opaque :* on obtient ainsi un produit homogène. On coule dans des pots qu'on remplit entièrement et que l'on conserve dans un lieu frais (*Codex*).

L'axonge est un mélange de stéarine, de margarine et de *deux tiers d'oléine* (V. p. 195). Si l'on n'agitait pas pendant le refroidissement celle dernière resterait fluide au centre du vase (1). Elle rancit très vite à l'air en produisant par *oxydation* des *acides* volatils qui irritent la peau (2).

(1) L'oléine ne se solidifie qu'à 20°, les deux autres dès 60°.

(2) On constate la présence de ces acides, c'est-à-dire *la rancité*, par addition d'un peu de KI. Les acides s'unissent au potassium, et l'iode libéré *jaunit* plus ou moins l'axonge.

Axonge benzoïnée. — Se préparait d'après le Codex de 1884 en ajoutant 5 grammes de teinture de Benjoin par kilogramme.

Le Codex de 1908 la fait préparer en maintenant pendant deux heures dans 1000 gr. d'axonge fondue au bain-marie, 30 gr. de poudre de Benjoin contenue dans un nouet de toile.

Graisse de laine. — Cette graisse très employée depuis quelques années, figure au Codex de 1908. — C'est la graisse du suint de mouton purifiée et anhydre.

Ce corps gras est susceptible d'absorber deux fois son poids d'eau, sans que sa consistance soit modifiée.

Elle est soluble dans l'éther et le chloroforme, neutre au tournesol. Elle sert à préparer l'emplâtre caoutchouté et l'huile grise.

Lanoléine. — Se prépare en faisant fondre 75 gr. de graisse de laine au bain-marie, que l'on bat énergiquement dans un mortier avec 25 grammes d'eau, de façon à obtenir un mélange bien homogène.

Huiles médicinales

Les huiles médicinales sont des solutions huileuses de diverses substances d'origine végétale, animale ou minérale.

On emploie presque toujours l'huile d'olives qui *n'est pas siccative* et qui se conserve assez bien. Elle peut dissoudre : les *corps gras*, les *essences*, les *résines*, la *chlorophylle*, l'*iode*, le *phosphore* et un grand nombre d'*alcaloïdes*. On emploie également les huiles d'amande, d'œillette, de vaseline. La préparation des huiles se fait :

1° *Par simple solution à chaud* ou *à froid* quand les substances sont complètement solubles. (H. camphrée).

2° *Par digestion* de deux heures au *bain-marie*, quand on opère sur des plantes sèches. (H. de Camomille).

Les huiles médicinales sont altérables ; on doit les *renouveler tous les ans*. On les garde dans des vases bouchés, en lieu frais et à *l'abri de la lumière*.

BAUME TRANQUILLE

Feuilles sèches de Belladone, Jusquiame Morelle, Pavot, Stramoine............	ââ 50 gr.
Essences de lavande, menthe, romarin, thym......	ââ 1
Alcool à 95°...........................	200
Huile d'œillette......................	5000

On réduit les feuilles en poudre grossière (tamis n° 6), après mélange on les introduit dans le bain-marie d'un alambic ; après avoir humecté avec de l'alcool, on couvre et on laisse en contact pendant 24 h.

Puis on ajoute l'huile d'œillette et on chauffe pendant 6 heures à une température comprise entre + 60° et + 70° en remuant de temps en temps. Ensuite on passe avec expression, on laisse reposer, on décante et après avoir ajouté les essences, on filtre. (*Codex de 1908*).

(Dans la formule du Codex de 1884 les plantes sèches étaient remplacées par des plantes fraîches, avec la nicotiane en plus).

Le Baume tranquille contient outre les essences et les matières grasses, une petite quantité d'alcaloïdes qu'on décèle parfaitement avec les réactifs spéciaux.

HUILE PHOSPHORÉE

Phosphore blanc......................	1 gr.
Huile d'amandes douces *décolorée* (1).	95
Ether officinal......................	4

On met l'huile dans un flacon bouchant à l'émeri,

(1) On *décolore* l'huile en la chauffant pendant un quart d'heure à 150° environ, puis pendant un quart d'heure à 250° environ.

et d'une capacité telle qu'il soit rempli aux neuf dixièmes ; on y ajoute le phosphore et on met le tout dans un bain d'eau chauffé graduellement jusqu'au voisinage de 80° et jusqu'à dissolution. On débouche le flacon deux ou trois fois pendant l'opération ; on ferme ensuite exactement, et on agite jusqu'à dissolution complète. Après refroidissement, on ajoute l'éther (*Codex*).   (Toxique).

L'huile ainsi préparée *au centième* se conserve bien, sans déposer de phosphore.

Elle est réservée pour l'usage *externe* ; on l'étend *au millième* pour l'usage interne.

L'éther intervient pour empêcher la phosphorescence, c'est-à-dire l'oxydation du phosphore.

L'huile de foie de morue phosphorée (*Codex* 1908) s'obtient en mélangeant 2 gr. 50 d'huile phosphorée au centième avec 497 gr. 50 d'huile de foie de morue.

HUILE DE CAMOMILLE

Fleurs sèches de Camomille romaine..   100 gr.
Huile d'œillette...................... 1000

On fait digérer pendant 2 heures dans un bain-marie couvert en agitant de temps en temps. On passe avec expression et on filtre (*Codex*).

HUILE GRISE

Mercure purifié... ....   40 gr.
Graisse de laine....:................... .   26
Huile de vaseline...................... .   60

On opère la stérilisation de la graisse de laine en la chauffant après fusion et filtration, soit dans une fiole conique en verre de Bohême à une température de + 120° pendant 20 minutes, soit dans un flacon hermétiquement bouché et maintenu à l'autoclave à + 120° pendant le même temps. L'huile de vaseline est stérilisée de la même manière.

On flambe soigneusement à l'alcool, un mortier et son pilon ; on y verse le mercure, on ajoute la graisse de laine et on bat jusqu'à extinction complète du mercure.

On ajoute ensuite l'huile de Vaseline par petites parties et on bat pour obtenir un mélange bien intime.

Il faut faire cette manipulation dans des conditions rigoureuses d'asepsie. On verse ensuite le mélange dans un ou plusieurs flacons de 2,5 et 10 centimètres cubes préalablement stérilisés à + 180°.

Ainsi préparée, l'huile grise renferme *quarante centigrammes* de mercure par *centimètre cube.* (*Codex 1908*).   (A séparer).

HUILE D'IODURE MERCURIQUE

Bi-iodure de mercure.................. 0 gr. 20
Huile d'olive purifiée et stérilisée..... 46

On place les deux substances dans un ballon en verre préalablement stérilisé ; on chauffe avec précaution sans dépasser la température de + 60°, et en agitant sans cesse. Après dissolution du bi-iodure, on laisse reposer et on verse dans un vase stérilisé.

Un centimètre cube de cette huile renferme *quatre milligrammes* de bi-iodure de mercure. (*Codex 1908*).   (A séparer).

Pour préparer :

L'huile d'olive purifiée et stérilisée

On opère de la façon suivante, on prend :

Huile d'Olive.... .... 100 gr.
Alcool à 95°.................. 60

L'huile d'olive est introduite dans un flacon de 250 cc. environ avec 30 grammes d'alcool, le mélange est laissé en contact pendant trois jours en ayant soin d'agiter de temps en temps. On décante l'alcool surnageant, on ajoute le reste de l'alcool, et après agitation on décante de nouveau ausssi complètement que possible.

On verse alors dans une capsule de porcelaine, l'huile ainsi purifiée. On la chauffe pendant dix minutes au bain de sable à une température qui ne doit pas dépasser + 115° ; on la transvase aussitôt dans de petits flacons d'une capacité de 50 centimètres cubes, préalablement stérilisés, que l'on bouche avec soin. *(Codex de 1908)*.

Pommades par solution

Les pommades sont des médicaments de consistance molle qui ont pour excipient habituel, l'axonge, la graisse de laine, la vaseline ou un mélange de corps gras ; et pour principe actif des extraits, des produits chimiques ou des sucs de plantes.

Celles qui ont pour base soit des plantes, soit des substances solubles, sont appelées pommades *par solution (solution simple, digestion ou coction)*. On les prépare comme les *Huiles médicinales*.

★ *La pom. de concombres* se fait par agitation trois fois répétée pendant quatre heures, des graisses avec le suc de concombres ; on fait fondre, on écume, on coule ; puis on fait ramollir et on bat vivement pour *doubler le volume. (Codex 1884.)*

La pom. épispastique jaune se fait par digestion dans l'axonge, des cantharides, puis de la poudre de curcuma.

★ *La pom. de laurier* se fait par coction des baies et feuilles fraîches de laurier dans l'axonge. *(Codex 1884)*.

Pommade de bourgeons de peuplier (Ong. populeum). Les feuilles *sèches* de belladone, jusquiame, morelle, pavot, sont contusées puis humectées *d'alcool à* 95° et laissées ainsi pendant 24 heures. Puis on ajoute l'axonge et on chauffe le tout 3 heures en agitant. On ajoute alors les bourgeons de peuplier séchés et concassés, et on fait digérer pendant 10 heures au bain-marie, on passe avec forte expression et on laisse refroidir *(Codex 1908)*.

(L'Onguent populeum du Codex de 1884 se préparait avec des feuilles fraîches et sans alcool à 95°).

Pommade par mélange ou combinaison

Les pommades, par mélange, se font ordinairement à froid, au mortier. Les sels solubles dans très peu de véhicule (iodure de potassium) doivent être préalablement dissous ; les poudres doivent être très fines et ajoutées avec un tamis. quand elles sont abondantes.

La *pommade citrine* (combinaison immédiate) et la *pommade de Gondret* (combinaison ultérieure) sont les deux seules pommades offrant l'exemple d'une *combinaison* chimique.

La pom. mercurielle se fait par une agitation très longue du mercure dans partie égale d'axonge à *demi liquéfiée.*

La pom. belladonée se fait avec l'extrait délayé dans l'eau et de l'axonge simple (Renferme le dixième de son poids d'extrait alcoolique de feuilles sèches de belladone).

La pom. à l'iodure de potassium se fait avec le sel dissous dans un peu d'eau et de l'axonge benzoïnée (V. p. 387).

Le Codex de 1908 fait additionner cette pommade de un millième d'hyposulfite de sodium, pour éviter le jaunissement.

Les pom. { *à l'oxyde de mercure au sublimé, au Calomel, à l'acide borique. à l'iodoforme, à l'oxyde de zinc, au phénol, au salol* } ont pour excipient la vaseline.

POMMADE CITRINE

Axonge.....................................	40 gr.
Huile d'olive.............................	40
Mercure....................................	4
Acide azotique officinal..................	8

On mélange dans une capsule (1) l'acide azotique et le mercure et on laisse faire à froid la dissolution en agitant de temps à autre le liquide. D'autre part on fait fondre l'axonge dans l'huile à une douce chaleur.

(1) Opérer *au grand air* ou sous *une hotte*, à cause du dégagement d'hypoazotide.

Quand le mélange des corps gras est à *moitié refroidi* on y verse la liqueur mercurielle ; on agite pour avoir un mélange bien exact ; on coule (1) dans un moule en papier (2) et on conserve à l'abri de la lumière (*Codex*).

Cette préparation donne lieu à des réactions assez complexes qui peuvent se résumer de la façon suivante :

Premier temps : liqueur mercurielle.

A. — Une partie de l'acide azotique fournit à ses dépens de l'oxygène pour *oxyder* le mercure ; et se *réduit* ainsi en *bioxyde d'azote*.

B. — Une autre partie de l'acide azotique *s'unit aux oxydes* de mercure naissants, pour donner un mélange d'*azotate mercureux* et d'*azotate mercurique*.

C. — Au contact de l'air, le bioxyde d'azote se réoxyde partiellement en un degré *intermédiaire :* c'est-à-dire en acide *hypoazotique* (hypoazotide) qui reste en partie dissous dans la liqueur et qui s'échappe en partie dans l'air sous forme de *vapeurs rutilantes.*

La *liqueur mercurielle* contient donc *principalement :* Azotates *mercureux* et *mercurique ; acide azotique* restant en excès ; *bioxyde d'azote* non réoxydé ; *hypoazotide* non échappé dans l'air.

---

(1) On ne peut guère saisir le moment convenable sans s'y être exercé. Les élèves ont toujours tendance à faire le mélange et à couler le produit *beaucoup trop tôt* ; il en résulte que la liqueur mercurielle très dense gagne presque complètement la couche inférieure des plaques. La pommade doit être coulée lorsqu'elle atteint la consistance d'un *cérat refroidi.*

(2) On doit s'appliquer à faire un moule bien régulier, à fond bien plat et de dimensions raisonnables pour obtenir une plaque assez épaisse. Il faut pour la dose ci-dessus un moule de 8 × 10 environ.

Deuxième temps : Réaction sur les corps gras.

A. — L'hypoazotide transforme l'oléine en son iso-mère l'ÉLAÏDINE qui est *solide* et qui donne au produit sa consistance.

B. — L'acide azotique en excès décompose le reste des corps gras et les transforme en *acides gras* divers, avec production d'eau, dégagement d'acide carbonique, etc.

La pommade récente contient donc *principalement :* de l'*élaïdine* (avec un peu d'élaïdate de mercure) ; des azotates *mercureux* et *mercurique* ; de l'*acide azotique* en excès ; des *corps gras* non altérés ; des *acides gras* ; des *produits nitrés* divers ; une *matière colorante jaune* ; un peu de *glycérine,* etc.

Dans la pommade ancienne, il s'est produit des transformations diverses. Sous l'influence des corps gras les azotates sont réduits d'abord en turbith (1) nitreux (teinte blanche), puis finalement, en mercure métallique (teinte grise). On doit rejeter la pommade citrine, dès que la teinte blanche de la surface commence à gagner l'intérieur.

La solidification de l'oléine étant due à l'action de l'hypoazotide, qui se forme *au contact de l'air*, il est bon de favoriser ce contact en agitant la liqueur mercurielle pendant la dissolution. M. Prunier conseille même, pour éviter la perte des produits nitrés, de mélanger d'abord l'acide aux corps gras fondus, et de n'ajouter qu'ensuite le mercure.

★ POMMADE AMMONIACALE
(Pommade de Gondret)

Suif de mouton........................	10 gr.
Axonge................................	10
Ammoniaque liquide du commerce.....	20

On fait liquéfier le suif et l'axonge à une chaleur

----

(1) Le turbith nitreux est du *sous-azotate* mercureux.

douce dans un flacon à large ouverture, bouché à l'émeri. Quand le mélange est en partie refroidi, on ajoute l'ammoniaque et on agite vivement en plongeant le flacon à plusieurs reprise dans l'eau pour hâter le refroidissement (*Codex de 1884*, supprimée au Codex de 1908).

Cette pommade doit être employée quand elle est récente. Après un temps assez court, son action, due à l'ammoniaque, devient nulle par suite de la formation d'un *savon ammoniacal*.

POMMADE AU CHLOROFORME

Chloroforme rectifié du commerce......	10 gr.
Cire blanche.............................	5
Axonge...................................	85

On fait dissoudre l'axonge et la cire au bain-marie, dans un flacon à large ouverture bouché à l'émeri ; on laisse refroidir en partie. On ajoute le chloroforme, on bouche le flacon ; on agite jusqu'à ce que la pommade soit entièrement refroidie (*Codex*).

POMMADE ANTIPSORIQUE

(*Pommade d'Helmerich*)

Soufre sublimé lavé....................	10 gr.
Carbonate de potasse neutre...........	5
Eau distillée..........................	5
Huile d'œillette.......................	5
Axonge	35

On réduit le carbonate de potasse en poudre très fine ; on le dissout complètement dans l'eau distillée, on ajoute le soufre, puis l'huile et l'axonge ; on triture pour obtenir une pommade homogène (*Codex*).

POMMADE CAMPHRÉE

Camphre râpé.........................	20 gr.
Cire blanche.........................	10
Axonge benzoïnée.....................	70

On fait liquéfier à une douce chaleur l'axonge et la cire, on ajoute le camphre ; on remue jusqu'à ce que celui-ci soit dissous et que la pommade soit en partie refroidie (*Codex*).

BAUME NERVAL

Moëlle de bœuf purifiée...............	350 gr.
Huile d'œillette........................	100
Beurre de muscade...	450
Essence de romarin...................	30
— de girofle..........	15
Camphre...................	15
Baume de Tolu.......................	30
Alcool à 80°..	60

On fait liquéfier à une douce chaleur la moëlle de bœuf et le beurre de muscade dans l'huile d'œillette ; on passe à travers un linge, au-dessus d'un mortier de marbre chauffé. On triture jusqu'à ce que le mélange ait pris, par refroidissement, la consistance d'une huile épaisse. On ajoute les huiles volatiles, le camphre et la solution préalablement filtrée, du baume de Tolu dans l'alcool. On mélange exactement (*Codex*).

POMMADE ÉPISPASTIQUE VERTE

Cantharides en poudre fine............	10 gr.
Onguent populeum...................	280
Cire blanche........................	40

On fait liquéfier la cire à une douce chaleur avec l'onguent populeum, on ajoute par petites portions la poudre de cantharides, et l'on agite jusqu'à ce que la pommade soit en partie refroidie (*Codex*).

* POMMADE ÉPISPASTIQUE AU GAROU

Extrait éthéré de garou..............	4 gr.
Axonge..............................	90
Cire blanche........................	10
Alcool à 90°........................	9

On dissout l'extrait dans l'alcool, on ajoute la graisse

et la cire et on chauffe modérément, en agitant continuellement, jusqu'à ce que l'alcool soit évaporé. On passe à travers une toile, on verse dans un pot et on remue, jusqu'à ce que la pommade soit en partie refroidie (*Codex de 1884*, supprimée au Codex de 1908).

Il est important de cesser de chauffer quand l'alcool est complètement évaporé. On reconnaît ce terme à la belle couleur verte et à la limpidité que prend alors la pommade. En prolongeant l'action de la chaleur, on altère le médicament et on lui fait perdre une partie de sa couleur.

Cérats

Les cérats sont des médicaments externes de consistance molle, à base d'huile d'amandes douces, de cire d'abeilles ou de blanc de baleine, et enfin d'une eau aromatique.

CÉRAT DE GALIEN

Huile d'amandes douces	40 gr.
Cire blanche	10
Eau distillée de rose	25

On chauffe au bain-marie la cire et l'huile jusqu'à ce que la cire soit liquéfiée. On coule dans un mortier de marbre chauffé, et l'on remue continuellement le mélange. Quand il est presque entièrement refroidi, on y incorpore l'eau de rose, que l'on introduit par petites parties, en agitant continuellement et vivement le cérat. (*Codex*).

L'agitation vive et continue a pour but d'introduire de l'air pour obtenir un produit bien blanc et homogène. On doit avoir soin de faire tomber assez souvent avec une spatule les parties qui se refroidissent le plus vite et qui s'attachent aux parois du mortier.

Souvent on évite l'emploi du bain-marie et le chauffage du mortier en faisant chauffer la cire et l'huile avec l'eau. L'addition de carbonate de potasse pour obtenir du cérat plus blanc doit être absolument proscrite.

CÉRAT A LA ROSE

Cire blanche	100 gr.
Vaseline officinale....................	100
Carmin	1
Huile de vaseline...........	4
Essence de rose...........	XX gouttes.

On fait fondre la cire et la vaseline au bain-marie. Quand le mélange est presque refroidi, on ajoute le carmin délayé dans l'huile de vaseline, puis l'essence de rose ; on coule dans des moules cylindriques en métal ou en papier, susceptibles de former des bâtons de 5 centimètres de long sur un centimètre de diamètre. *(Codex 1908).*

COLD-CREAM

Huile d'amandes douces...............	100 gr.
Blanc de baleine	60
Cire blanche	30
Eau distillée de rose.................	60
Teinture de Benjoin...................	15
Essence de rose	X gouttes

On fait liquéfier la cire et le blanc de baleine dans l'huile à une douce chaleur ; on coule dans un mortier de marbre chauffé, puis on triture jusqu'à refroidissement. On ajoute l'huile volatile de rose et on incorpore par petites doses le mélange de l'eau et de la teinture préalablement passé à travers un linge. *(Codex).*

Onguents

Les onguents sont des médicaments externes composés de corps gras, de résines et de substances diverses. Ils sont plus fermes que les pommades et moins durs que les emplâtres ; toutefois le nom d'onguent a été conservé par l'usage à un certain nombre de pommades.

On prépare les onguents d'après les règles suivantes :

1° On fait fondre ensemble les matières grasses et les matières résineuses, en commençant au besoin par les moins fusibles.

2° On mélange ensuite la térébenthine, s'il y a lieu et on passe avec expression à travers un linge.

3° Les poudres doivent être très fines et ajoutées avec un tamis de crin à mesure qu'on agite dans le mortier.

4° On n'ajoute qu'au dernier moment les essences et le camphre.

L'*ongu. basilicum* contient de la poix noire, de la colophane, de la cire jaune et de l'huile d'olive.

★ L'*ongu. d'Allœa* contient de l'huile de *fenugrec* et de la térébenthine. (*Codex de 1884*). .

★ L'*ongu. d'Arcœus* contient de l'élémi et de la térébenthine.

★ L'*ongu. digestif* est un mélange de térébenthine et de jaune d'œuf. (*Codex de 1884*).

Tous ces onguents sont aujourd'hui très peu employés.

Emplâtres (1) résineux

(Onguents-emplâtres)

Les emplâtres résineux proprement dits sont des médicaments externes qui ne diffèrent des onguents que par leur consistance plus ferme : telle que la chaleur du corps puisse les ramollir sans les faire couler.

(1) Il faut bien retenir que le mot *emplâtre*, employé en pharmacologie, signifie toujours « *masse emplastique* » c'est-à-dire masse *en magdaléons* ; il ne doit jamais être entendu dans le sens populaire de sparadrap, écusson ou épithème.

On ne compte que quatre emplâtres *exclusivement résineux*, c'est-à-dire sans mélange d'emplâtre savonneux. On les prépare de la même manière que les onguents ; mais au lieu de les mettre en pots on les malaxe avec les mains *mouillées* et on les roule sur une table *mouillée* en de petits cylindres nommés *magdaléons* qu'on entoure de papier huilé.

L'emp. de poix de Bourgogne est un simple mélange de poix de Bourgogne et de cire jaune.

★ *L'empl. de Céroène* contient de la poix de Bourgogne, de la cire, du suif, de l'encens, de la myrrhe, etc. (*Codex 1884*).

★ *L'emp. de ciguë* se fait par coction de feuilles *fraîches* de ciguë, dans le mélange fondu de cire, d'huile de ciguë et de résine. — L'opération se fait comme pour les huiles médicinales ; mais le passage à la presse est difficile à exécuter et la plante retient toujours une grande quantité de masse emplastique. (*Codex de 1884*). L'emplâtre d'extrait (V. plus loin) fait suivant la méthode de Planche, est bien préférable. C'est d'ailleurs le seul qui figure au Codex de 1908.

EMPLÂTRE VÉSICATOIRE

Résine élémi	10 gr.
Huile d'olive	4
Onguent basilicum	30
Cire jaune.	40
Cantharides en poudre fine (tamis nº 37)	42

On fait fondre la résine élémi dans l'huile d'olive, puis on ajoute l'onguent basilicum et la cire jaune. Lorsque la masse est fondue, on incorpore la poudre de cantharides et on agite jusqu'à ce que l'emplâtre commence à se figer. On coule dans un pot.

Pour l'usage on étend une couche mince et uniforme de cet emplâtre soit sur du sparadrap diachylon, soit sur la peau en se conformant aux dimensions indiquées.

Le *vésicatoire camphré* se prépare en couvrant la surface de l'écusson d'une couche mince de camphre pulvérisé (*Codex 1908*).

Emplâtre caoutchouté simple

Résine dammar	100 gr.
Huile de vaseline......................	80
Cire blanche..........................	320
Graisse de laine	240
Caoutchouc...........................	40
Benzine..............................	800
Alcool à 95°	500
Essence de térébenthine	40

On fait dissoudre le caoutchouc dans la Benzine, puis la résine dammar dans le mélange d'alcool et d'essence de térébenthine. On fait fondre au bain-marie la cire et la graisse de laine ; on ajoute l'huile de vaseline, puis le soluté de caoutchouc ; on agite et on laisse refroidir.

Le soluté de résine dammar est ajouté et mélangé avec soin ; le tout est chauffé au bain-marie, sans dépasser la température de + 50°, en agitant continuellement jusqu'à évaporation des liquides volatils. On coule dans un pot. (*Codex 1908*).

Emplâtres savonneux

Les emplâtres savonneux sont des médicaments externes constitués par un mélange de substances résineuses ou autres avec l'emplâtre simple.

On a vu (page 196) que les savons sont des mélanges de *sels constitués par la combinaison d'acides gras avec une base.*

La base employée pour les emplâtres est toujours la *litharge.*

Celle-ci contient toujours de la céruse (carbonate de plomb) : il faut que la quantité n'en soit pas trop forte. Elle ne doit pas contenir de sulfate de baryte, ni de brique pilée ni de sable rouge.

On peut s'assurer de sa qualité en faisant préalablement une faible dose d'emplâtre ; si le résultat est défectueux, on fait l'analyse en suivant le procédé indiqué par Bourgoin (1).

Les corps gras ne sont pas tous également propres à la confection des emplâtres ; les huiles *siccatives*, donnent des produits d'abord visqueux, qui ne tardent pas à se dessécher à leur surface ; d'autres, comme l'huile de ricin, forment des emplâtres trop durs ; l'axonge fournit, au contraire, un emplâtre très mou. Le mélange d'axonge et d'huile d'olive, *à parties égales*, ne présente aucun de ces défauts ; il a été adopté depuis longtemps par le Codex.

La soponification peut être obtenue *avec* ou *sans* l'intermédiaire de l'eau : dans le premier cas on a *l'emplâtre simple* jamais employé seul et destiné à faire partie des emplâtres savonneux.

Dans le second cas on a *l'emplâtre brun* (onguent de la mère) qu'on appelle emplâtre *brûlé*, et qui est employé seul, sans addition d'autres substances.

Emp. diachylon. — On prépare d'abord de l'emplâtre simple, comme il est dit plus loin : mais au lieu d'enlever l'eau en malaxant on la chasse en évaporant *à une douce chaleur*, de façon à *conserver la glycérine* qui donne de la souplesse à l'emplâtre. D'autre part on émulsionne les deux gommes-résines dans l'eau avec l'essence de térébenthine. On concentre cette émulsion : on la mélange avec l'emplâtre simple fondu, puis on ajoute les autres substances préalablement fondues ensemble et passées.

Emp. de Vigo. — Contient *un cinquième* de mercure qu'on

(1) On attaque la litharge par *l'acide azotique* dans un ballon surmonté de deux tubes dont l'un est rempli de chlorure de calcium, et dont l'autre sert à l'introduction de l'acide :

Si la litharge est pure elle se dissout complètement (azotate de plomb) ; sinon les matières étrangères constituent un résidu insoluble qu'on peut peser et analyser.

L'acide carbonique se dégage et se dessèche à travers le chlorure de calcium : le poids perdu par l'ensemble de l'appareil est celui de l'acide carbonique, d'où l'on tire par calcul, celui de la céruse.

divise, dans un mortier légèrement chauffé, avec la térébenthine, le styrax et l'essence de lavande.

★ *Emp. de savon.* — Mélange de *savon amygdalin*, de cire et d'emplâtre simple.

★ *Emp. diapalme.* — Mélange de *sulfate de zinc*, de cire et d'emplâtre simple.

★ *Emp. des 4 fondants.* — Mélange de 4 masses emplastiques, savoir : *diachylon, Vigo, savon* et *ciguë.*

Emp. d'extrait de Ciguë. — Se fait en mélangeant l'extrait au diachylon fondu avec l'élémi.

N. B. — Cette *dernière formule* s'applique à toute une série *d'emplâtres avec extraits* qu'on appelle *emplâtres de Planche.* (Emplâtre d'extrait de Belladone, d'extrait d'Opium).

EMPLATRE SIMPLE

Litharge pulvérisée	100 gr.
Axonge	100
Huile d'olive	100
Eau	200

On met dans une grande bassine de cuivre l'axonge, l'huile d'olive et l'eau. On fait liquéfier, on ajoute la litharge en la faisant passer à travers un tamis et l'on remue avec une grande spatule de bois, pour obtenir un mélange exact. On tient l'eau en ébullition, tout en agitant continuellement les matières avec la spatule, jusqu'à ce que l'oxyde de plomb ait tout à fait disparu et que la masse ait acquis une couleur blanche uniforme et une consistance solide, ce dont on s'assure en en jetant une petite quantité dans l'eau froide et en la pétrissant entre les doigts. On laisse alors refroidir l'emplâtre jusqu'à ce qu'il soit maniable et, tandis qu'il est encore chaud et mou, on le malaxe, pour en séparer l'eau et la glycérine qui a pris naissance, on le roule en magdaléons *(Codex).*

Lorsqu'on mélange la litharge aux corps gras (éthers, V. p. 195) en fusion, ceux-ci absorbent de l'eau et se dédoublent en glycérine et en acides gras (oléique, palmitique et stéarique) ; ces acides s'emparent aussitôt de l'oxyde de plomb, avec lequel ils forment des sels (oléate, palmitate et stéarate) ; la glycérine se dissout dans l'eau et l'*acide carbonique*, que contient toujours la litharge, se dégage en produisant le boursouflement que l'on remarque au début. Ce dégagement et celui de la *vapeur d'eau*, qui persiste pendant toute la durée de l'opération, obligent à faire usage d'une bassine de *grande capacité*.

Il faut veiller avec grand soin à *ne pas laisser l'eau manquer* dans la bassine, autrement la température du mélange s'élèverait rapidement et amènerait sa décomposition. Lorsque cet accident se produit et qu'on s'en aperçoit à temps, on retire le vase du feu et *on l'abandonne à un refroidissement partiel* avant d'ajouter de l'eau ; faute de cette précaution, on s'exposerait à des *projections dangereuses* dues à la vaporisation subite de l'eau mise en contact des corps gras très chauds.

L'emplâtre simple, préparé selon le Codex, est donc *un savon*, c'est-à-dire un mélange de sels *basiques* de plomb à acides gras. Il retient toujours un peu d'oléine non décomposée (1) qui lui donne de la souplesse. Quant à la glycérine, il n'en reste que *très peu* : elle est enlevée avec l'eau quand on malaxe le produit pour le rouler en magdaléons.

EMPLÂTRE BRUN

(*Emp. brûlé* Improprement : *Onguent de la mère Thècle.*)

Huile d'olive......................................	100 gr.
Axonge...	50
Beurre...	50
Cire jaune.......................................	50
Litharge en poudre..............................	50
Suif de mouton..................................	50
Poix noire *purifiée* (2).........................	10

(1) L'emplâtre qu'on obtiendrait par double décomposition en traitant une solution de savon de soude par l'acétate de plomb est très blanc mais beaucoup trop sec et trop friable.

(2) En la passant après fusion.

On place toutes les matières grasses dans une *grande* bassine en cuivre et on les chauffe jusqu'à ce qu'elles dégagent des vapeurs. On ajoute alors par parties la litharge pulvérisée, en agitant continuellement avec une spatule de bois. On laisse le mélange sur le feu, en continuant d'agiter, jusqu'à ce qu'il ait pris une couleur d'un *brun foncé ; alors seulement* on ajoute la poix noire purifiée. Quand l'emplâtre est presque refroidi, on le coule dans un pot ou dans des moules garnis de papier (*Codex*).

La saponification est ici beaucoup plus rapide que dans la préparation de l'emplâtre simple, car au moment où l'on ajoute la litharge, la chaleur à déjà dédoublé les corps gras en *acroléine* (1) et acides gras. Mais ces acides gras, sous l'influence de la température qui est de 300° au moins, sont en partie décomposés en de nombreux produits volatils : acide carbonique, vapeur d'eau, hydrocarbures, etc. Le dégagement de toutes ces vapeurs (parmi lesquelles l'acroléine qui irrite les yeux) soulève la masse emplastique et l'expose à déborder de la bassine. On prévient cet accident en effectuant l'opération dans un vase de grande capacité. Il faut, en outre, éviter soigneusement d'approcher de la bassine un corps enflammé ; les carbures d'hydrogène qui s'échappent de celle-ci étant éminemment combustibles, prendraient feu au premier contact et détermineraient l'inflammation de la masse entière.

Quand on ajoute trop tôt la poix noire, l'emplâtre se couvre d'inflorescences blanchâtres qu'on attribue à de l'acétate de plomb.

(1) Le dédoublement des éthers ne peut ici régénérer la glycérine, *faute d'eau* dont les éléments auraient à intervenir. Au lieu de glycérine il se produit un aldéhyde, *l'acroléine*, dont la formule est égale à celle de la glycérine *moins deux molécules d'eau* : $C^3 H^8 O^3 - 2 (H^2O) = C^3 H^4 O$ (V. page 195, note 2).

⋆ Emplatre de Canet
(dit Onguent de Canet)

Emplâtre simple......................	10 gr.
— diachylon gommé..........	10
Cire jaune......	10
Huile d'olive.....	10
Colcothar............................	10

On fait deux parties de l'huile : dans l'une on incorpore le colcothar en le porphyrisant ; dans l'autre, on fait liquéfier à une douce chaleur les emplâtres et la cire. On réunit les deux mélanges, on agite jusqu'à ce que la masse emplastique soit presque entièrement refroidie, puis on la divise en magdaléons. (*Codex de 1884*).

Emplatre de minium camphré

Emplâtre simple.....................	60 gr.
Cire jaune..........................	30
Huile d'olive....:..................	10
Minium	15
Camphre pulvérisé..................	120

On fait liquéfier ensemble l'emplâtre simple et la cire ; on incorpore le minium préalablement porphyrisé avec l'huile d'olive, et quand la masse emplastique est presque refroidie, on ajoute le camphre pulvérisé. (*Codex de 1884*).

Sparadraps et Papiers

Les sparadraps sont des bandes d'étoffe ou de papier recouvertes d'une couche égale de masse emplastique souple.

Les masses emplastiques employées sont ordinairement celles qui viennent d'être étudiées ; quelquefois la composition de la masse est spéciale (thapsia, vésicant, papiers divers) : dans le premier cas, on ramollit l'emplâtre par la chaleur ou par addition d'huile si la masse est ancienne et sèche.

On étend la masse avec un couteau chauffé, ou avec un sparadrapier, quelquefois avec un pinceau.

Sparadrap de cantharidate de potassium. — On ajoute du cantharidate de potassium en solution dans de l'alcool à des matières résineuses liquéfiées par la chaleur, on continue à chauffer jusqu'à évaporation complète de l'alcool. On ajoute du carmin délayé dans de l'huile de ricin. Le mélange homogène est étendu sur des bandes de toile à l'aide d'un sparadrapier. (*Codex 1908*).

Sparadrap caoutchouté. — Se prépare en recouvrant d'emplâtre caoutchouté des bandes de toile. — (Les laboratoires Vigier et Cie, à Levallois-Perret, s'occupent spécialement de la préparation des sparadraps et emplâtres caoutchoutés. — Voir annonce page 448).

Spdp de colle de poisson (taff. d'Angleterre). Solution hydro-alcoolique étendue au pinceau.

★ *Spdp de cire* (toile de mai). — Mélange de cire, huile et térébenthine dont on enduit *les deux faces* de la toile (*Codex 1884*).

Spdp. de Vigo. — L'emplâtre officinal est simplement fondu s'il est récent ; on ajoute Q. S. d'huile d'olive s'il est sec et ancien. Finalement on étend au sparadrapier.

★ *Papier à cautère.* — Cire, poix de Bourgogne et térébenthine.

★ *Papier du pauvre homme.* — Cire, colophane et goudron.

★ *Papier épispastique.* — Cantharides avec suif et axonge. La dose de cantharides augmente du n° 1 au n° 3 en même temps que la cire, c'est-à-dire en même temps que la fermeté.

★ *Papier chimique.* — A base de minium, de céruse et d'oxyde de fer.

Papier moutarde. — 1° Afin qu'elle ne puisse rancir, la farine de moutarde est *privée de son huile* par pression et par lavages au sulfure de carbone. 2° Elle est *fixée* sur le papier avec du caoutchouc dissous dans un mélange d'essence de pétrole et de sulfure de carbone. Il faut éviter en effet la présence de tout liquide capable soit d'empêcher, soit de provoquer avant le moment voulu, la production de l'essence de moutarde (V. p. 53).

Papier au sublimé. — On lave du papier à filtrer avec de l'eau acidulée au millième par HCl ; on le sèche puis on le coupe en petits rectangles ; on imbibe *chaque morceau* avec un nombre de gouttes *précis* de solution à p. c. de sublimé et de NaCl pour qu'il contienne exactement *25 centigr. de sublimé*. On écrit cette dose avec le nom en toutes lettres, sur le papier avec du *carmin d'indigo soluble.* Ainsi préparé, ce papier est destiné à produire, par immersion dans *1 litre* d'eau, une solution *bleue*, contenant 25 centigr. de sublimé (*Codex 1908*).

Ecussons ou épithèmes (1)

Les écussons ou épithèmes sont des préparations magistrales; *ce en quoi ils diffèrent des sparadraps.*

En effet la masse employée peut être un emplâtre *du Codex* ; mais le médecin peut aussi en formuler la composition. En tout cas les écussons ne se préparent *qu'au moment du besoin* ; c'est le médecin qui indique *sur quoi* ils doivent être faits, ou tout au moins *leur forme* et leurs *dimensions.* On les appelle vulgairement *emplâtres.*

Les écussons se font sur sparadrap, ou sur peau de mouton (quelquefois sur taffetas d'Angleterre) ; soit avec le *pouce* soit avec un *fer à écussons* suivant les cas et les circonstances. On leur donne généralement l'épaisseur d'une pièce de dix centimes. Quel que soit le mode employé, il faut toujours, à moins que l'écusson ne soit très petit, commencer par faire un *moule* en papier *bien régulier* de la forme et des dimensions indiquées.

Moule pour écussons. — On fait le moule avec du papier assez résistant, assez épais, bien lisse et non pluché, (surtout pas de papier à filtrer). Le moule *carré* ou *rectangulaire* est aisé à découper ; on doit toujours arrondir un peu les angles. Pour le moule *ovale,* il est bon de faire un modèle ; on le taille dans du papier après l'avoir tracé au crayon et cor-

(1) A l'examen chaque série d'épreuves comporte presque toujours *au moins un écusson* (quelquefois désigné à tort sous le nom d'emplâtre) et le plus souvent on doit le faire *sur peau, sans fer* et *avec bordure* ; c'est le maximum de difficultés pour une main non exercée ; aussi les candidats qui se sont présentés sans en avoir fait sont presque sûrement refusés.

rigé les contours : il suffit ensuite de découper le moule en suivant les bords du modèle. Pour le moule *rond*, on peut faire le modèle soit comme il vient d'être dit, soit au compas ; ou bien plisser finement le papier *comme pour faire un filtre* et le rogner à la mesure du rayon de cercle.

Quand on applique le moule sur du sparadrap il faut appuyer légèrement sur les bords, surtout si le sparadrap est mou ; faute de quoi on éprouve ensuite beaucoup de difficultés pour l'enlever (1).

Pour appliquer le moule sur la peau (préalablement *repassée* comme il est dit ci-dessous), on humecte légèrement ses bords, on le pose sur la peau et on le fait adhérer en appuyant avec le fer chaud ou avec une spatule chaude (2).

OPÉRATION AU FER. — L'écusson au fer se fait le plus souvent sur peau. On doit préalablement la *repasser* pour qu'elle soit un peu rigide et bien étendue sans plis. Pour cela on place sous la peau quelques doubles de papier légèrement humecté, puis par dessus une feuille de papier sec destinée à la protéger. Après avoir enlevé cette feuille, on dispose le moule et on le fait adhérer comme il est dit ci-dessus. On verse alors au centre de l'espace la masse liquéfiée à point comme pour les sparadraps (V. p. 406). On étend au moyen du fer *légèrement* chaud (3) et finalement on *lisse* la surface en promenant le fer légère-

(1) S'il arrive que des portions du moule restent ainsi collées *à la bordure*, on les enlèvera plus facilement après les avoir touchées avec un peu d'huile.

(2) Il faut avoir soin d'interposer une feuille de papier pour ne pas brûler ou tacher la peau de mouton.

(3) La masse ne doit pas être *trop chaude* (ni le fer non plus) ; sinon elle est trop fluide, elle passe à travers la peau et produit des taches malpropres au revers. Pour être sûr d'éviter ce désagrément, il faut *essayer* préalablement le fer et la masse en opérant sur une rognure de peau.

ment incliné. Puis on enlève le moule avec précautions et on taille *régulièrement* les bords de la peau en laissant une bordure, soit de 1 ou 2 centimètres, soit de 3 ou 4 centimètres quand on doit ajouter une bordure de diachylon.

OPÉRATION AU POUCE. — Si la masse emplastique, officinale ou magistrale, est suffisamment molle (extraits, onguents, électuaires) on l'étend simplement avec une spatule ou mieux avec le pouce. On l'étale en la pressant par un mouvement de dehors en dedans c'est-à-dire en commençant toujours par les bords du moule qu'on maintient en place avec la main gauche. Ce mouvement latéral qui réussit très bien avec le sparadrap doit au contraire être évité quand on opère sur la peau de mouton, sous peine de produir des tiraillements et de déformer l'écusson. On pose alors des petites boulettes côte à côte et on les étale *par compression* ménagée.

Le lissage des écussons au pouce se fait avec le pouce *huilé* ou *mouillé*, ou avec une spatule chaude, ou encore en promenant l'écusson au-dessus de la flamme d'une lampe à alcool.

Quand on doit étendre au pouce un emplâtre savonneux du Codex, on le fond ou on l'additionne d'huile, comme il a été dit p. 406 ; puis on le malaxe avec les mains mouillées et on l'étend selon l'art en ayant soin de mouiller fréquemment ses doigts.

BORDURE ET ADDITIONS. — Les écussons sur peau sont souvent prescrits *avec bordure de diachylon.* Quelques praticiens font alors deux moules concentriques et étendent successivement le diachylon dans l'espace annulaire et la masse emplastique au centre. L'opération ainsi conduite donne un très bon résultat mais elle exige beaucoup d'habileté. Il est plus simple de faire d'abord l'écusson comme il a été dit ci-dessus *en ménageant* trois ou quatre centimètres de peau *en bordure*. Ensuite on roule, avec la main ou au pilulier, la masse de diachylon en un cylindre bien égal qu'on dispose *autour de l'écusson* ; on le fixe et on l'aplatit en le pressant avec le pouce ou avec une spatule chaude.

Lorsque l'écusson doit être recouvert d'une poudre (émétique, etc.), il faut ramollir sa surface par la chaleur, ou avec un peu d'alcool ou d'huile selon les cas ; on applique ensuite la poudre en ayant soin de la répartir *uniformément*. Sur les vésicatoires, le camphre peut être appliqué, soit de cette manière, soit en solution éthérée au moyen d'un pinceau.

Cataplasmes

Les cataplasmes sont des médicaments externes de consistance molle résultant d'un mélange de farines ou de poudres avec un liquide.

Cat. de fécule. — On délaye dans double poids d'eau *froide*, on étend peu à peu d'eau chaude et on porte à l'ébullition.

Cat. de farine de lin. — On délaye dans l'eau *froide* et on chauffe en agitant jusqu'à consistance convenable.

Sinapisme. — On délaye la farine de moutarde dans l'eau froide ou *à peine tiède*.

Cat. sinapisé. — On saupoudre de farine de moutarde un cataplasme ordinaire de lin qui *ne doit pas être trop chaud*.

Lotions et liniments

Les lotions sont des médicaments externes destinés à mouiller une partie quelconque du corps.

Les liniments sont des médicaments externes destinés à oindre ou frictionner la peau.

Leur composition est très variée ; toutefois ils sont généralement gras ou alcooliques.

Eau blanche. — Se fait avec 2 p. 100 d'acétate de plomb pour 100 d'eau *commune*. Sa teinte laiteuse est due à un peu de *carbonate* de plomb qui s'est formé au contact de l'acide *carbonique* et des *carbonates* calcaires contenus dans l'eau *commune*, c'est-à-dire non distillée.

★ *Eau de Goulard*. — Même formule : avec 8 p. 100 d'alcoolat vulnéraire *en plus*. (*Codex 1884*).

Liniment ammoniacal. — Mélange d'huile d'olives avec un dixième d'ammoniaque. Il se produit un *savon* ammoniacal.

Liniment oléo-calcaire. — Mélange d'huile d'olives et d'eau de chaux. Il se produit un *savon* de chaux.

Eau phéniquée. — 2. p. 100, sans *alcool*.

Liqueur de Van-Swieten. — 1 gr. de sublimé dans 1.000 gr. d'eau.

EAU SÉDATIVE

Ammoniaque liquide à 0,92	60 gr.
Alcool camphré....................	10
Chlorure de sodium	60
Eau distillée	1000

On fait dissoudre le sel dans l'eau, on ajoute l'alcool camphré, puis l'ammoniaque. (*Codex*).

Pour éviter la formation des gros grumeaux de camphre, il faut mettre d'abord l'alcool camphré dans un mortier et ajouter peu à peu, en agitant, l'eau salée.

LINIMENT DE ROSEN

Beurre de muscade	5 gr.
Essence de girofle....................	5
Essence de Genièvre	2
Huile de ricin........................	2
Alcool à 95°........................	86

On délaye dans un mortier, le beurre de muscade avec les essences et l'huile ; on ajoute peu à peu l'alcool en mélangeant (*Codex 1908*).

BAUME OPODELDOCH

Savon *animal* desséché, râpé........	95 gr.
Camphre pulvérisé....................	75
Ammoniaque liquide..................	30
Huile volatile de romarin	20
— de thym.................	5
Alcool à 90°	775

On fait dissoudre le savon dans l'alcool au bainmaric, on ajoute le camphre, puis les huiles volatiles. On met dans la liqueur 100 gr. de charbon animal, on agite, on mélange l'ammoniaque et on filtre. (*Codex*).

On obtient un baume à peu près incolore et dépourvu de cristaux étoilés, en remplaçant le savon animal par du savon dialysé.

GLYCÉRÉ D'AMIDON

Amidon pulvérisé......................	10 gr.
Glycérine officinale	130
Eau distillée	10

On mélange les trois substances, on les fait chauffer dans une capsule de porcelaine, à une chaleur ménagée, en remuant continuellement avec une spatule, jusqu'à ce que la masse commence à se prendre en gelée (*Codex*).

Le glycéré d'amidon est translucide et de consistance ferme, au moment où il vient d'être préparé. Peu à peu, il absorbe l'humidité atmosphérique, il se liquéfie partiellement et il acquiert une odeur peu agréable. Pour ce motif, on le prépare généralement au moment du besoin.

Dans cette préparation, l'eau est nécessaire pour que l'amidon puisse se transformer en *empois*.

✻ EAU PHAGÉDÉNIQUE

Bichlorure de mercure	0 gr. 40
Eau de chaux	120

On fait dissoudre le bichlorure de mercure dans une petite quantité d'eau distillée (10 grammes), on verse cette solution dans l'eau de chaux : la liqueur se trouble par la formation d'un précipité jaune (1). On agite pour terminer la réaction.

(1) *Oxyde* jaune de mercure.

Le produit doit être agité chaque fois, au moment de s'en servir (*Codex de 1884*).

Pansements antiseptiques

On comprend sous ce nom la *gaze* ou le *coton*, rendus d'abord *aseptiques*, c'est-à-dire purifiés, et imprégnés ensuite de substances médicamenteuses *antiseptiques*.

Ces objets sont employés, soit au pansement consécutif aux opérations chirurgicales, soit à celui des plaies et des blessures accidentelles.

On doit les préparer avec beaucoup de soin et les conserver à l'abri des germes de l'air, dans du papier parchemin.

La préparation des pansements comprend d'après la définition même deux opérations successives :

1° Purification et blanchiment de la gaze ou du coton.

2° Fixation de la substance antiseptique dans leur masse.

COTON PURIFIÉ, DIT HYDROPHILE

C'est du coton cardé *blanchi* et privé des matières *grasses* et *résineuses* qu'il contient naturellement et qui empêchent l'eau de pénétrer dans sa masse. On opère de la façon suivante :

On immerge du coton cardé pendant quelques instants dans de l'eau *bouillante* contenant *un centième* environ de *soude* ou de *potasse*. On exprime et on plonge dans de l'eau *froide* contenant *un vingtième* de *chlorure de chaux*. On exprime de nouveau ; on rince à l'eau claire, puis à l'eau acidulée avec *un vingtième* d'HCl. Enfin on rince une dernière fois à l'eau claire jusqu'à ce que le contact du coton exprimé *ne rougisse plus* le papier bleu de tournesol. On sèche à l'étuve et on conserve en papier parchemin (*Codex* suppl. 1895).

La soude ou la potasse enlèvent : 1° les matières *grasses*, en formant avec elles *des savons* (V. ce mot, p. 196) ; 2° les *résines* en s'y combinant pour former des savons spéciaux appelés improprement *savons de résines*.

Le chlorure de chaux *décolore le coton*.

Enfin l'acide chlorhydrique enlève les alcalis restés en excès.

Essai. — Le coton hydrophile doit être *bien blanc*. Il doit s'imbiber rapidement au contact de l'eau. L'eau distillée, dans laquelle on l'a fait macérer pendant une heure, ne doit troubler ni par addition d'oxalate d'ammoniaque (absence de chaux), d'azotate d'argent (absence de chlorures), d'azotate de baryum (absence de sulfates).

Gaze purifiée. — On emploie de la gaze mousseline dite *blanc chiffon* de 70 centimètres de largeur et comptant de 11 × 11 fils à 15 × 15 fils au centimètre carré. Elle ne doit être *ni apprêtée, ni surtout amidonnée.* — Immersion dans l'eau chaude, macération dans l'eau froide, traitement à l'hypochlorite de soude et à l'eau acidulée d'HCl.

Gaze phéniquée de 2 à 5 p. 100. — Immersion sur grille, en cuve émaillée, dans une solution alcoolique additionnée de térében-thine fine ; dessication à l'étuve.

Même opération pour :

★ *Gaze boriquée à 10 p. 100.*
Gaze au salol à 10 p. 100.
Gaze au sublimé de 1 à 5 p. 1.000.

Gaze iodoformée à 10 p. 100. — La solution d'iodoforme est faite dans un liquide éthéro-alcoolique avec addition d'huile de ricin. La gaze enroulée sur une bobine de bois est tirée hors de la cuve par une fente et coupée à mesure. Séchage à 30° environ en étuve *obscure* pour éviter la décomposition *par réduction* (*Codex*, supplément de 1895). Le Codex de 1908 n'indique que le dosage et l'essai des cotons et gazes, il n'indique pas leur prépa-ration, considérant que ces produits sont uniquement fournis par l'industrie.

Catgut stérilisé. — Le Catgut est d'abord dégraissé avec de l'éther, puis stérilisé à 120° dans de l'alcool absolu. — Avant de l'employer il convient de le plonger 1/4 d'heure dans l'eau stérilisée pour lui rendre sa souplesse.

ÉPONGES ASEPTIQUES POUR OPÉRATIONS CHIRURGICALES

On débarrasse à la main les éponges des concrétions calcaires qu'elles renferment ; on les bat ensuite modérément avec un maillet sur un billot de bois. On les plonge ensuite pendant 12 heures dans une solution aqueuse d'acide chlorhydrique à trois pour cent (pour dissoudre les produits calcaires qu'elles contiennent). On les lave de façon à enlever complètement l'acide. Ensuite on les met dans une solution de permanganate de potassium à 4 p. cent, jusqu'à ce qu'elles aient pris, après expression, une teinte brun chocolat. On les lave, et on les plonge dans une solution d'acide sulfureux, obtenue en ajoutant à 60 centimètres cubes de solution de bisulfite de sodium de densité 1,30, 2 litres d'eau et 3 centimètres cubes d'acide chlorhydrique officinal. On attend que la décoloration des éponges soit complète, puis on les exprime avec les mains aseptisées, et on les lave à l'eau stérilisée jusqu'à ce qu'elles soient totalement débarrassées d'acide sulfureux.

Les éponges ainsi préparées sont conservées, soit dans une solution aqueuse de phénol à 5 p. 100, soit dans une solution aqueuse de sublimé à 1 p. 1.000, ou bien dans une solution aqueuse saturée de thymol. (*Codex 1908*).

Solutés hypodermiques

Les *solutés hypodermiques* sont des solutions médicamenteuses *actives*, destinées à être introduites *sous la peau*, par piqûres. Le véhicule est l'eau distillée *bouillie et refroidie*.

L'administration se fait au moyen d'une aiguille

creuse fine et aigüe, qui s'adapte à une petite serin-
gue spéciale construite de la façon suivante :

Le corps, ou cylindre, est un tube de verre monté
sur armature métallique ajourée et dont la conte-
nance doit être exactement de *1 centimètre cube*. La
tige du piston porte une graduation en dixièmes de
centimètre cube. Le piston est en peau emboutie,
en caoutchouc (Pravaz), en *moelle de sureau* (Strauss),
ou tout en verre (Luer).

L'aiguille et l'intérieur du cylindre doivent être
stérilisés à l'eau bouillante avant chaque piqûre. La
peau elle-même du malade doit être *stérilisée* par des
lotions au point voulu, à l'eau phéniquée ou à la liqueur de Van-Swieten.

A plus forte raison doit-on *stériliser* les *solutés hypodermiques* eux-mêmes, selon la prescription du
Codex, en même temps qu'on les prépare.

Pour ce faire, on filtre le soluté *froid* et on le reçoit
dans un *flacon à l'émeri*, refroidi après stérilisation
par l'eau bouillante. On interpose un fil entre le goulot et le bouchon pour prévenir l'adhérence et laisser
sortir l'air. On place le flacon, jusqu'à la naissance
du col, dans de l'eau froide qu'on porte à l'ébullition
et qu'on maintient à cette température pendant *un
quart d'heure*. On laisse refroidir et on ferme exactement.

Lorsqu'on dispose d'un autoclave il est préférable
de stériliser le soluté à + 110° pendant 10 minutes,
en prenant les mêmes précautions pour la sortie de
l'air.

Sol. de caféine (n° 1) à 25 centigr. par cent. cube. — Obtenu
à l'aide du benzoate de soude. — *Stériliser.*

Sol. de caféine (n° 2) à 40 centigr. par cent. cube. — Obtenu à
l'aide du salicylate de soude. — *Stériliser.*

Sol. de chlorhydrate basique de quinine, à 30 centigr. par cent.
cube ; avec analgésine. — *Stériliser.* — Est alcalin.

★ *Sol. de chlorhydr. neutre de quinine* à 50 centigr. par cent.
cube ; sans autre substance ; — *Stériliser.* — Est acide.

Sol. de chlorhydr. de cocaïne, à 1 centigr. par cent. cube. — *Stériliser.*

Sol. de chlorhydr. de morphine, à 2 centig. par cent. cube. — *Stériliser.*

Soluté de chlorure de sodium. — (Improprement désigné sous le nom de sérum physiologique) 7 gr. de chlorure de sodium pour 1000 gr. d'eau distillée. — *Stériliser.*

Soluté de chlorure de sodium et de sulfate de sodium pour injections intra-veineuse. — Chlorure de sodium 5 gr. et sulfate de sodium 10 gr. pour un litre d'eau distillée. — *Stériliser.*

Soluté de Gélatine. — On fait dissoudre au bain-marie la gélatine officinale et le chlorure de sodium ; si la solution est acide, on neutralise en versant goutte à goutte une solution décinormale de soude, et on complète le volume avec de l'eau distillée. On stérilise à l'autoclave à + 110°, pendant 10 minutes, on filtre dans des flacons que l'on remet dans l'autoclave pendant un quart d'heure à + 110°.

Caustiques (ou escharotiques) et Topiques

Les caustiques sont des médicaments externes d'une action violente, destinés à détruire ou à modifier profondément les tissus.

PATE DE CANQUOIN

(Caustique au chlorure de zinc)

Chlorure de zinc .... 32 gr.
Farine de froment séchée à + 100° 24
Oxyde de zinc 8
Eau distillée 4

On fait dissoudre le sel dans l'eau ; on ajoute la farine et l'oxyde, et on fait une pâte serrée, qu'on étend en plaque de l'épaisseur d'une pièce de dix centimes environ. On la divise en flèches ou autrement et on la sèche à 100°.

Cette préparation doit être conservée dans un flacon bouché contenant de la chaux vive. (*Codex*).

La pâte de Canquoin durcit assez rapidement en vase clos, et elle absorbe l'humidité à l'air libre.

Poudre de Vienne

(Caustique de Vienne)

Potasse à la chaux .... 50 gr.
Chaux vive 60

On pulvérise séparément les deux substances, dans un mortier de fer chauffé ; on les mélange, et on enferme la poudre dans de petits flacons bien secs et parfaitement bouchés. *(Codex)*.

La potasse doit être *bien sèche ;* quand la potasse contient de l'eau en excès, elle fond à la chaleur du mortier, ce qui rend l'opération difficile.

Pour faire usage de ce caustique, on le délaye avec un peu d'alcool à 95°, de manière à obtenir une pâte molle que l'on applique sur la partie où l'on veut produire l'eschare.

★ *Caustique de Filhos.* — Il est aussi à base de chaux et de potasse ; mais celle-ci est *fondue* pour permettre de couler le mélange en *cylindres*. *(Codex de 1884).*

Pierre divine

Azotate de potasse.................... 100 gr.
Sulfate de cuivre.................... 100
Sulfate d'alumine et de potassse....... 100
Camphre pulvérisé 5

On réduit les trois sels en poudre, on les met dans un creuset, ou dans une capsule en porcelaine, et on chauffe de manière à leur faire éprouver la fusion aqueuse, et jusqu'à ce que la perte de poids soit de 40 gr. on ajoute alors le camphre et on coule la masse sur une pierre huilée ou dans une lingotière. Quand la matière est refroidie, on la renferme dans un flacon sec et bouché. *(Codex).*

Il est assez difficile d'éviter les grumeaux de camphre ; aussi dans le commerce on se dispense fréquemment d'en mettre.

25*

Mellite cuivreux

Onguent Ægyptiac

Acétate neutre de cuivre	100 gr.
Miel	200
Eau.................................	100

Dans une grande bassine de cuivre, on met l'eau et l'acétate de cuivre ; on chauffe pendant quelques instants, on ajoute le miel et on continue à chauffer en remuant continuellement, jusqu'à ce que le mélange ait acquis une couleur rouge et une consistance de miel.

On conserve le mellite cuivreux dans un récipient bouché. On agite au moment de l'emploi.

(Codex de 1908).

(Dans la formule du Codex de 1884, il y avait du sous-acétate de cuivre et du vinaigre blanc).

La masse perd peu à peu sa couleur verte. Sous l'influence réductrice du miel, l'acétate cuivrique est réduit en acétate cuivreux puis finalement en oxyde cuivreux (ou oxyde rouge de cuivre). — En même temps, par suite d'une véritable combustion du miel il se dégage du CO_2 et de la vapeur d'eau qui boursouflent la masse : d'où l'emploi nécessaire d'une *grande* bassine.

La cessation du gonflement indique la fin prochaine de l'opération ; il faut chauffer quelque temps encore afin d'obtenir la consistance convenable, bien que la quantité de liquide introduite primitivement soit très faible ; c'est qu'il se forme beaucoup d'eau pendant la préparation, par suite de la combustion des matières organiques du miel.

Le médicament est constitué en somme par un peu d'acétate de cuivre, de l'oxyde cuivreux, de l'acide acétique et du miel caramélisé. Il se sépare rapidement en deux couches : la couche inférieure plus épaisse est formée surtout d'oxydule de cuivre ; la couche supérieure est une sorte de sirop de miel très coloré. Il faut donc mélanger au moment du besoin. Ce médicament externe est très hygrométrique et doit par suite être conservé en vases bien fermés et en lieu sec.

COTON IODÉ

Coton cardé écru et séché à 30°...........	25 gr.
Iode finement pulvérisé	2

On divise aussi uniformément que possible la poudre d'iode dans le coton.

On introduit le coton ainsi préparé dans un flacon à l'émeri de la capacité d'un litre et à large ouverture. On maintient le flacon ouvert dans de l'eau presque bouillante durant quelques minutes, de façon à expulser une partie de l'air, puis on le ferme et on assujettit le bouchon. On soumet pendant deux heures au moins ce flacon à une température voisine de 100 degrés ; l'iode vaporisé se condense sur la cellulose à la façon d'une matière colorante. On ne doit pas ouvrir le flacon avant qu'il soit refroidi ; tout l'iode (environ *8 p. 100*) reste fixé sur le coton.

Cette préparation doit être conservée en flacon bouché. (*Codex*).

SAVON ANIMAL

Moelle de bœuf purifiée...............	50 gr.
Soude caustique liquide à 1,33.........	25
Eau distillée.......................	100
Chlorure de sodium.................	10

On met la moelle et l'eau dans une capsule de porcelaine ou d'argent et l'on chauffe. Quand la matière grasse est fondue, on mélange la lessive par parties, en agitant continuellement. On entretient la chaleur et l'agitation, jusqu'à ce que la saponification soit complète.

On ajoute alors le chlorure de sodium et on favorise sa dissolution par l'agitation. On enlève le savon, qui se rassemble à sa surface, on l'égoutte ; on le fond à une douce chaleur, enfin on le coule dans des moules où il se solidifie de nouveau par le refroidissement. (*Codex de 1884*).

Le savon animal est un mélange de *stéarate, d'oléate* et de *margarate* de soude, qui ne contient pas de glycérine. Il est plus blanc et plus dur que le savon amygdalin et, comme lui, soluble dans l'alcool et dans l'éther. Sa réaction est très faiblement alcaline.

(Le Codex de 1908 n'indique pas la préparation de ce savon, mais en donne les caractères et l'essai).

Collodion. — C'est une solution éthéro-alcoolique de fulmicoton *au vingtième* ; elle laisse par dessication rapide un vernis imperméable sur la peau. Pour rendre cet enduit plus souple on ajoute au collodion 5 p. 100 d'huile de ricin (collodion *riciné*).

Le fulmicoton est un mélange d'*éthers nitriques de cellulose* plus ou moins nitrés et par suite plus ou moins solubles. Celui pour Collodion doit être préparé en plongeant du coton cardé dans un mélange de $Az\,O^5\,H$ et de $SO^4\,H^2$ *refroidi entre* 25° *et* 30°. Obtenu à cette température il contient *assez* de cellulose nitrée soluble pour que le vernis de collodion soit résistant.

Collodion iodoformé. — *Au dixième.*

Collodion salicylé. — *Au dixième.*

Crayons médicamenteux

Les crayons médicamenteux sont des médicaments de forme cylindrique, de consistance dure ou molle, destinés à diverses cavités du corps.

CRAYONS D'AZOTATE D'ARGENT

Azotate d'argent crist.............	90 gr.
Azotate de potassium.............	10

On triture l'Azotate d'argent avec l'Azotate de potassium ; on fait fondre le mélange dans un creuset en

argent ou en porcelaine et on coule dans une lingotière.

On prépare de la même manière des crayons renfermant la moitié, le tiers ou le quart de leur poids
d'Azotate d'argent. Ces derniers crayons sont plus
spécialement désignés sous le nom de crayons d'*Azotate d'argent mitigé*.   (*Codex 1908*).

Le Codex de 1884 désignait sous le nom de :
crayons d'Azotate d'argent, des crayons uniquement
constitués par du nitrate d'argent ; et les *crayons
d'Azotate d'argent mitigé* contenaient la dixième
partie de leur poids de nitrate de potassium au plus.

La lingotière que l'on emploie est en fer : *plati-
née*, quand on veut un crayon *blanc* ; *graissée* simplement d'huile quand on veut des crayons *noirs* ; cette
teinte provient de ce que l'huile est réduite en *charbon*
par le nitrate d'argent.   (A séparer).

CRAYONS DE TANIN

Tanin pulvérisé................	10 gr.
Gomme —	0 gr. 50
Eau distillée..... Glycérine officinale	P. E. (le moins possible).

On mélange le tanin et la gomme.

On fait à l'aide de l'eau et de la glycérine une masse
de consistance pilulaire que l'on roule et qu'on divise
en cylindres de dimensions différentes, selon la demande.

On prépare de même les *crayons d'iodoforme, etc.*

Suppositoires

*Les suppositoires sont des médicaments de consis-
tance dure ou souple, en forme de cônes ou mieux
d'ovoïdes allongés, destinés à être introduits dans le
rectum.*

Au Codex de 1908 ne figurent que les supppositoires à base de beurre de cacao. Il est cependant une espèce de suppositoires très employés dans toutes les pharmacies depuis quelques années, dont il est nécessaire de connaître la composition ; ce sont les suppositoires de *glycérine solidifiée.*

Ces suppositoires ont une forme ovoïde analogue à celle des ovules, mais beaucoup moins gros, ils sont constitués (de même que les ovules) par une solution de gélatine dans l'eau avec addition de glycérine.

Ils sont d'une grande souplesse, qui leur permet de se mettre en contact parfait avec les parois intestinales ; leur consistance est cependant suffisante pour qu'ils puissent être introduits facilement. Ils admettent aisément dans leur masse toutes les substances médicamenteuses.

Les suppositoires au beurre de cacao se font du poids de 3 gr. et de 2 gr. On les prépare en coulant le beurre fondu dans des petits moules coniques en papier. Un opérateur habile doit savoir faire ces moules sans y mettre de cire ni de colle : un simple cornet dont le bout est tordu pour que la pointe du suppositoire soit émoussée.

Quand on doit incorporer une poudre ou un extrait, le meilleur procédé consiste à ramollir un peu de beurre au mortier et à faire, avec l'extrait ou la poudre, une sorte de masse pilulaire qu'on ajoute au reste du beurre préalablement fondu, ou encore comme l'indique le Codex de 1908, on délaye l'extrait dans un peu de glycérine et on mélange au beurre de cacao fondu au moment de couler dans les moules.

Supp. d'extrait de ratanhia. — Avec l'extrait *pulvérisé* mélangé à froid au beurre, ainsi qu'il vient d'être dit.

Supp. de glycérine. — On fait liquéfier 20 gr. de beurre de cacao a la plus basse température possible, on retire du feu, on ajoute 10 gr. de glycérine et on agite jusqu'à ce que la masse commence à se solidifier. On coule dans dix moules appropriés. Chaque suppositoire de 3 gr. renferme 1 gr. de glycérine.

SUPPOSITOIRES D'ALOÈS

Aloès en poudre très fine.............   5 gr.
Beurre de cacao.................... 25

On place les deux tiers du Beurre de cacao dans une capsule et on fait fondre à la plus basse température possible.

Dans un mortier on triture le reste du beurre de cacao avec la poudre d'Aloès, de manière à obtenir une pâte homogène, à laquelle on ajoute peu à peu le beurre de cacao fondu. Lorsque le mélange est terminé, on remet la masse entière dans la capsule, et on chauffe en agitant sans-cesse, jusqu'à ce qu'elle soit devenue suffisamment fluide pour être coulée dans dix moules en papier.   (*Codex 1908*).

Suppositoires creux. — On trouve dans le commerce des *Suppositoires creux* au *Beurre de cacao pur*, désignés sous le nom de *Suppositoires Pepet*.

Ces suppositoires qui ont la forme conique ordinaire, offrent le grand avantage de permettre la préparation en quelques minutes d'une formule quelconque. Il suffit en effet d'introduire dans la cavité du suppositoire le médicament à *l'état pur*, s'il s'agit de glycérine, huile de ricin, etc..... pulvérisé finement pour : antipyrine, sels de quinine etc. ; additionné de lanoline seule ou rendue plus consistante avec un peu de pierre-ponce pulvérisée, s'il s'agit de substances actives : cocaïne, morphine, adrénaline, iodoforme ou d'extraits de belladone, d'opium, de ratanhia, etc.

L'obturation du suppositoire se fait avec un petit disque (ad hoc) en beurre de cacao, que l'on soude à l'aide d'une spatule chauffée.

Les suppositoires préparés ainsi ont aussi l'avantage de ne pas altérer les médicaments sensibles à la chaleur,

Ovules

Les ovules sont des médicaments de forme ovoïde et de consistance souple, destinés à être introduits au fond de la cavité sexuelle de la femme, sur le col de l'utérus.

Ovules simples. — On laisse 10 grammes de gélatine en contact avec 30 gr. d'eau jusqu'à ce que celle-ci soit entièrement absorbée. D'autre part, on chauffe modérément la glycérine et on ajoute la gélatine. Après dissolution on passe à travers un linge et on coule dans des moules légèrement enduits d'huile de vaseline. *(Codex 1908).*

Ces ovules admettent dans leur composition les substances médicamenteuses les plus variées : extraits, poudres, huiles, etc.

OVULES AU TANIN

Gélatine officinale lavée et séchée.....	10 gr.
Tanin...................................	3
Eau distillée...........................	15
Glycérine officinale....................	60

On fait dissoudre à froid le tanin dans l'eau distillée ; on ajoute la gélatine et on la laisse en contact jusqu'à ce que la solution soit absorbée ; ensuite on la porte dans la glycérine modérément chauffée. Après dissolution, on passe à travers un linge, et la masse liquide est coulée dans des moules appropriés, de manière à obtenir six ovules d'un poids voisin de 15 grammes. Chaque ovule renferme environ 0.50 centigr. de Tanin. *(Codex 1908).*

Extraction ou purification des résines

La récolte des résines par le commerce a été étudiée dans la première partie (V. p. 56). Le pharmacien se borne à les *purifier* et à en faire l'essai, sauf quatre dont le Codex indique la 'préparation.

Résines de Jalap, de Scammonée, de Thapsia et de *Podophylle·* — *L'extraction* se fait au moyen de l'alcool à 90ᵒ avec des précautions diverses.

Gomme-résine ammoniaque. — On la *purifie* en la passant après l'avoir ramollie à chaud dans l'alcool.

Poix de Bourgogne. — On la *purifie* en la passant après simple fusion.

Divers

GARGARISMES. — *Les gargarismes sont des médicaments liquides, destinés à rincer la bouche ou la gorge.*

★ *Garg. émollient*. — A base de miel et d'orge. (*Codex* 1884).
Garg. astringent. — A base de miel rosat et d'alun.

COLLUTOIRES. — *Les collutoires sont des médicaments de consistance sirupeuse, qu'on applique dans la gorge ou sur les parois internes de la bouche, avec un pinceau ou un tampon de coton.*

COLLYRES. — *Les collyres sont des médicaments destinés au traitement des yeux ou des paupières ; ils peuvent être secs, mous ou liquides.*

LAVEMENTS. — *Les lavements sont des médicaments liquides, destinés à être introduits dans le gros intestin à la température de 35ᵒ environ et à la dose de 500 grammes.*

BAINS. — *Les bains médicinaux sont des liquides chargés de substances diverses dans lesquels on doit plonger le corps. On les donne depuis 0ᵒ jusqu'à 40ᵒ et plus.*

Le bain de pied (pédiluve) *sinapisé* se prépare en ajoutant à l'eau chaude la farine de moutarde préalablement délayée dans l'eau *froide* (V. p. 53).

CHAPITRE IV

MÉDICAMENTS OPOTHÉRAPIQUES

Substances injectables d'origine organique et non définies chimiquement

Les préparateurs de ces liquides ne peuvent les délivrer sans autorisation ; il doivent se conformer aux prescriptions de la loi du 25 avril 1895 (Codex 1908, page 936).

Extraits d'organes (Injectables)

Aussitôt après l'abatage de l'animal, les organes sont prélevés dans des conditions d'asepsie rigoureuse placés dans de l'eau chloroformée saturée. Au laboratoire ils sont essuyés entre plusieurs feuilles de papier de soie stérilisées et divisées en petits morceaux. On met 100 grammes d'organe ainsi préparé en contact avec le liquide suivant, préalablement stérilisé et refroidi.

    Glycérine officinale..................... 200 gr.
    Eau distillée........................... 100

On laisse macérer pendant 24 heures, en agitant de temps en temps, puis on filtre sur du papier ou du coton préalablement stérilisés.

On répartit le liquide dans des ampoules de verre d'une capacité de 1 centimètre cube, préalablement stérilisées que l'on ferme ensuite à la lampe.

Au moment de pratiquer l'injection, l'opérateur devra diluer le contenu d'une ampoule dans 3 centimètres cubes d'un soluté aqueux à 7 grammes de chlorure de sodium pour 1000, préalablement stérilisé.

Médicaments Sérothérapiques

SÉRUMS THÉRAPEUTIQUES

Les *Sérums thérapeutiques* employés jusqu'à ce jour proviennent du sang d'animaux, notamment de chevaux, immunisés contre diverses maladies contagieuses. Ils peuvent être délivrés à l'état liquide ou à l'état sec.

Les *Sérums thérapeutiques* sont de couleur jaunâtre ; ils présentent une odeur et une saveur spéciales. Ils doivent être stériles. Dans le cas où ils renfermeraient une substance antiseptique, *le nom de cette substance et la dose contenue dans chaque récipient doivent être inscrits sur l'étiquette.*

Ces sérums conservent leurs propriétés au moins pendant une année.

Les *Sérums thérapeutiques desséchés* sont obtenus par évaporation du sérum des animaux immunisés, soit à froid et dans le vide, soit par dessication à une température ne dépassant pas +40° dans un courant d'air sec privé de germes.

Ces sérums se présentent sous forme d'écailles translucides, de couleur jaunâtre, ou de poudre blanc jaunâtre ; ils ne doivent dégager aucune odeur. Ils sont entièrement solubles dans 9 parties d'eau distillée froide ; le soluté ainsi obtenu est toujours opalescent et représente très sensiblement la concentration du sérum liquide primitif.

SÉRUM ANTIDIPHTÉRIQUE. — Ce sérum est à la fois *antitoxique* et *antimicrobien.*

Le pouvoir *antitoxique* du sérum antidiphtérique liquide doit être au minimum de 200 unités antitoxiques par centimètre cube.

L'*Unité antitoxique* est la quantité d'*antitoxine* qui mélangée à 100 doses mortelles de *toxine* récemment préparée, les rend inoffensives.

La dose *mortelle minima* de toxine est celle qui, injectée sous la peau, fait périr en quatre jours, un cobaye pesant 350 grammes.

Le pouvoir *antimicrobien* du sérum antidiphtérique doit être au minimum de *un cent millième* ; c'est-à-dire qu'il doit suffire d'injecter à un cobaye pesant de 300 à 400 gr., un *cent millième de son poids* de sérum antidiphtérique, pour que cet animal résiste, s'il est inoculé *24 heures après*, avec une dose de culture de bacille diphtérique sur sérum, âgée de 24 heures, laquelle culture est mortelle en *40 heures* environ pour les témoins.

SÉRUM ANTIPESTEUX. — Ce sérum est *antitoxique* et *antimicrobien*.

SÉRUM ANTISTREPTOCOCCIQUE. — Ce sérum est *antimicrobien*.

SÉRUM ANTITÉTANIQUE. — Ce sérum est *antitoxique* ; il est surtout employé à titre préventif.

SÉRUM ANTIVENIMEUX. — Ce sérum est *antitoxique*. *Un milligramme* de venin de Cobra, desséché, doit être *in vitro*, neutralisé par *un demi-centimètre cube* de sérum antivenimeux et le mélange injecté à un cobaye pesant 500 gr. doit être inoffensif pour cet animal.

TOXINES ET VACCINS D'ORIGINE MICROBIENNE

Tuberculine

TUBERCULINE BRUTE. — Extrait liquide glycériné et stérilisé de culture de bacilles de la tuberculose. Liquide de couleur brune, de consistance visqueuse possédant une odeur de miel et de fleurs.

TUBERCULINE DILUÉE. — On l'obtient en mélangeant 1 partie de tuberculine brute avec 9 parties d'eau stérilisée, phénolée à 5 pour 1000.

Tuberculine solide purifiée

On obtient la tuberculine solide purifiée en précipitant la tuberculine brute par dix fois son volume d'alcool à 80° ; le précipité est lavé à l'éther, puis desséché dans le vide.

Pour l'usage thérapeutique, on prépare le soluté suivant :

SOLUTÉ DE TUBERCULINE

Tuberculine solide purifiée.......	0,01 centig.
Eau distillée stérilisée..........	100 gr.

Un *centimètre cube* de ce soluté renferme *un dixième de milligramme* de tuberculine solide purifiée. *(Codex 1908).*

Vaccin antipesteux

Ce vaccin est constitué par une culture de coccobacilles pesteux, que l'on a chauffée à + 70°, pendant une heure, puis qu'on a mise en suspension dans le soluté à 7 pour 1.000 de chlorure de sodium stérilisé.

Un centimètre cube de ce vaccin renferme environ *deux milligrammes et demi* de corps de bacilles pesés à l'état sec.

Le *Vaccin antipesteux sensibilisé* est constitué par des coccobacilles pesteux, préalablement chauffés à + 70° pendant une heure, puis imprégnés de sérum antipesteux.

Malléine

La *Malléine* est un extrait glycériné et stérilisé de culture de bacilles morveux.

La malléine *brute* se présente sous forme d'un liquide brunâtre, visqueux et légèrement louche.

La malléine *diluée* est un liquide transparent de couleur jaunâtre, obtenu en mélangeant 1 partie de malléine brute avec 9 parties d'eau stérilisée et phénolée à 5 p. 1.000.

MALLÉINE SOLIDE PURIFIÉE. — On l'obtient en précipitant la malléine brute par 10 fois son volume d'alcool à 80°. Le précipité est lavé à l'éther, puis desséché dans le vide.

On l'emploie en injections sous-cutanées à la dose de *cinq centigrammes*, dissoute dans l'eau stérilisée.

(*Codex 1908*).

FIN

Table des Manipulations Galéniques

NOTA. — *La table des manipulations de chimie se trouve page 198.*

TABLE DES MATIÈRES

TABLE ALPHABÉTIQUE

APPENDICE

STAGE OFFICINAL

(Extraits des Lois, Décrets et Règlements)

Le stage officinal obligatoire dure *trois années.* Dans les villes où il existe une École de pharmacie (v. p. **XIX**) ou une Faculté mixte, les élèves attachés à une officine pour y accomplir le stage exigé par les lois et règlements sur l'exercice de la pharmacie, sont tenus de se faire inscrire, *dans les quinze jours de leur entrée,* au secrétariat de l'École.

Dans les villes autres que celles désignées en l'article précédent, les élèves stagiaires sont tenus de se faire inscrire dans le même délai de quinze jours sur un registre ouvert au greffe de la justice de paix du canton.

L'inscription a lieu sur la production d'un *certificat de présence* (1) délivré par le pharmacien chez lequel l'élève est admis, constatant la date de l'entrée de l'élève et portant le timbre de la pharmacie.

Il est remis à chaque stagiaire une expédition de son inscription, énonçant ses nom, prénoms, âge et lieu de naissance (2).

L'inscription est renouvelée *tous les ans,* si l'élève stagiaire n'a pas changé de canton. Toutefois, lorsque dans le même canton il a passé d'une pharmacie dans une autre, il est tenu de produire, pour le renouvellement de son inscription, outre *un nouveau certificat de présence,* des *exeat* des pharmaciens qui l'auraient occupé depuis sa dernière incription.

Il est fait mention de ces pièces sur le registre et sur l'extrait qui lui est délivré.

Tout élève qui change, soit de département, soit de canton, est tenu de se faire inscrire de nouveau *dans le délai de quinzaine.* Il doit produire au secrétariat de l'École ou au greffe de la justice de paix, suivant les cas, un extrait du registre de l'École ou du canton où il était inscrit précédemment, constatant les stages régulièrement accomplis jusqu'au jour de son départ.

Toute période de stage irrégulièrement constatée est considérée comme *nulle.*

(1) Sur papier timbré de 60 centimes.
(2) Le droit à payer est de 1 franc par inscription.

Le stagiaire qui néglige *pendant trois ans*, pour une cause autre que celle du service militaire, de prendre des inscriptions de stage, perd le bénéfice de l'inscription précédente, c'est-à-dire d'*une année*.

Aucune période de stage officinal ne peut être accomplie *concurremment avec le service militaire*. Lors de chaque inscription, le stagiaire *doit déclarer* qu'il n'est pas en activité de service.

Toute *fausse déclaration* est punie suivant l'article 4 du décret du 30 juillet 1883.

LOI DE 1898 SUR LA PHARMACIE

Désormais il ne sera plus délivré qu'un seul diplôme de pharmacien, correspondant au diplôme de première classe existant lors de la promulgation de la présente loi.

Pendant un délai de deux ans à partir de la promulgation de la présente loi (1) les étudiants pourront être admis à s'inscrire au stage en vue du titre de pharmacien de seconde classe conformément aux règlements en vigueur.

Un règlement d'administration publique fixera l'époque à laquelle le diplôme de pharmacien de seconde classe cessera d'être délivré.

Les pharmaciens pourvus du diplôme de seconde classe pourront exercer sur tout le territoire de la République.

RÈGLEMENT DE 1898

Instituant un titre de DOCTEUR de l'Université de Paris

(Pharmacie)

Le Conseil de l'Université de Paris :

Vu l'article 15 du décret du **21 juillet 1897**, ainsi conçu :

« En dehors des *grades* établis par l'État, les Universités peu-
« vent instituer des *titres d'ordre exclusivement scientifique*.
« Ces titres ne confèrent aucun des droits ou privilèges atta-
« chés aux grades par les lois et règlements, et ne peuvent,
« en aucun cas, être déclarés équivalents à ces grades, etc.

Délibère :

I. — *Dispositions générales*

Article premier. — Il est institué un doctorat de l'*Université de Paris (Lettres, Sciences, Pharmacie)*.

(1) Jusqu'au 19 avril 1900.

26

Art. 2. — Les aspirants à ce titre doivent se faire inscrire sur un registre spécial au Secrétariat de la Faculté ou Ecole dont ils veulent suivre les études.

Art. 4. — Le diplôme porte la mention des matières de l'examen.

Il est signé par les membres du jury et par le Doyen de la Faculté ou le Directeur de l'Ecole devant laquelle ont été subies les épreuves.

Il est délivré sous le sceau et au nom de l'Université de Paris par le président du Conseil de l'Université.

II. — *Dispositions particulières*

Art. 7. — *A l'Ecole supérieure de Pharmacie de Paris*, les aspirants doivent produire le diplôme de pharmacien de 1re classe.

L'Ecole se réserve le droit d'admettre des équivalences.

La durée de la scolarité *est d'une année au moins.*

La scolarité est accomplie à l'Ecole.

L'épreuve consiste dans la soutenance d'une *thèse* contenant des recherches personnelles.

Art. 8. — Le présent règlement sera mis à exécution à partir de l'année scolaire 1897-1898.

SCOLARITÉ
Dispositions générales

C'est en général au mois de novembre que s'ouvrent les cours des Facultés et Ecoles.

Toutes personne aspirant aux grades que les Facultés et Ecoles supérieures sont chargées de conférer, doit, afin de pouvoir justifier du temps d'études exigé par les règlements, prendre des inscriptions, c'est-à-dire inscrire elle-même ses nom, prénoms, âge et lieu de naissance sur un registre ouvert à cet effet au secrétariat de la Faculté ou Ecole.

Les *inscriptions* sont prises dans les premiers jours de chaque trimestre, aux dates et dans les délais indiqués pour chaque année scolaire, par les affiches de chacune des Facultés ou Ecoles *(en général les inscriptions sont reçues du 20 octobre au 20 novembre).* L'étudiant ne peut en aucun cas faire prendre des inscriptions par mandataires. Les incriptions ne sont acquises que lorsque les droits en ont été soldés.

Les retardataires *(bacheliers reçus en novembre)*, sont autorisés à prendre leurs inscriptions après leur réception, dans un délai qui ne peut dépasser huit jours.

Droits d'inscription

La loi du 28 février 1867 a rétabli un droit d'inscription fixé uniformément à *30 francs* par trimestre dans toutes les Facultés et Ecoles supérieures, quel que soit le grade pour lequel les inscriptions sont exigées.

Le droit de Bibliothèque, *obligatoire pour tous les étudiants,* même pour ceux qui sont dispensés du droit d'inscription, est de 10 francs par an. Il est perçu avec le droit d'inscription.

La perception de tous les droits universitaires et le remboursement des consignations sont confiés à un *Receveur spécial des droits universitaires* dans les villes possédant une Faculté. Dans les autres villes ces opérations ont lieu aux caisses des *Trésoriers-payeurs généraux* ou des *Receveurs des Finances.*

Une quittance, délivrée par le receveur, sert aux étudiants à justifier du versement des droits auxquels ils sont assujettis.

Le secrétaire de la Faculté ou Ecole est chargé de l'assiette des droits à percevoir ; il délivre à l'étudiant au moment de l'inscription un bulletin de versement indiquant le nom du débiteur, la somme à percevoir et l'acte scolaire auquel elle se rapporte, ou la somme à rembourser et les motifs du remboursement. Au prix de toutes les consignations il faut ajouter 0,25 pour le timbre de quittance.

Le remboursement des consignations a lieu à la caisse qui les a reçues sur la production par l'ayant-droit : 1° de la *quittance* à souche ou du récépissé à talon, justificatif de son versement ; 2° d'un *ordre de remboursement* délivré et signé par le secrétaire de la Faculté ou de l'Ecole, et énonçant les motifs de la restitution des droits consignés.

Les familles des étudiants ont la faculté d'effectuer le versement des droits universitaires aux caisses des trésoriers généraux et des receveurs des finances dans les départements. Ces versements ont lieu sur la production des bulletins remis par le secrétaire de la Faculté que les étudiants devront envoyer sans retard à leur famille, et il en est délivré des récépissés à talon, que les ayants-droit produisent au secrétaire.

Dispenses de droits d'inscriptions accordées par le Conseil de la Faculté.

Peuvent-être dispensés du droit d'inscription : *un dixième des étudiants astreints au droit d'inscription dans chaque établissement, Faculté ou Ecole.*

Les demandes en vue de la dispense des droits d'inscription

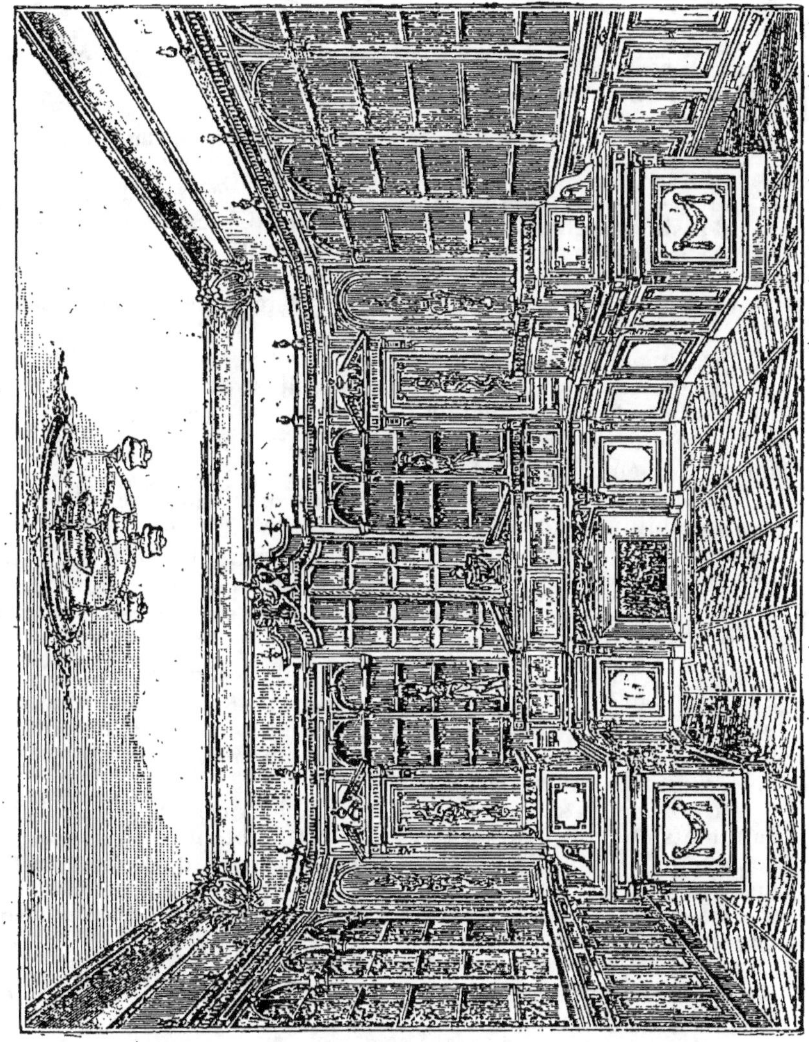

INSTALLATIONS COMPLÈTES DE PHARMACIES

Agencements en tous bois et de tous styles

Usine modèle à vapeur

E. ROMARY

35, Rue de Bagnolet, PARIS

sont adressées aux doyens des Facultés du 15 octobre au 1er novembre (papier timbré de 0 fr. 60).

Elles sont accompagnées :

D'un état, certifié par le Maire, énonçant la situation de fortune de l'étudiant et de sa famille.

S'il s'agit d'inscriptions de 2e, 3e et de 4e année, d'un certificat d'assiduité aux cours délivrés par les professeurs.

Les décisions du Conseil de la Faculté seront notifiées à domicile.

Les dispenses de droit d'inscription ne peuvent être *accordées* ni *utilisées* après le 30 décembre.

Les *inscriptions gratuites* des étudiants en médecine et en pharmacie sont reçues dans les Facultés des sciences sur la production d'un certificat du doyen ou du directeur.

La *remise des droits* d'examen est accordée aux lauréats des concours généraux et des Facultés.

La dispense des droits d'inscription n'entraîne pas celle du droit de bibliothèque. Les dispensés doivent acquitter ce droit en un seul versement au premier trimestre de l'année scolaire.

La dispense du droit d'inscription est conférée pour une année seulement ; elle peut être renouvelée les années suivantes, après demande conforme.

Bourses de l'État. — Les élèves en pharmacie ayant obtenu au baccalauréat la mention *bien* sont admis à postuler directement auprès du ministre de l'Instruction publique l'obtention d'une bourse d'État annuelle de pharmacien de 1re classe, de la valeur de 1.200 ou de 600 fr.

Des concours spéciaux sont institués d'autre part pour les candidats en cours de scolarité ayant obtenu la note *bien* à l'examen de fin d'année suivant qu'ils justifient de 4, 8 ou 12 inscriptions.

Des bourses de licence et de thèse sont aussi accordées en vue du diplôme supérieur.

Les concours pour l'obtention des bourses ont lieu tous les ans, en octobre, d'après le programme déterminé pour chaque catégorie de candidats.

En même temps que leur demande d'inscription, les candidats aux bourses devront déposer les pièces suivantes : 1o acte de naissance ; 2o diplômes dans les sciences et dans les lettres ; 3o note revêtue de leur signature indiquant la profession de leur père, la demeure de leur famille, l'établissement dans lequel ils ont fait leurs études, le lieu ou les lieux qu'ils ont habités depuis la sortie dudit établissement ; 4o un certificat du chef dudit établissement, contenant, avec une appréciation du caractère et de l'aptitude du candidat, l'indication des

succès qu'il a obtenus dans le cours de ses classes ; 5° des renseignements sur la fortune de sa famille consignés sur un état dont le modèle est délivré par le secrétariat de l'École ; 6° un certificat de scolarité délivré par M. le Directeur de l'École.

VILLE DE PARIS

ÉCOLE SUPÉRIEURE DE PHARMACIE

4, Avenue de l'Observatoire

Enseignement

Division des Études.

1re *année* : Chimie minérale, chimie organique, physique, cryptogamie, minéralogie et hydrologie, botanique générale.

2e *année* : Matière médicale, chimie minérale, chimie organique, pharmacie chimique, botanique générale, toxicologie, chimie analytique.

3e *année* : Zoologie, matière médicale, pharmacie galénique, chimie analytique.

Ces matières correspondent exactement aux programmes des examens de fin d'année et semestriels, dans l'ordre où ils doivent être subis.

Travaux pratiques obligatoires

Pendant les trois années de la · scolarité, les élèves sont tenus de prendre part aux travaux pratiques obligatoires pour lesquels ils acquittent un droit trimestriel de 25 fr. et dont la nature correspond à l'année d'études suivie par l'élève, savoir :

1re *année* : Chimie et pharmacie. 2e *année* : Chimie, physique et micrographie. — 3e *année* : Chimie et micrographie.

Les élèves doivent suivre en outre les herborisations dirigées en été par MM. les Professeurs de botanique.

Renseignements administratifs

Secrétariat. — Les bureaux du secrétariat sont ouverts tous les jours, de midi à quatre heures.

Le registre des inscriptions est ouvert *pendant les périodes réglementaires*, les mardis, jeudis et samedis, de 1 heure à 3 heures.

Les bulletins de versement pour consignations afférentes aux examens de fin d'études sont délivrés les lundi et mercredi de chaque semaine, de 2 heures à 4 heures.

Bibliothèque. — La bibliothèque de l'Ecole est ouverte tous les jours non fériés, de 11 heures du matin à 4 heures, et de 8 à 10 heures du soir.

Salles de Collections. — Les salles de collections sont ouvertes aux étudiants aux jours et heures qu'indiquent les affiches spéciales.

Jardin botanique. — Le jardin botanique est ouvert aux élèves tous les jours non fériés, de 6 heures du matin à 6 heures du soir en été, de 8 heures à 5 heures en hiver.

Dispense des droits d'inscription. — (Voir Renseignements généraux). Adresser les demandes du 20 octobre au 10 novembre, dernier délai, au directeur de l'Ecole de Pharmacie.

Revaccination. — Elle est obligatoire pour tous les élèves nouveaux. La revaccination est opérée *gratuitement*, au choix des intéressés, soit à l'Académie de médecine, rue des Saints-Pères, les mardis, jeudis et samedis, à 11 heures du matin ; soit à l'Institut de vaccine animale, 8, rue Ballu, tous les jours de semaine, de 1 heure à 5 heures.

Avant de se rendre dans l'un ou l'autre de ces établissements, l'étudiant doit se pourvoir d'un bulletin d'identité individuel et d'un certificat en blanc délivré par le secrétariat de l'Ecole.

Au moment où il s'inscrit sur les contrôles de l'Ecole, l'étudiant est tenu de déposer le certificat revêtu du visa de l'Académie de médecine ou de l'Institut de vaccine attestant sa revaccination. Faute de produire cette justification, rigoureusement exigible, il ne sera pas admis à prendre son inscription.

Prix de l'Ecole. — Des concours ont lieu : entre *tous les élèves* de chaque année suivant un programme déterminé ; et de plus entre ceux ayant obtenu pendant l'année les meilleures notes de *travaux pratiques.*

Prix de 1ʳᵉ année : Médaille d'argent et 30 francs de livres.

Prix de 2ᵉ année : Médaille d'argent, 75 francs de livres et dispense des droits d'examen de l'année suivante.

Prix de 3ᵉ année : Médaille d'or de 300 francs et dispense des droits des deux premiers examens de fin d'études.

Prix de travaux pratiques : Ils consistent uniquement en médailles.

Bourses municipales. — Un certain nombre de bourses peuvent être accordées aux étudiants nés à Paris ou dans le département de la Seine, ou dont les parents y sont domiciliés depuis plus de cinq ans. Ces bourses sont de *douze cents francs*

attribuées pour un an ; elles peuvent être renouvelées. Les postulants doivent avoir déjà suivi les Cours de l'Ecole de Paris pendant un an au moins et avoir obtenu de bonnes notes aux examens de l'année précédente. Exceptionnellement une demi-bourse peut être donnée à un étudiant de première année.

INTERNAT DES HOPITAUX

Un concours est ouvert tous les ans, vers le 15 mars, entre *tous les étudiants*, pour les places devant être vacantes au 1ᵉʳ juillet suivant. Le nombre de ces places varie de 30 à 45 environ chaque année et celui des concurrents de 250 à 300 et plus.

Les candidats doivent être âgés de 20 ans au moins et de 27 ans au plus. Aucune inscription de scolarité n'est exigée ; il suffit d'avoir subi avec succès l'examen de *validation de stage*.

Les épreuves sont au nombre de quatre, savoir : *deux* reconnaissances, *une* épreuve orale et *une* épreuve écrite.

Des conférences préparatoires sont organisées par les soins d'internes en fonctions, dans divers hôpitaux du centre et au siège de l'*Association amicale des étudiants en pharmacie.*

Les internes sont nommés pour deux ans seulement ; mais on les maintient généralement en fonctions pendant deux autres années. Ils touchent : 600 francs la 1ʳᵉ année ; 700 francs la 2ᵉ année ; 800 francs la 3ᵉ année et 1,000 francs la 4ᵉ année. Ils sont ordinairement logés ; dans le cas contraire ils reçoivent une indemnité supplémentaire de 600 francs.

A la suite des titulaires et par rang de mérite, on désigne chaque année une dizaine environ de *provisoires* destinés aux remplacements des malades, des démissionnaires ou de ceux qui accomplissent leur service militaire. Ils jouissent exactement des droits de celui dont ils occupent la place, quelle que soit son ancienneté.

Les internes sont de service à l'hôpital pendant une bonne partie de la matinée. Ils sont en outre de garde pendant 24 heures consécutives, à tour de rôle. L'interne de garde est nourri par l'hôpital, d'où il résulte que la pension est moins élevée là où les internes étant moins nombreux, le tour de garde revient le plus souvent. L'administration fournit dans chaque hôpital : une cuisine et une salle à manger, le matériel de cuisine et de table, le combustible et l'éclairage. Les internes peuvent ainsi prendre une cuisinière à frais communs et obtenir un taux de pension très modéré. Ils ont également à leur disposition des collections et des bibliothèques très bien pourvues, grâce

aux subventions du Conseil municipal. Les internes de garde sont de droit dispensés d'assister aux travaux pratiques obligatoires de l'École.

ASSOCIATION GÉNÉRALE DES ÉTUDIANTS

L'Association générale des Étudiants de Paris fondée en 1884 est devenue très florissante. Elle occupe deux immeubles presque en entier : 41 et 53, rue des Écoles, au centre du quartier latin. — Elle admet tous les étudiants régulièrement inscrits, y compris les *stagiaires en pharmacie*, à la condition toutefois qu'ils aient *moins de 4 années de stage.*

La cotisation est de 18 francs par an, payable d'avance du 1er au 15 novembre.

L'installation comprend :

1º Une riche bibliothèque répartie dans six salles (une pour chaque section). — 2º Salle de lecture (revues et journaux). — 3º Salle de conférences et de fêtes. — 4º Salle d'escrime et d'hydrothérapie. — 5º Laboratoire de photographie pour amateurs (avec service de revues spéciales). — 6º Section de musique instrumentale. — 7º Club athlétique (gymnastique, équitation, vélocipédie, etc.). — 8º Service gratuit de consultations juridiques. — 9º Service médical gratuit. — 10º Service des remises commerciales et des avantages matériels (réduction aux places de théâtre, etc.).

Le Comité organise chaque année :

1º Des fêtes, des réunions amicales et des conférences.

2º Un grand banquet annuel.

3º Un grand bal annuel très brillant et honoré de la présence du chef de l'État.

L'association est divisée en plusieurs Sections comprenant soit une seule école, soit des groupes d'écoles.

La Section de Pharmacie possède outre sa bibliothèque : un magnifique *Herbier* ; des collections de *Matière médicale*, de *Médicaments composés* et de *Minéraux.*

Elle organise en ce qui la concerne :

1º Des conférences et des reconnaissances préparatoires à l'*Internat.*

2º Des conférences et des reconnaissances préparatoires à l'*examen de stage* (ouvertes à tous les stagiaires, qu'ils soient membres ou non).

3º Un service de *remplacements.*

4º Des visites scientifiques aux usines d'industrie pharmaceutique.

5º Une excursion champêtre annuelle vers la fin du mois de juin.

ASSOCIATION AMICALE DES ÉTUDIANTS EN PHARMACIE DE FRANCE

85, Boulevard Saint-Michel

L'Association Amicale des étudiants en pharmacie de France a été fondée en 1896. Elle a pour but :

1º D'établir entre ses membres des liens de solidarité et d'amitié ;

2º De rechercher et de mettre en œuvre les moyens utiles au développement de la profession ;

3º De transmettre aux autorités compétentes les vœux des étudiants votés en assemblée générale, ces vœux ne pouvant en aucun cas s'appliquer à des questions étrangères aux intérêts scolaires ou professionnels ;

4º De faciliter par tous les moyens possibles l'instruction professionnelle de ses membres ;

5º D'établir des liens plus étroits entre les écoles, les pharmaciens et les étudiants ;

6º D'offrir aux étudiants des départements un centre d'appui et de solidarité, de faciliter leurs relations avec la capitale.

Comme moyen d'action, l'*Association* offre à ses adhérents des salles de travail, une bibliothèque scientifique et professionnelle ; une collection de produits nécessaires à leur instruction, des conférences, des exercices pratiques, des excursions et visites scientifiques.

Elle publie un bulletin périodique mensuel envoyé à tous les membres de la corporation pharmaceutique.

L'*Association amicale* comprend des membres actifs ou titulaires, des membres honoraires et des membres bienfaiteurs.

L'Association organise :

1º Des conférences et des reconnaissances préparatoires a *l'Internal.*

2º Des conférences et des reconnaissances préparatoires à *l'examen de stage.*

3º Un service de *remplacement.*

L'Association centralise les demandes des pharmaciens cherchant des élèves ou des remplaçants. Aussitôt arrivées ces demandes sont affichées sur un tableau spécial. Les étudiants se font inscrire et les remplacements sont inscrits par tirage au sort.

Des *Sections filiales de l'Association Amicale* fonctionnent dans les villes possédant une Ecole supérieure de pharmacie ; ainsi qu'à Lyon, Marseille, Lille, Bordeaux.

EXAMEN DE STAGE

Les deux manipulations ont lieu simultanément en une seule séance qui dure de 8 heures à midi 1/2. Après avoir tiré les sujets au sort et avant de manipuler, les candidats doivent, sans le secours d'aucun livre, donner un résumé écrit très sommaire des deux préparations. On accorde *10 ou 15 minutes* pour cette rédaction. Les livres sont ensuite rendus.

L'ensemble des deux reconnaissances dure *10 minutes seulement.* Pour les *simples* on donne : 1/2 point pour le nom français, 1/4 pour le nom latin, 1/4 pour le nom de famille. Pour les *composés* on donne 1 ou 2 points par substance.

On attache une grande importance aux reconnaissances, et on exige presque toujours les *deux tiers* des points.

On donne toujours quelques plantes fraîches parmi les simples.

VILLE DE POITIERS

Ecole préparatoire mixte. — Située au Centre de la ville, près de l'Hôtel-Dieu, à proximité de la Gare et du Jardin botanique. Agrandissement et réorganisation complète en 1891. — Vastes laboratoires bien aménagés à l'instar de ceux de Paris. Bibliothèque bien pourvue. Jardin botanique de la ville, très bien entretenu. L'Ecole de Poitiers est une des plus anciennes de France. Rabelais dans ses mémoires a vanté « *Ces bons estudiants médecins et pharmaciens de cette vieille ville de Poitiers, qui s'amusoient à banqueter et fester leurs succois, depuis un temps immémorial sur un gros rochier dict la Perre-Levée* (dolmen qui se trouve dans un faubourg) ».

Société d'étudiants. — Le siège social est place d'Armes. Il comprend : salles de jeu, de lecture, de billard, d'escrime ; bibliothèque, laboratoire de photographie, etc. Divers avantages sont accordés aux membres : 30 0/0 au théâtre, 50 0/0 au cirque, de 5 à 20 0/0 chez les commerçants. — Cotisation : 15 fr. par an, payables en trois fois.

Examen de stage. — Les deux manipulations se font en une seule séance qui dure de 4 à 5 heures. Il n'est pas demandé de rédaction préalable. Tous les livres sont tolérés pendant la séance. — On accorde 20 minutes pour les reconnaissances.

On présente ordinairement de 5 à 10 plantes fraîches. Les noms latins et de famille comptent pour 1/3 de point. Il faut reconnaître les 3/4 des substances.

L'Ecole organise tous les ans en juillet des conférences préparatoires à l'examen de stage : interrogations et exercices de reconnaissances.

VILLE DE MONTPELLIER

Ecole supérieure de pharmacie. — L'Ecole de Montpellier est très ancienne. Les bâtiments où est le siège officiel ont été restaurés complètement il y a quelques années. Ils comprennent : l'administration, les laboratoires, salle de cours et salles de travaux pratiques *de chimie* : c'est l'Institut de chimie. Tout ce qui concerne les *sciences physiques* est installé à l'Institut de physique (ancienne Faculté des Sciences). Ce qui a trait à l'enseignement des *sciences naturelles* est localisé à l'Institut botanique. Il y a donc entre les étudiants en Pharmacie et ceux de Médecine et des Sciences, une certaine communauté des locaux pour les travaux pratiques et les collections ; tandis que les cours et les professeurs sont distincts pour chaque catégorie. Cet état de choses ne nuit en rien aux études et entraîne une plus grande camaraderie entre tous les étudiants.

La bibliothèque commune aux Facultés, est ouverte le matin et l'après-midi.

Le jardin botanique très bien entretenu appartient à la ville. Des herborisations sont faites aux environs tous les dimanches à partir de Pâques.

Société d'étudiants. — Elle occupe un bâtiment isolé entouré d'un jardin, à proximité des trois Instituts, de la gare et du théâtre. La distribution du local comprend : une vaste salle de réunion, une bibliothèque, une salle de conférences, une salle d'escrime et de musique. Un gérant cafetier fournit les consommations sous le contrôle du Comité.

Des fêtes sont organisées avec le concours des membres et des artistes de la ville.

Il y a plusieurs bals d'étudiants pendant la saison.

Le théâtre accorde aux membres 15 ou 20 p. 100 de réduction à certaines places.

Les remises consenties par les commerçants varient de 10 à 20 p. 100.

Vie matérielle. — Les frais de séjour à Montpellier sont assez modérés. Les Chambres] garnies valent de 20 à 35 francs ; la table coûte de 60 à 70 francs. En somme, la ville est agréable et les étudiants qui y débutent y achèvent presque tous leurs études.

Internat. — Concours chaque année en novembre pour 2 places : nourriture, logement et 200 francs par an. Il y a en outre un externe (nourri seulement) à chaque hôpital.

Examen de stage. — Les deux manipulations sont faites en 2 séances (4 heures et 1/2 heure). Il n'y a pas d'épreuve écrite. On ne tolère ni livres ni notes manuscrites. Le temps des reconnaissances n'est pas limité : le candidat peut examiner les produits à loisir. Le nom français est seul exigé ; mais les autres améliorent la note. Il n'y a jamais de plantes fraîches. Il faut obtenir la moitié des points.

VILLE DE MARSEILLE

Ecole de plein exercice mixte. — Agréablement située dans le jardin du Pharo, près de l'entrée du port. C'est l'ancien château impérial récemment surélevé et agrandi. — Vastes laboratoires, belles collections, jardin botanique ; bibliothèque très complète, ouverte de 9 heures à 11 heures, et de 2 heures à 5 heures.

Société d'étudiants. — Le siège est, 3, rue Paradis, au centre de la ville. Les locaux occupent tout le premier étage, avec balcon pouvant contenir 150 personnes. Salle de réunion, de lecture, de consommations (fournies par un cafetier de la maison). Belle bibliothèque. — Fêtes et concerts ; conférences, punchs ou réunions amicales tous les samedis. — Les membres jouissent d'une réduction dans tous les théâtres et de remises variables chez les commerçants.

Vie matérielle. — Les pensions d'étudiants varient entre 100 et 120 francs par mois, nourriture et logement. Le séjour de Marseille est très agréable. Les distractions y sont nombreuses ; opéra, opéra-comique, comédie, vaudeville, concerts, bains de mer, courses, etc.

Internat. — Un concours a lieu chaque année pour 4 ou 5 places d'internes. Les titulaires touchent 90 francs par mois et sont nourris le jour de garde (un jour sur trois). Ils ont à leur disposition la bibliothèque et les collections de l'hôpital.

Examen de stage. — Les deux manipulations sont exécutées en une seule séance de 4 h. 1/2 environ. On ne demande pas de note écrite (1). On permet le Codex seul pendant la séance,

(1) Le renseignement de 1894 disait le contraire.

Les reconnaissances durent une demi-heure. On attache une très grande importance à cette épreuve ; il faut, pour être admissible, reconnaître au moins la moitié des substances. Les noms latins et de famille ne sont pas absolument exigés (1), mais ils améliorent la note. On défalque 1 point pour chaque silence et 2 points pour chaque erreur. On ne présente pas toujours des plantes fraîches.

VILLE DE NANCY

Ecole supérieure de Pharmacie. — L'Ecole créée à Strasbourg a été transférée à Nancy en 1872. Elle est bien installée, rue de la Ravinelle au centre de la ville, à cinq minutes de la gare. — Laboratoires, salles de cours et collections. — Bibliothèque commune avec la Faculté de médecine. Libre accès à la bibliothèque de la Faculté des sciences et à celle de la ville qui est superbement installée (70.000 volumes). — Jardin botanique commun avec la Faculté de Médecine. Très beau jardin botanique de la ville, rue Sainte-Catherine. Les herborisations ont lieu en été tous les jeudis l'après-midi. En outre, une excursion botanique de trois jours a lieu chaque année en juillet dans les Vosges.

Cours professés : 1° *toxicologie et physique* ; 2° *Histoire naturelle* ; 3° *matière médicale* ; 4° *chimie* ; 5° *pharmacie chimique* ; 6° *pharmacie galénique* ; 7° *minéralogie*.

Société d'étudiants. — Fondée en 1877, elle a son siège, 6, place Stanislas où elle occupe tout le premier étage. L'installation comprend : une bibliothèque (prêt à domicile) ; une salle de lecture (revues et journaux) ; une salle d'escrime ; une salle de billard ; un café. — Le Comité organise des réunions, des conférences et des fêtes. — Il existe une section de sports athlétiques. — Des remises sont faites au membres par les principaux commerçants. Le théâtre municipal leur accorde demi-place au balcon. — Le service médical est gratuit.

La cotisation est de 18 francs par an, payable à raison de 2 francs par mois.

Vie matérielle. — Chambres garnies de 20 à 40 francs par mois ; pensions dans les hôtels ou restaurants de 55 à 80 francs par mois. Des familles reçoivent également des étudiants ; leurs adresses sont au secrétariat. — Il existe à Nancy des

(1) Le renseignement de 1894 disait le contraire.

salles de gymnastique et d'escrime, des manèges et une société de tir.

Examen de stage. — Les deux manipulations sont faites en une seule séance de quatre heures. Le Codex est seul toléré. On ne demande pas de réponse écrite. On accorde une demi-heure pour les reconnaissances : le candidat ne nomme pas verbalement ; il *inscrit* les *trois* noms sur une feuille qui porte les numéros correspondants à ceux des flacons ou des produits. Il y a toujours de 5 à 10 plantes fraîches. Il faut reconnaître au minimum 20 simples et 5 composés.

VILLE DE LYON

Faculté mixte. — Vaste construction moderne située sur la rive gauche du Rhône à proximité des autres Facultés et Écoles. Laboratoires et collections très bien installés. — Les cours ont lieu le soir seulement ; les travaux pratiques le soir ou le matin, suivant les semestres et l'année d'étude. — La bibliothèque est ouverte de 9 h. 1/2 à 11 h. 1/2 et de 1 h. 1/2 à 5 h. — Le jardin botanique est attenant à la Faculté. Il y a en outre celui de la ville au parc de la Tête d'Or. Des herborisations sont faites aux environs, chaque dimanche du semestre d'été.

Le Conseil de l'Université a créé, en 1898, un titre (honorifique) de *Docteur en Pharmacie* de l'Université de Lyon.

Société d'étudiants. — Le siège est 9, place du Pont, près des hôpitaux et des Facultés. — Bibliothèque bien pourvue, ouverte de 10 heures à midi et de 4 heures à 7 heures. Collection de matière médicale et de produits pharmaceutiques. Salles de réunions, de lecture, de jeux, d'escrime ; café. — Le Comité organise chaque année des réunions, des fêtes, des bals d'étudiants et des assauts d'escrime. — Les Membres jouissent de réductions diverses auprès des commerçants, dans les concerts et les théâtres (50 % aux Célestins).

La cotisation est de 12 francs, payables au début de l'année scolaire.

Vie matérielle. — Le prix moyen du logement est de 25 à 30 francs par mois ; celui de la pension varie de 65 à 75 fr.

Internat. — Chaque année, en novembre, a lieu un concours pour huit places environ d'internes en pharmacie. Il est ouvert à tous les étudiants ayant au moins quatre inscriptions de scolarité ; il comporte trois épreuves. Les titulaires restent en fonctions pendant deux années. Ils sont nourris et touchent 40 francs par mois. On désigne à la suite plusieurs suppléants destinés à remplacer pendant un an les titulaires lorsqu'il y a lieu. — Il existe dans chaque hôpital des collections réservées aux seuls internes.

Examen de stage. — Les deux manipulations ont lieu en une seule séance de quatre heures. On demande, au préalable, une courte note sur les deux sujets d'épreuve. Le Codex est ensuite toléré.

On accorde quarante minutes pour les deux reconnaissances. Les noms latins et de famille ne sont pas absolument exigés. On attribue un point par substance et on défalque un point pour chaque erreur. Le minimum de points à obtenir est variable suivant les jurys; mais il y a tendance à rendre cette épreuve très importante, sinon éliminatoire. On présente toujours quelques plantes fraîches.

VILLE D'ALGER

École de plein exercice. — Vaste et belle construction inaugurée en 1888, à *Alger-Mustapha*. Installation bien comprise. Bibliothèque ouverte de 8 heures à 11 heures et de 2 heures à 5 heures. Jardin botanique bien entretenu. Herborisations. Climat doux et très sain. Station hivernale très agréable.

Internat. — Cinq titulaires et trois provisoires. Le chef interne touche 1.500 francs, le 2e 1.200 francs, les autres 1.000 francs, les provisoires 800 francs.

Association d'étudiants. — Il en existe une sur laquelle il n'a pas été fourni de renseignements.

Examen de stage. — Deux manipulations (une *chimique* et une *galénique*) ont lieu simultanément en une séance de 4 heures. On demande *parfois* une courte note écrite (cela dépend des jurys). Une préparation *magistrale* doit en outre être exécutée en une demi-heure. Les livres sont permis au laboratoire.

On accorde *20 minutes* pour l'ensemble des deux reconnaissances. Il faut reconnaître au moins *20 simples* et *5 composés*.

VILLE DE LILLE

Faculté mixte. — Installation moderne très bien comprise, au centre du nouveau Lille, place Philippe-Lebon. Vastes laboratoires, belles collections, bibliothèque, jardin botanique bien entretenu. Carré spécial de plantes médicinales dans le jardin botanique de la ville (faubourg Saint-Maurice). Des herborisations ont lieu en été aux environs, sous la conduite du professeur de botanique.

Cours professés : *chimie minérale, toxicologie, pharmacie, bactériologie, chimie organique, botanique, matière médicale, minéralogie et hydrologie.*

Des concours ont lieu entre les étudiants de chaque année. Les prix consistent en médailles, en livres et en la dispense des frais d'inscriptions pour toute l'année suivante.

Société d'étudiants. — L'union des étudiants *de l'État*, fondée en 1881, a son siège, 2, place Philippe-Lebon, en face des Facultés. Le local comprend : au premier étage, une belle salle de réunions, un salon de musique et de réceptions ; au second, une salle d'escrime et une vaste bibliothèque de 600 volumes (prêt à domicile).

Le Comité donne des fêtes. Des groupes sont formés pour l'étude de la musique, de la photographie, de la danse, etc. — L'Union a des fournisseurs attitrés qui font des remise de 15 % en moyenne.

Une somme de 15 francs payée au début, constitue la cotisation pour toute la durée de la scolarité.

Internat. — Un concours a lieu chaque année pour 3 ou 4 places d'internes. Les titulaires touchent une rétribution de 600 francs par an.

Examen de stage. — Les deux manipulations en une seule séance, de 8 heures à midi. On demande au préalable une courte note écrite (10 minutes). Aucuns livres ne sont tolérés.

Une demi-heure est accordée pour l'ensemble des reconnaissances (le renseignement de 1894 indiquait 1/4 d'heure). Il y a toujours quelques plantes fraîches faciles. Le nom français est seul exigé. mais les autres améliorent la note. Il faut reconnaître au moins la moitié des substances.

***

VILLE DE BORDEAUX

Faculté mixte. — L'école de pharmacie actuelle qui porte le nom d'Annexe Saint-Raphaël est une installation provisoire. Elle doit être transférée près de l'École de Médecine, place d'Aquitaine. — La bibliothèque est celle de l'École de Médecine (ouverte de 2 heures à 6 heures et de 8 heures à 10 heures). — Le jardin botanique est à une certaine distance de la Faculté.

Cours professés : *pharmacie, physique, chimie minérale, his-*

toire naturelle et hydrologie, chimie organique, botanique, matière médicale, toxicologie.

Société d'étudiants. — L'Association des étudiants de Bordeaux, déjà ancienne et très prospère, est superbement installée dans un immeuble qui lui appartient : l'Hôtel Rodrigue, 170, cours Victor-Hugo. Les locaux ouverts de 9 heures à minuit comprennent trois étages entiers. On y trouve les avantages suivants : bibliothèque de 2.000 volumes, ouverte de 10 heures à 11 h. 1/2, de 1 h. 1/2 à 5 heures, et de 7 h. à 9 heures ; service de prêts à domicile pendant 15 jours avec caution de 2 francs. Salle de lecture : revues et journaux scientifiques littéraires et politiques. Salles de conférences, de travail, d'escrime, etc.

Le Comité organise des conférences, des concerts et des fêtes. Divers groupes sont en outre formés, pour l'étude de : la photographie, la danse, la sténographie, la musique, etc. ; ou pour cultiver les sports athlétiques.

Les commerçants et le théâtre font des remises variables. — Le service médical est gratuit.

Vie matérielle. — Le séjour de Bordeaux est très agréable et la vie à bon marché. On peut être logé et nourri pour 90 francs par mois.

Examen de stage. — Les manipulations sont faites séparément ; l'une, officinale, a lieu le matin et dure quatre heures ; l'autre magistrale est exécutée dans l'après-midi, pendant une demi-heure. Avant la première séance les candidats doivent donner par écrit le sommaire de la préparation. Les reconnaissances durent une demi-heure. On attribue des points dont la moitié doit être obtenue. En général on n'exige pas les noms latins et de famille. Il y a presque toujours des plantes fraîches.

VILLE DE TOULOUSE

Faculté mixte. — Vaste et belle installation au centre de la ville. Bibliothèque bien montée, ouverte de midi à 7 h. Jardin botanique tout près de la Faculté. Herborisations aux environs, pendant l'été.

Société d'étudiants. — Siège, 2, allée Lafayette, au centre de la ville, à proximité de la Faculté, de l'hôpital et de la gare. Vastes locaux comprenant : bibliothèque, salle de conférences, salle de jeux, etc. — Fêtes chaque mois ; réunions générales semestrielles. Remises variant de 5 à 15 % aux théâtres et chez les commerçants.

Cotisations : 2 francs par mois.

Vie matérielle : facile, agréable et pas trop chère ; nombreuses distractions et promenades.

Internat. — Concours chaque année pour trois ou quatre places. Les avantages sont : le logement, l'éclairage et une indemnité de 600 francs.

Examen de stage. — Les deux manipulations sont exécutées en une seule séance de 4 heures, le matin.

Les élèves, en répondant à l'appel fait par M. le Président du jury d'examen, doivent déposer les livres qu'ils ont apportés (*Codex* ou *Formulaires*).

Ils devront, avant de manipuler, préparer par écrit l'indication *sommaire* du mode opératoire, en désignant les substances nécessaires pour obtenir le médicament chimique et la préparation magistrale que chacun d'eux aura à exécuter, sans être toutefois obligés de donner l'indication des *quantités* des substances à employer.

Dix minutes sont accordées pour cette rédaction, qui sera remise au Président.

Les livres sont rendus aux élèves au moment de la manipulation.

On accorde dix minutes pour la reconnaissance des simples et dix minutes pour celle des composés. Il faut reconnaître au moins les *deux tiers* des simples et *la moitié* des composés. On ne présente pas toujours des plantes fraîches.

VILLE DE ROUEN

École préparatoire mixte. —

Société d'étudiants. — Fondée en 1893 et modifiée en 1894, Son siège est, 8, place du Gaillardbois. — Salle de réunions, collections, journaux et revues. Bibliothèque bien pourvue.

Le Comité organise des conférences et des fêtes. Il s'efforce en outre d'obtenir pour ses membres les plus fortes remises chez les commerçants et dans les théâtres.

Les stagiaires ayant moins de quatre années de stage sont admis.

La cotisation est de 2 francs par mois payables du 1er au 5.

Examen de stage. — Il est présidé par un professeur délégué de Paris, assisté d'un professeur de Rouen et d'un pharmacien de la ville. — Les deux manipulations sont faites en une seule séance, le matin. On demande au préalable une courte rédaction sur le sujet des préparations. Tous les livres sont ensuite permis. — Les reconnaissances durent ordinairement vingt minutes. On présente 10 composés, 10 plantes fraîches et 20 drogues sèches. Il faut reconnaître au moins la moitié des substances de chaque catégorie.

VILLE DE CAEN

Ecole préparatoire mixte. — Laboratoire, salles de cours, bibliothèque ; Jardin des Plantes à dix minutes environ de l'Ecole.

Société d'étudiants. — Siège social, 50, rue Saint-Pierre. Bibliothèque (journaux et revues). Café ; salle de billard, piano, etc. Remises variant de 5 à 15 0/0 chez un certain nombre de commerçants et au théâtre.

Vie matérielle. — Les chambres garnies se paient de 20 à 30 francs. Les pensions au restaurant sont de 60 à 80 francs. Le séjour de la ville est agréable. Tramways dans la ville ; Tramways à vapeur et chemin de fer conduisant à la mer. Ecoles de natation sur l'Orne ; location de barques, etc.

Examen de stage. — Présidé par un professeur délégué de Paris assisté d'un professeur de Caen et d'un pharmacien de la ville. — Les deux manipulations se font ensemble (4 heures en tout). Pas d'écrit. Le Codex est seul permis. On présente 10 composés, 10 plantes vertes et 20 drogues sèches. Il n'est accordé que dix minutes pour le tout.

VILLE DE DIJON

Ecole préparatoire mixte. — Ecole très ancienne, restaurée et réorganisée en 1895, contiguë à l'Hôpital, à proximité du jardin botanique, de la gare et de la Faculté des sciences. Belle installation ; vastes laboratoires ; bibliothèque de 9 heures à 11 heures et de 1 heure à 4 heures (celle de la Faculté des sciences est ouverte de 9 h. 1/2 à 6 heures).

Société d'étudiants. — Son siège est au centre de la ville, près de la mairie et du théâtre. Un tramway électrique passe devant et conduit à la gare et à l'Ecole. Situation prospère et belle installation. — Bibliothèque ouverte l'après-midi. Salle de lecture (revues et journaux de Paris et de Lyon). — Fêtes et concerts ; participation au bal et à la fête du commerce. Remise de 30 p. 0/0 au théâtre, de 5 à 20 p. 0/0 chez les commerçants. — Cotisation : 10 francs par an.

Six bourses municipales (voir au secrétariat). — Trois places de préparateur à l'École, aux appointements de 250 francs.

Examen de stage. — Présidé par un professeur de Lyon délégué. — Les deux manipulations ensemble (4 h. 1/2). Pas de rédaction. Les livres sont interdits. — Reconnaissance : 40 minutes ; pas de plantes fraîches ; le nom français est seul exigé ; un point par substance : il faut en obtenir au moins 20.

VILLE DE REIMS

École préparatoire mixte. — Située près de l'Hôtel-Dieu et en voie de transformation. — Laboratoires, collections, Bibliothèque ouverte de 9 heures du matin à 6 heures du soir. Jardin botanique. Herborisations aux environs, quatre ou cinq fois pendant l'été. — Les places de préparateurs sont données au concours et rétribuées de 200 à 300 francs par an. — D'excellents rapports existent entre les professeurs et les étudiants. Vie matérielle à bon marché.

Internal. — Il y a en tout 5 places d'interne. Chaque année en novembre, un concours a lieu pour les places vacantes. Il est ouvert à tous les étudiants. Les titulaires sont nommés pour 2 ans. Ils ne sont pas logés. Le premier touche 1.300 francs et et les autres 1.200 francs. Chaque interne est de garde et nourri un jour sur cinq.

Examen de stage. — Les deux manipulations sont exécutées ensemble en une seule séance de 4 heures. On ne demande pas de réponse écrite. L'usage des livres est permis. — On accorde une demi-heure pour les reconnaissances. Les noms latins et de famille sont absolument exigés. Il faut obtenir au moins la moitié des points. On présente rarement des plantes fraîches.

VILLE DE BESANÇON

École préparatoire mixte. — Très ancienne École adossée à l'Hôpital, place de l'*Orme-de-Chamars*, sur les bords du Doubs. — Laboratoires ; bibliothèque ; jardin botanique attenant à l'École. Herborisation tous les dimanches en été.

Vie matérielle. — Agréable et pas chère, chambres de 25 à 30 francs; table de 60 à 70 francs. Comme distractions : théâtre l'hiver, casino l'été, musique militaire, canotage.

Une bourse est attribuée à un étudiant né dans les arrondissements de Besançon et de Pontarlier ou y habitant depuis plus de cinq ans.

Association d'étudiants. — Son siège est place de l'Etat-Major. Bibliothèque ouverte le mercredi et le samedi. Cotisation : 12 francs par an. Réunions mensuelles, fêtes, bal-concert cavalcade au carnaval, promenade champêtre en Juin. Réduction de 50 0/0 au théâtre.

Examen de stage. — Les deux manipulations ont lieu en une seule séance de 4 heures. Les livres sont permis. Il n'y a pas de réponse écrite. Les deux reconnaissances ont lieu en une demi-heure. On ne présente guère de plantes fraîches. Le nom latin et le nom de famille ne sont pas exigés, mais ils relèvent la note. On doit reconnaître au moins *la moitié* des substances.

VILLE DE CLERMONT

Ecole préparatoire mixte. — Bien installée dans un bâtiment récemment restauré, attenant à l'Hôtel-Dieu. Bibliothèque ouverte de 8 heures à midi, et de 2 heures à 7 heures. Bibliothèque de la ville. Jardin botanique à 200 mètres ; herborisations une fois par semaine en été. — Prix au concours à la fin de chaque année. Prix spécial à l'élève dont les *cahiers de cours* sont le mieux tenus.

Examen de stage. — Les manipulations durent 4 h. 1/2 en une ou deux séances. On ne laisse *pas toujours* les livres. On demande *parfois* une courte rédaction. Les noms latins et de famille ne sont pas exigés, mais ils améliorent la note. Les erreurs sont décomptées. Plantes fraîches suivant la saison.

VILLE D'AMIENS

Ecole préparatoire. — Bien installée près de l'Hôtel-Dieu. Beaux laboratoires.

Examen de stage. — Les deux manipulations en une séance

de 4 heures, *sans livres.* — Rédaction pendant 15 minutes. Le temps des reconnaissances est variable. Les noms latins et de famille ne sont pas exigés. On présente quelques plantes fraîche. Ordinairement on ne décompte pas les erreurs.

NOTA. — Les autres Ecoles n'ont pas répondu ou ont adressé leurs renseignements trop tard.

Imp. V° TARDY-PIGELET et FILS — Bourges.